矯正臨床における咬合分類

与五沢文夫 監修
与五沢矯正研究会 編著

クインテッセンス出版株式会社
Tokyo, Berlin, Chicago, London, Paris, Barcelona, São Paulo, Moscow, Prague, Warsaw

矯正臨床における咬合分類●目次

監修者のことば　6

編集に際して　8

第1章　分類の歴史

分類とは　12

不正咬合分類の歴史的背景　16

学術用語の整理　32

第2章　矯正臨床における分類

矯正臨床における新たな分類の提案　48

症例1　上突咬合　55

症例2　上突咬合・過蓋咬合・下後退顎・両突歯列　56

症例3　上突咬合・過蓋咬合・下後退顎・上突歯列　60

症例4　上突咬合・下後退顎・上突歯列　64

症例5　上突咬合・下後退顎　68

症例6　下突咬合・下突顎・下突歯列　73

症例7　下突咬合・上後退顎・下突顎・上突歯列・開咬合　74

　　　　　　　　　　　　　　　　　　　　　78

　　　　　　　　　　　　　　　　　　　　　82

　　　　　　　　　　　　　　　　　　　　　87

症例 8　開咬合・上突歯列　88
症例 9　開咬合・下後退顎　92
症例 10　開咬合　96
症例 11　開咬合・交叉咬合・偏位咬合　100
症例 12　過蓋咬合・上突歯列　105
症例 13　過蓋咬合・下後退顎・両突歯列　106
症例 14　交叉咬合・偏位咬合　110
症例 15　交叉咬合・下後退顎・上突歯列　115
症例 16　交叉咬合・開咬合・上突歯列　116
症例 17　偏位咬合・交叉咬合・偏位咬合　120
症例 　偏位咬合・偏位咬合　124
症例 　偏位咬合・開咬合・中立咬合　128
症例 　中立咬合　133
症例 18　中立咬合・両突歯列　134
症例 19　中立咬合・両突歯列　138
症例 20　中立咬合・両突歯列　142

分類の歴史資料　148
分類文献　169
索引　173

矯正臨床における咬合分類

監修者のことば

「専門用語でコミュニケーションができる場が学会である」とも言われるほどに、専門用語は細分化された分野における情報伝達の要である。

矯正臨床において多用される専門用語のなかに、咬合の形を表すものとして上顎前突、下顎前突、反対咬合、上下顎前突、開咬、過蓋咬合、交叉咬合などがある。これらの用語は日常的に使われているものの、いくつかはその意味が混乱している。例えば、上顎前突とは下顎との対向関係で使われているものの、いくつかはその意味が混乱している。例えば、上顎前突、下顎前突などは、あるときは上顎と下顎との関係として捉え、またあるときは頭蓋と顎との関係によって、さらには歯牙そのものの位置関係の特徴として用いられる場合もある。これらの用語はしばしば診断名としても使用されるが、種々の解釈の仕方があることから不正咬合成立の構造を推測するには不向きであり、不正咬合の呼称は、その形や状態を可及的正確に表現できるものでありたい。その用語が治療をおこなう際の手がかりとなり得たらさらに好都合である。

そのようなことから、臨床的な視野に立って不正咬合の形の分類を試みた。

矯正治療では顎顔面頭蓋を、頭蓋、顎、歯槽骨、歯牙という層によって捉え、それぞれの層が特有の秩序を保ちながら互いに影響し合っている層状秩序によった器官と考えることができる。したがって、不正咬合の形態的成り立ちを層をなした構造体と仮定し、分類の対象を「顎」、「咬合」、「歯列（歯牙および歯槽骨）」という3つのカテゴリーとした。すなわち、次のようになる。

監修者のことば

1　頭蓋と顎との関係
2　上顎の歯列と下顎の歯列との咬合関係
3　歯槽基底と歯列との関係

このように，硬組織上における分類の対象を，顎，咬合，歯列というカテゴリーに分け，それぞれの所属する部分の位置関係をその上位構造や同位構造と関連づけて評価する分類方法は，矯正臨床の立場からすれば便利である．なぜなら，三層構造の理解形式は，治療計画を立てる際に暗黙のうちに組み込まれている思考序列と一致しているからである．このような考え方は，生体に及ぼすことができる矯正治療の対応可能な領域の区分にも似て，矯正臨床にとっては意味深いものであろう．

古くから使われている慣用用語に手を加えることには慎重でなければならないが，長年にわたって矛盾を感じ続けてきた結果，やむを得ず意を決して臨床的な立場から新たな咬合の分類法を提案したい次第である．

このような意図で本書の監修にあたったが，広く臨床的に活用されることを期待したい．

2000年1月

監修者　与五沢文夫

編集に際して

この本の発端は、今から12年前の1988年にさかのぼります。その年を皮切りに我々はVII巻に及ぶ症例集を編纂しましたが、巻を重ねるにつれ学術用語の使用に対する思いが次第に強くなっていきました。そして、ついに第VI巻では「前発歯列」という新用語を追求しようという機運が高まり、この本に結びつきます。それを機に、不正咬合の分類と学術用語を追求しようという機運が高まり、この本に結びつくこととなりました。

本書は2章立ての構成となっています。第1章「分類の歴史」では、そもそも分類とは何かというテーマから考えはじめ、矯正臨床における分類の意義を再考しました。続いて不正咬合分類の歴史をひもときつつ、過去の事実の把握につとめました。1926年のWeinbergerの文献を足がかりに、可及的に広範囲に文献を探った結果を時系列にしたがって掲載してあります。そして最後に、調べられた限りにおいて全ての関連する学術用語を意味別に整理しました。歴史的にみて不正咬合を表す用語は、4つの観点（前歯部咬合状態、顎の位置や大きさ、臼歯部咬合状態、歯列との関係）から表現されていますが、臨床的な重要性を加味して前歯部咬合状態と歯列とであります。

第2章では、前章での歴史や用語の現状をふまえて我々の考えを提示しました。矯正臨床上利便性が高く、あくまで簡便な分類でありたいとの基本構想にたち、咬合を中心とし、さらに顎、および歯列の状態を加えた分類を提案致します。50頁の模型構成図は、咬合分類のイメージを表したものです。また、後半には典型的な症例を提示し、併せて治療結果も掲載致しました。実際の臨床例が用語を理解する手助けになると思います。なお、新たな分類を臨床応用するに

編集に際して

っては、"症例をカテゴリーに分類すること"が目的ではなく、"分類された用語を用いて症例の実像を的確に表現すること"が本意であることを強調しております。

本書は様々な方々の尽力に支えられて完成しました。制作開始当初には、与五沢、畫間、藤村、澤端を交えて新たな用語の妥当性についてミーティングを繰り返しました。また、歴史的背景を探るに際しては、斉藤、星ら数名が文献検索や翻訳、文章作成など多大な時間を割いて協力してくれました。また図版は八巻を中心に作成しました。さらに症例の選定に当たっては、多くの会員の方々からご協力をいただきました。

ここには特に携わった数名の方を列挙するに止めさせていただきましたが、その他多くの方々のご協力も含めて、ここに心より感謝申し上げます。

2000年1月

編集委員　両川弘道
　　　　　深町博臣

第1章 分類の歴史

分類とは

人はなぜ分類を行うのであろうか？　まず分類（classification: taxis）という言葉の厳密な意味はどうであろう。『平凡社大百科事典』によれば、「対象を類にしたがって分けること、全体を共通性に従って大きく分け、分けたものをさらに共通性に従って細分し、これ以上分けることのできない個体の一つ手前までいって段階づけ、体系化すること。」とある。

人類においても分類という行為は自分と同類のものとそれ以外のものに分けたことから始まり、つぎに個体の存続に必要なもの、有害なものとの識別というように生活の必要から環境の諸事物を分類していったものと推察されている。また事物を分類し認識することが物事を理解する第一歩ともいわれている。人類が言葉を使用し、ものに名前を付けるということは、すでに分類という作業を行っているのである。すなわち複雑な形態や現象を単純化し、簡素化して理解の手助けを行っているのである。したがって人間生活における様々な分野において行われており、それぞれの分野でいろいろな分類というものは、人間生活における様々な分野において行われている。

分類の発展を考えるときには生物学における分類の歴史をとりあげなくてはならない。この基礎をつくったのはギリシアのアリストテレス（BC384〜322）である。彼は動物分類を作り、その弟子のテオフラストス（BC372頃〜288頃）が植物分類を作った。古代から中世の生物学（当時は自然史と呼ばれた）においてはこの分類が基礎となった。これらの分類はいずれも人為的なもので、生物特徴の器官の形や色が分類の基準になっている。この頃は種は不変なものと考えられており、系統や群は考慮されていない。このように容易に判別でき、定義しやすい形質によって分類する方法は人為分類と呼ばれている。この人為分類を大成したのはリンネ（1708〜78）で、彼の創立した分類学は19世紀から20世紀初頭までの生物学の主流となっていった。しかしC・ダーウィン（1809〜82）が生物の進化を唱え、種や群は固定したものではなく、進化の結果生じたものとすることからは、類縁、系統の追及が行われ、自然の系統にしたがった分類、いわゆる自然分類が目標とされるようになった。現在では、生物の進化の過程にしたがって生物を体系化することを主眼とする分類学が生物学の一分野となっている。

生物学における分類の発展で見られるように、学問として対象物を観察してその特徴から分類する人為的な手法から、系統を重視する系統分類へと発展したが、系統を完全に解明することはどの分野においても大層困難である。またそれが実用的であるかという問題もある。特に時間的な経緯を伴う対象は過去にさかのぼって研究しなくてはならないため難しい。よって実際には系統

分類とは、人が日常用いている分類は、目的によって経験から得られた特殊な特定を設定を行い、その視点から対象物を区分けしている。すなわち目的に応じてその手法をいろいろ変えているのである。

また、対象物が持っている性質によっても分類方法は変えられるため多くの方法が存在する。鉱物のような無機質なものの分類においては、その形態、色、硬度、成因等多面的な要素が基準として考えられる。さらに、マクロ的な分類だけでなくミクロ的な分類も考えられる。このように無機質な対象物であっても分類は多岐にわたる。これが生物のような有機質になった場合には、より複雑なシステムを持っているため、分類は一層複雑になる。まして人類を対象とした場合には有機体の中でも極めて複雑なシステムを持っていることから、様々な視点から無限の分類が可能になる。また高度な有機体となるにつれ個体の変化が連続的であるため、一線を画して分類することが不可能で、グレーゾーンを設定せざるを得ない。それゆえひとつの分類によってその対象物を正確に表現することは不可能である。

たとえば医学の分野で考えてみれば、ある病態に対して病因論的な見方、機能的な見方等がある。さらに、基礎医学的な立場と臨床医学的な立場とでは、アプローチの仕方や基準とするものが当然異なってくる。一般的な医療においては病態的な状態をできるだけ正確に把握するために術者は生理学的な立場、病理学的な立場、解剖学的な立場等いろいろな方面から観察し診断を行うが、対象や診療科によって重視する立場は異なり、それぞれで必要な分類を行っているのである。

今回われわれはここに「咬合の分類」を見直そうとしている。歯科の様々な分野で扱われている。たとえば補綴の分野での「咬合」とは、『臨床咬合学事典』によれば「閉口したときに上下顎の歯が接触する動作、さらには上下顎の歯の接触、または その接触関係を咬合と呼ぶ。」とある。一方、矯正の分野では治療対象が顎骨、歯列弓形態や個々の歯の位置異常までも含まれる。このように補綴家と矯正家では治療目標および治療方法や扱う範囲が異なるので分類が同一である必要性はない。矯正臨床に直結した矯正家にとっての咬合分類が必要といってもいい。

矯正治療の対象を分類するにあたっては、原因の判定と形態から分類する方法が考えられる。前者は予防、治療方針の樹立、予後の判定では重要であるが、ごく一部の症例を除いて原因を特定することは難しい。該当する分類項目がない症例が多くては、臨床上

矯正家は今日まで正常咬合と不正咬合との境界線をどうに定め，いかに用いてきたのであろうか．
正常咬合の定義として以下のような様々な言葉がある．

1. 暦年齢正常咬合：年齢に応じた解剖学的に正常と思われる咬合状態．
2. 仮想正常咬合：最大の機能を発揮しうる，理想的と考えられる咬合状態．
3. 典型的正常咬合：人種または民族などの，ある集団に共通の特徴を備えた咬合状態．
4. 個性正常咬合：各個人が持つ個性的な状況下で構成される最も理想的な咬合状態．矯正治療の最終目標とされている．
5. 機能正常咬合：解剖学的に正常な咬合状態でなくても，機能的に異常が認められない咬合状態．

一口に正常咬合といってもこのように様々な捉え方がある．しかもこれらの言葉は概念を表現した言葉であって正常咬合の基準を示したものではない．一応正常咬合の基準としてはHellmanとFrielの説が挙げられる．彼らは，1)歯面接触，2)咬頭頂と窩の接触，3)隆線と歯間鼓形空隙との接触，4)隆線と溝との接触という4つの事柄をあげ，理想的な咬合状態においては上下歯牙の接触点は138カ所あるとした．しかしそれをすべて満たすものを正常咬合とするならば，ほとんど実在しないものとなる．実際Hellman自身も100％理想咬合は仮説であり，90±6％代表的な咬合であるとし，幅を持たせている．

このHellmanの基準を仮に用い，かつ不正咬合という考え方をするならば，ほとんどの状態が不正咬合となる．また，このような基準では多種多様な矯正治療の対象を表現することはできない．

矯正家は今日まで矯正治療の対象を「不正咬合」と呼んできた．その中には上顎前突，下顎前突，あるいはV字歯列弓のような顎骨の位置や歯列弓形態も対象に含まれている．いわゆる一般歯科で扱うところの「咬合」という範囲を超えて対象としているのである．その意味で考えると「不正咬合」という言葉は，統計学的な中心に平均的な状態という意味で適切ではないのかもしれない．矯正治療の対象となる状態は，統計学的な中心に平均的な状態という意

わゆる正常な状態）があり、そこからの変動・偏差と考えられる。対象が人類であるから、その変化は連続的であり、平均的な状態といわれる不正咬合といわれる状態との間には明確な境界はない。また平均的な状態であっても患者自身が不満を持っていれば矯正治療の対象である。このような視点にたつと、そろそろ「不正咬合」という呼称を考え直す時期に来ていると考えられる。

最近では「正常」の対義語は「異常」であるから、「正常咬合」と「咬合異常」と表現しようとする動きがある。しかし、正常と異常というように明確に区別するような表現は矯正治療の対象としての人類の特徴を考えれば疑問が残る。

そこで我々は、それぞれの状態を可及的及び正確に表現できる咬合の呼称を考えるために、過去の不正咬合の状態をとりあげ、その特徴及び問題点を明らかにすることから始めた。

（澤端喜明）

参考文献
1 『平凡社大百科事典』（平凡社），1984.
2 『万有百科大辞典』（小学館），1974.
3 『グランド現代百科事典』（学習研究社），1984.
4 井上清恒，『生物学史展望』（内田老鶴圃新社），1993.
5 吉利和，『新内科診断学』（金芳堂），1974.
6 榎恵 他，『歯科矯正学』（医歯薬出版），1979.
7 長谷川成男 他，『臨床咬合学辞典』（医歯薬出版），1997.

不正咬合分類の歴史的背景

B.C.400　Hippocrates
　　　　　顎骨異常を記載

B.C.25　Celsus
　　　　手指による歯牙移動法

1728　Fauchard
　　　初めての歯科矯正器具を図解

1743　Bunon
　　　乳歯早期抜歯を推奨

1778　Hunter
　　　歯科矯正の理論上の基礎を定義

I 不正咬合分類の始まり

● 歯牙移動の始まり

歯のirregularityについては紀元前400年頃のギリシアの医師Hippocratesによる記載があるが、治療法については紀元前25年にローマの医師Celsusが述べた手指による歯牙移動法が最古とされており、その後18世紀まで時を重ねる。初めて歯科矯正器具を図解したのは1728年フランスの口腔外科医Fauchardで、リボン状のアーチ板に絹糸で歯牙を結紮する方法、あるいは外科的な脱臼・整復により、歯列弓内における歯の不整(irregularity)に対処した。

● 不正咬合分類の始まり

矯正臨床における初めての咬合分類は1803年イギリスのFoxによる。切歯咬合状態に着目し、逆被蓋となっている切歯の本数や歯種により4種に分類した。

1. 上顎中切歯1本のみが舌側にあり、下顎前歯の舌側に咬み込む。
2. 上顎中切歯2本ともが下顎前歯の舌側に咬合するが、側切歯は正常。
3. 中切歯の被蓋は正常であるが上顎側切歯が下顎側切歯の舌側に咬合する。
4. 上顎4切歯全てが下顎前歯の舌側に咬み込む。

ここでは不正咬合の呼称の記載はない。歯牙移動の方法はFauchardに準じるが、咬合挙上のためのバイトブロックを用いている。

● 不正咬合の呼称の始まり

不正咬合の個々の形態を初めて図説、命名したのは1815年フランスのDelabarreで、前歯部の咬合異常を4種に分類した。Overbite, edge to edge, cross biteは現在の日常臨床においても使用されている。

Overbite：Chin が短く，上顎が良好な歯列の場合，鋏の刃のように上顎の6前歯は下顎の6前歯の前を通過する．

Edge to edge：Chin がやや長く歯が短い場合，上下顎の歯列は交叉することなくぶつかりあう．

Underbite：Chin がとても長く上顎の歯列前方部がやや押し込められている場合，下顎6前歯が上顎6前歯の前方を通過する．これは，大やある種の猿に認められる咬合状態に似ている．

Cross bite：一方あるいは両方の顎にねじれが認められる不正咬合がある．その場合，正中から一側の上顎乳前歯は正常に下顎乳前歯の外側に咬み込むが，もう一側では上顎歯が下顎歯の内側に咬み込む．このような症例では咬合の改善がなされない場合，永久歯列でも同様の異常が生じることとなろう．

II 19世紀の進展

前歯部被蓋状態の分類から始まった不正咬合分類は，19世紀中には視点を変えながら多様な不整咬合状態を包含した分類となる．その視点の経時的推移は，前歯部咬合状態，顔貌を含めた歯槽基底と歯列との関係，さらに頭蓋と顎との関係に及び，Angle による臼歯部咬合の分類に至る．この間に統一されて使われている用語は今日でも使用されているが，それらの用語は全て-bite という咬合状態を表す語尾を持つ．

● 前 歯 部 咬 合 状 態

1836年 Kniesel は，"General distortion" として overjet の大きさにより咬合異常を3種に分類しているが，呼称の記載はない．

(A) General distortion
1　上顎歯列が前方へ突出している．
2　下顎歯列が上顎歯列の前方に咬み込む．
3　上下顎前歯が垂直にぶつかりあう．

(B) Partial distortion

1803　Fox [p.148]
　　　切歯の咬合状態に基づく咬合分類

1808　Catalan
　　　斜面板

1815　Delabarre [p.148]
　　　前歯部の咬合異常を分類，乳歯早期抜歯の否定

1822　Gunnell
　　　顎外固定法

1823　Marjolin [p.148]
　　　歯の傾斜と歯列弓の異常とを区分した咬合分類

1829　Sigmond
　　　open bite と吸指癖との関連を記載

1836　Kniesel [p.149]
　　　咬合異常を全体的な異常と部分的な異常に分けて分類

1839 LeFoulon
Orthodontia という用語を使用

1841 LeFoulon [p.149]
歯と歯列弓に分けて咬合を分類

1841 Thon [p.150]
顎と歯の発出を区分した咬合分類

1841 Schange [p.151]
咬合異常を4種類に分類
弾性ゴム製の維持帯環を初めて使用

1842 Carabelli [p.151]
切歯部の咬合関係による分類

1843 Desirabode
固定の概念を明示

1844 Linderer [p.151]
歯牙の位置に基づいた分類

1844 Westcott
ヘッドキャップを顎骨矯正に使用

1848 Ware
可撤性床矯正装置

1849 Dwinelle
Jack screw

1859 Tomes
ヘッドキャップを開咬の治療に使用

1859 Kingsley
口蓋破裂の手術に成功

1. それぞれの顎において歯の位置がずれている．
2. 個々の歯が，唇側あるいは舌側に突き出ている．
3. 個々の歯が回転している．

1842年Carabelliは，前前部咬合状態を垂直的な異常を含めて6種に分類している．語尾を-biteに統一した初めての咬合分類で，GraberはCarabelliを「咬合の系統的分類を行った第一人者」と評価している．

1. Mordex normalis, or normal bite.
2. Mordex rectus, or edge-to-edge bite.
3. Mordex apertus, or open bite.
4. Mordex prorsus, or protruding bite (protrusion of the upper or the lower jaw).
5. Mordex retrorsus, or retarding bite.
6. Mordex tortuosus, or cross bite.

鬩川は，この分類に関して protruding bite と retarding bite を区別していることから，たとえば同じ反対咬合でも「上顎前歯の後退と下顎前歯の前突を区別したものと解することができる」と述べている．

● 歯槽基底と歯列との関係

歯槽基底と歯列との関係という視点から咬合を含んだ分類は，1823年のMarjolinが最初である．その後，1841年にLeFoulonとSchangeが同様の分類を記載している．この頃より，顔貌が矯正治療の対象であったことがわかる．

〈Marjolin分類〉
1 歯の傾斜：前方傾斜，後方傾斜，側方傾斜，歯軸の回転．
原因は萌出部が狭いことにあるとし，治療法として一番に推薦した方法は，乳歯の人為的早期抜歯であった．
2 歯列弓の異常．

1860	Angell	口蓋縫合線拡張法(拡大スクリュー)
1862	Welcker	解剖学者。咬合を分類、命名
1871	Coffin	拡大床考案
1871	Magill	今日の精密な矯正装置の基礎となる前歯用の帯環を使用
1875	Farrar	歯の移動に伴う組織変化を発表
1877	Magitot [p.152]	咬合異常を9つに分類
1877	Kingsley	咬合跳躍板
1879	Coles [p.152]	上顎歯列の模型計測に基づいた咬合分類
1881	Gaillard [p.153]	歯の位置により咬合を分類
1881	高山紀斎	『保歯新論』中に錯咬論(現矯正歯科学)を記載
1883	Quinby	帯環スプリング付きプレート装置
1887	Wedl [p.153]	歯の位置・大きさ・数に基づいた咬合分類

Prominence：顎が適正な歯牙の配列を許容できないほど狭いときに歯列が前方へ傾斜し突出した状態を表す呼称で、口元は人間よりも動物に似ている。治療法は小臼歯を抜歯し、歯列外側に沿った帯環を取り付け、さらに口蓋板を装着し、これと帯環を結紮糸で結ぶ方法。

Recession：Prominenceの逆で前歯が内側に傾斜した状態、治療にはやすりを使用。

Inversion：上顎歯が下顎歯の内側に咬み込む状態、治療不可能だが数歯の切歯部逆被蓋には斜面板を使用。

〈LeFoulon分類〉

Teeth

1　Obliquities(傾斜)：前方，後方，側方．
下顎前歯が傾斜している場合，上顎前歯が下顎前歯に覆われる逆性の咬合状態となることがある。また，上顎臼歯部が傾斜しているとき，臼歯で逆性咬合を呈することがある。これらの状態はいずれも"Galoche" chinの一種である。

Obliquityは，prominence，retrocessionとは異なる。前者は歯槽基底上に位置しているが，後者は秩序が乱れており，prominenceは歯牙が遥か前方に，retrocessionは著しく後方に位置した状態である。

2　Rotation．

Dental arch

1　Prominence：片顎あるいは両顎の前歯列が著しく唇側傾斜している状態．
2　Retrocession：Prominenceとは逆に前歯が舌側傾斜している状態．
3　Inversion：下顎歯が上顎歯の前方に咬み込む状態．

〈Schange分類〉

1　数の異常．
2　形態の異常．
3　位置の異常：Migration and transposition．
4　方向の異常．

1887　Jackson
　　　Jackson crib

1887　Angle
　　　帯環と拡大によるアングルシステムの考案

1888　Talbot
　　　下顎前突を4つのカテゴリーに分類

1891　Sternfeld ［p.154］
　　　顎骨異常を体系的に分類

1893　Smale & Colyer ［p.155］
　　　乳歯・永久歯それぞれについての咬合分類

1893　Case
　　　Bodily movement を推奨

1893　Baker
　　　顎間固定

1897　Goddard ［p.155］
　　　咬合を15のグループに分類

1899　Angle ［p.156］
　　　大臼歯・第一大臼歯の位置関係に基づいた咬合分類

1900　Angle
　　　専門家のための歯科矯正学の教育学校設立

a　個々の歯の方向の異常：Deviation anteriorly, posteriorly, laterally, rotations.
b　歯列弓関係の異常：Protrusion, retrusion, inversion.
c　咬合の異常：Engrenement (interdigitation of the cusps)：上記いくつかの不正の混合型.

三者ともに、歯列の異常を個々の歯の異常から区分している。しかし、三者とも歯列の異常の中に、歯槽基底と歯列との関係の異常のほかに inversion という前歯部咬合状態の異常を組み入れている。

● 頭蓋と顎との関係

顎骨異常と咬合との関連については、1803年 Fox, 1815年 Delabarre が下顎骨 (chin) の長さと咬合との関係を記載しているが、顎の突出を区分した初めての分類は1841年における Thon の分類である。

― Projection of upper jaw.
― Projection of lower jaw, with hare-lip.
― Projection of upper teeth.
― Projection of lower teeth.
― Projection of teeth associated with hare-lip or cleft palate.
― Open bite.

続いて1887年 Wedl は、"Where the maxillae projected", "Projection of the mandibule" と上顎、下顎の突出をそれぞれ記載した。

顎骨異常を初めて体系的に分類したのは、1891年の Sternfeld である。彼は、まず初めに咬合を ethnologic (physiologic) と pathologic の2つの class に分類、さらにそれぞれを4, 6の species に区分した。使用した用語は人類学用語から引用し、上顎には "gnathia", 下顎には "geneia" を当て、"ortho-", "opistho-", "pro-" という接頭語はそれぞれ歯の位置を表し、straight, backward, forward を意味するものとして複合させて用いた。ここでは「prognathism」は上顎の前突という意

味である。

The ethnologic forms of occlusion
1. Orthognathia dentalis : Normal bite.
2. Prognathia ethnologica : Prognathism ; The same condition exists here as in 1), with the difference that here the maxillary teeth have a forward direction.
3. Orthogeneia : Edge-to-edge bite.
4. Progeneia ethnologica : Protrusion of the mandible.

The pathologic forms of occlusion
1. Prognathia pathologica : Protrusion of the maxilla.
2. Orthogeneia pathologica : Pathologic edge-to-edge bite (very rare).
3. Orthognathia pathologica : Pathologic normal bite (also seldam met with).
4. Progeneia pathologica : Pathologic protrusion of the lower jaw (not rare).
5. Opisthogeneia : Retrusion of the mandible.
6. Opisthognathia : Retrusion of the maxilla.

一方、アメリカでは1897年Goddardが不正咬合を15のグループに分類し、顎骨異常に関しては3グループ、"Upper protrusion"、"Double protrusion"、"Lower protrusion or prognathism"を記載している。

すなわち、「prognathism」という用語が、ヨーロッパでは上顎が突出しているものの咬合は正常な状態、アメリカでは下顎前突を表す用語として使用されている。これに関して高濱は「アングロサクソン系の用語に、mandibular protrusion, mandibular prognathism, mandibular protraction などがある。日本語の〈下顎前突〉に該当する。ところがゲルマン系ではprognathism のgnatosはギリシア語由来の上顎の意として下顎には用いない。下顎前突はProgenie (geneion＝chinから) である。定義も異なっている。アングロサクソン系のさすProgenieは、前歯の反対咬合として、ゲルマン系は、前歯の反対咬合を伴った下顎の前突である。」と述べている。

臼歯部咬合の分類：Angle 分類

1899年Angleは，"Irregularities of the teeth"という言葉に代わって"Malocclusion"という用語を提唱し，咬合の概念と不正咬合の分類について言及した。この分類は臼歯部の咬合状態に着目した初めての咬合分類であり，治療ゴールの設定と密接に結びついていることもあり，以後，この不正咬合分類が100年を経過した現在においてもAngleの分類として一般に広く利用されている。

Angleは，治療後に咬合が確立していることの重要性を主張し，矯正臨床の中心に咬合を据えるべきであるとした。そして，歯科矯正学を不正咬合を改善させるという目的を持った科学としても初めて定義し，正常咬合の概念は科学の基礎になると述べた。

1　正常咬合（咬合線）の概念

歯あるいは歯列弓の解剖学的関係を精査した結果，下顎歯列弓は上顎歯列弓よりもやや小さく，理想的な咬合では歯列弓内において隣在歯ならびに対合歯が調和して，上下歯列弓が優雅な曲線となることを理解し，この歯列弓の線を'Line of occlusion'（咬合線）と名付けた。この線は，ほぼ放物線を描くが，人種，個人のタイプあるいは体質などにより多少異なるため，術者はそれぞれの症例においてaverage，facial line（顔貌線），歯の形などを精査して咬合線を決めなければならないとした。

2　不正咬合の命名

過去において用いられてきた歯の位置不正についての用語が不適切であったことから，不正な状態を明確な情報として伝えるためには解剖学と同様に矯正学においても明確な命名が必要不可欠であるとして，以下の用語を提案した。

すなわち，咬合線よりも：

外側にある場合→Buccal occlusion あるいは labial occlusion
内側にある場合→Lingual occlusion
近心にある場合→Mesial occlusion
遠心にある場合→Distal occlusion
歯軸にねじれがある場合→Torso occlusion

萌出が不十分な場合→Infra-occlusion

過萌出の場合→Supra-occlusion

と命名した。

これらの位置不正は、それぞれの程度や組み合わせによって正常から逸脱して限りない多様性を示し、不正咬合のベースを作るものであるとした。臨床的にはこれらの7つの位置不正が歯軸傾斜と相まって数限りない多様性を生み出すことになるが、実際には、動植物や元素と同様にクラス分けが可能であろうと考えた。そして、咬合の特徴とそれぞれの不正咬合に特徴的な顔貌線とを区別できれば症例の診断が容易になり、また、治療の困難さを最小限に止めることができるとの考えから不正咬合の分類を試みた。

3 不 正 咬 合 の 分 類

Angleは、不正咬合を分類するにあたって最初に考慮しなければならないのは上下歯列弓の近遠心的な関係で、次に個々の歯の位置であるとした。分類の基準としては、正常からのズレを容易に観察できるように歯列弓上に2つのポイントを設定した。すなわち、大歯の位置関係で、上顎第一大臼歯の近心頬側咬頭と下顎第一大臼歯の頬側面溝との位置関係の2つである。これらの2つのポイントを信頼できる基準ポイントとして選択した理由についてAngleは、第一大臼歯と犬歯はともに萌出過程や大きさから判断して、他のどの歯牙よりも正常な位置に萌出しやすいという事実に基づいている、と述べている。以下、Angle分類を要約して列挙する。

(Class I)

歯列弓の相対的近遠心関係が正常で、通常第一大臼歯が正常な咬合位(上顎第一大臼歯の近心頬側咬頭と下顎第一大臼歯の頬側面溝が一致する)にある。

(Class II)

歯列弓の相対的な近遠心関係が異常で、全ての下顎歯が正常よりも遠心位で咬合する。このClassには2つのdivisionと、subdivisionとがある。不調和は切歯部に顕著で、顔貌線にも影響する。顔貌異常ならびに何らかの鼻気道障害と口呼吸とが付随する。

Division 1：上顎歯列弓の狭窄と上顎切歯が突出した状態を特徴として、口唇の機能異常なら

Division 2：上顎歯列弓はそれほど狭窄しておらず、上顎切歯の舌側傾斜が特徴で、鼻と口唇

1901 Angle 専門学会（American society of orthodontia）設立

1902 Robin
機能矯正法．モノブロック

1904 Iszlai ［p.157］
Overjet と overbite の 2 つの条件により咬合分類

1905 Guilford ［p.158］
顎顔面への影響を含めて咬合を分類

との機能が正常．
Subdivision は，片側のみに異常が発生して反対側が正常な関係にある状態．

(Class III)

・上下顎の相対的な近遠心関係が異常で，全ての下顎歯は正常よりも小臼歯1歯分あるいはもっと大きく近心にずれて咬合する．この Class の歯列不正は多様で，整然と並んでいる症例から著明な叢生状態まで様々で，特に上顎歯列弓において多様である．

通常切歯部と犬歯は舌側傾斜しており，患者の年齢が高くなるにつれてその傾向は強くなるが，これは口唇閉鎖時における下唇からの圧力が影響している．歯列弓同士の大きさの不調和は，上顎骨の不十分な発育と下顎骨体の過成長による．時に，下顎骨体の一部に過成長がみられる空隙を認めるが，顎の形貌自体は正常に思える症例もある．この Class の不正咬合の特徴は顔貌線の変化で，ある程度の歪みから非常に大きな突出感まで様々である．

・この Class においても片側のみに異常がある状態を subdivision として扱う．

これらの範疇に分類できない症例は，片側が mesial occlusion で反対側が distal occlusion である症例を挙げている．しかし，結局このような症例は極めて希なためこれ以上言及する必要はないと結論づけた．

III 20 世 紀 の 進 展

20 世紀は矯正臨床が専門分野として確立した時代であり，多数の偉大な矯正家が輩出した．中でも Angle 学校設立，edgewise 装置の開発など Angle の功績は大きい．Angle 以降，矯正学が独立した学問分野として科学的に探求され，分類としてもより客観的な基準を求めた時代である．

たとえば，1922 年における Simon の顎態分類は大きな足跡のひとつである．また，1923 年には Lundström が apical base theory を発表し，矯正臨床に即した解剖学とは異なる概念の骨の境界を提案した．この概念は抜歯論とともに，用語にも影響を与えていった．そして 1931 年 Broadbent により頭部 X 線写真を規格化する装置（cephalostat）が考案され，この頭部 X 線規格写真法（roentgenographic cephalometry）により，頭蓋顔面の構造の内部にまで計

不正咬合分類の歴史的背景

測の基準点を設定することができるようになり、それを利用し、顎顔面部の成長変化や矯正治療に伴う形態変化を量的にまた質的に捉えて分析することが矯正学の主流となっていった。さらに1948年 Downs は頭部X線規格写真を用いた顔の形態計測法を発表し、臨床面での症例分析における応用が始まった。これ以後、同じような目的で数多くの分析法が発表され、こうした方法をさらに矯正治療の目標や治療方針に密着させようとの試みがなされてきた。たとえば、Tweed や Steiner, Ricketts たちは治療のゴールとそれに到達させる技術とを直結させる独自の診断法や成長予測法を編み出した。それに伴い、学術用語も多種となり現代に至るが、一方で多くの研究者たちが成長発育や治療に伴う形態変化に注目するあまり、一時的にせよこの間咬合分類の歴史が画期的な技術革新ではあったしまった観がある。また、臨床面においても頭部X線規格写真法は二次元の生体を二次元に圧縮し、さらに計測点の設定に誤差を含むと、時間軸を含むと限られた数値で分析することによる限界を知るに至り、1991年与五沢は科学的分析を超えた新たな臨床応用を提案している。

このような大きな流れの中で、分類に関しての扱い方や考え方もその時代背景とともに変化してきている。ここでは、主な不正咬合の分類を（時代に沿って）著者別に紹介する。

● Lischer 分類

1912年、Lischer は不正咬合の4つの基本的な状態として、

1 顎骨および歯槽骨の形成異常
2 下顎骨位置異常
3 歯列弓関係の異常
4 歯の位置異常

を挙げ、その区分に応じて用語を定義した。すなわち、顎骨を表す接尾語として「-gnathia」、咬合を表す接尾語として「-clusion」、位置を表す接尾語として「-version」を使用し、用語の定義を明確にしてそれらの用語を組み合わせることで全ての不正咬合を表現した。顎骨異常に関しては、部位を示す用語として maxillary, mandibular, bimaxillary を接頭語として使用し、過形成の顎骨を macrognathia、形成不全の顎骨を micrognathia と表した。

1905　Case [p.159]
　　　Case の分類

1907　Angle
　　　専門学術誌（American Orthodontist）の刊行

1907　Law
　　　European Orthodontic Society 設立

1908　佐藤運雄
　　　『矯正歯科学』発刊
　　　日本初の矯正の単行本

1909　Pont
　　　歯列弓指数

1911　Oppenheim
　　　Transformation theory（骨転化説）

1911　Case と Dewey
　　　1911年の抜歯論争

1912　Bennett
　　　水平、矢状、前頭断面で咬合分類

1912　Lischer [p.160]
　　　顎骨の位置異常・形成異常を含めた不正咬合を分類

1913　寺木定芳
　　　『歯科矯正学綱領』にて日本人の治験例を報告
　　　「不正咬合」という用語の使用

1915　Dewey [p.161]
　　　Angle の分類を補足

1918	Mershon	舌側弧線装置
1918	Lourie	唇側歯槽部弧線の発表
1920	Rogers	筋機能療法
1920	Crozat	可撤式リンガルアーチ
1922	Williams [p.161]	頭蓋・下顎骨・歯牙の位置関係を総括した分類
1922	Simon [p.162]	3平面を基準として歯列弓を分類
1923	Schwarz R.	頭型診断法
1923	Johnson	Individual normal occlusion
1923	Lundström	Apical base theory：歯槽基底論
1926	岩垣宏 [p.163]	Angle分類を補足した咬合分類
1926		日本矯正歯科学会設立
1927	Ketcham	X線による組織学的研究により、矯正的治療が歯を損傷させることを確認
1928	Angle	edgewise装置発表

● Simon の 顎 態 分 類

1922年Simonは、人類学で頭蓋計測の基準平面に用いられていたフランクフルト平面（前述の2平面（眼耳平面）を導入し、この平面と直行する正中矢状面と、彼の創意による眼窩平面（眼窩を含む平面）の3平面と歯列弓を関係づけ、咬合を顎面頭蓋との関係において診断した側の眼点を含む平面）の3平面を模型上に再現したものが顎態模型（Gnathostatic model）である。Simonはこれら3平面における偏位の程度を一定の基準値や基準グラフと比べることによってその程度を判断した。さらに彼は顔面の規格写真法（Phototatics）を確立し一連の診断体系をつくりあげた。

〈顎態診断法Simon's gnathostatic diagnosis〉

前後的関係（眼窩平面）：歯列弓が眼窩平面に対して前方にある場合を前方位（protraction），後方にある場合を後方位（retraction）とした。その基準は正常咬合では眼窩平面が上顎大臼歯部を通過するとした眼窩－大臼歯法則（orbital-canine law）を用いた。彼はこの法則を統計的観察により導き出し、個人差、民族差によるばらつきも言及している。後の複数の研究者によりばらつきの大きさが明らかにされるとともにセファログラムの開発に伴い次第に法則（law）としての診断的価値を失った。

側方的関係（正中矢状平面）：歯列弓が正中矢状平面に近接している場合を狭窄（contraction），離れている場合を開大（distraction）とした。基準はポンの指数（Pont's index）を用いた。これは上顎4前歯の近遠心径の総和Sと第一小臼歯間，ならびに第一大臼歯間が，正常咬合の場合後述する関係を有するという法則に基づいている。（小臼歯間指数＝S×100／小臼歯間距離＝78から82，大臼歯間指数＝S×100／大臼歯間距離＝60から65）

上下的関係（眼耳平面）：歯列弓が正常値より眼耳平面に近接している場合を低位（attraction），離れている場合を高位（abstraction）とした。この基準を数字として表すことが頭蓋の形や歯根の長さの個人差，また年齢によるばらつきが大きいため平均値を数字として表すことが困難であった彼はどのような基準で診断を行ったか？　上下的関係については規格写真を不可欠な診断基準としては活用している。前額面高の比率を側貌写真上で計測し高位、低位を診断している。

Simonは歯列を含めた上顎おおよび下顎を dental（歯冠部），maxillary or mandibular（骨体），alveolar（歯槽基底を含む歯槽骨），maxillary or mandibular（骨体）の3つの部分に分けそれぞれの部位について上記の前後的，側方的，上下的な偏位を診断し，その組み合わせにおいて歯列の偏位の様相を把握しようとした．Simonは骨体に計測点をとっていないため厳密には頭態模型上に骨体の位置を表されていないが，歯軸の傾斜，歯列の幅，歯槽骨の形態などの情報を総合し骨体の位置を推察している．さてここで上下顎歯列の前後的な位置関係の診断についてのその場合の数を考えてみたい．前後的位置を前方位（protraction），後方位（retraction），正常の3つに分類し dental, alveolar, maxillaryの3つの部位の偏位を診断したとすると上顎の位置だけで27通りであることから，上下顎の関係の場合の数としては，27×27で729通りになる．このすべてを分類として列挙することのSimonの無意味さについて以下のようにSimonは以下のように言及している．「私の診断法では症例の偏位を把握するための道筋を示すことが目的であって，結果として出てくる多数の診断名が重要な訳ではない．」

〈顔面の規格写真法 Photostatics〉

Simonは，側貌の評価のために規格写真法を確立した．この写真上で，眼耳平面の眼点，耳点と頬角点，オトガイ点を結ぶ四角形を描記し，この写真上で咬合を前面頭蓋さらには側貌とも関連づけて観察する主な点は側貌をも関連づけて観察する主な点は側貌をも関連づけて観察する点も挙げられる．さらに，咬合の分類とは関係ないが，顎骨の突出と歯・歯槽性の突出を区別していない場合にのみ支持される）等の概念や彼の著書にある予言的な記述は後の研究者に大きな影響を与えた．

1928	Nord
	ノードスクリュー
1930	Breitner
	矯正力に対する組織反応の知見
1931	Schwarz, A.
	Schwarzの床矯正装置
1931	Broadbent
	セファロメトリック撮影装置
1931	Hofrath
	セファロメトリック撮影装置
1931	Hellman
	生態計測による診断法
	Profilogramによる分析
1932	Johnson
	ツインワイヤー装置（Twin wire arch）
1932	日本矯正歯科学会誌発行
1935	斎藤久 [p.164]
	上下顎対咬関係および第一大臼歯の咬合関係に基づいた咬合分類
1935	高橋新次郎 [p.165]
	下顎前突・上顎前突・上顎犬歯低位唇側転位・開咬に咬合異常を分類
1936	Andresen と Häupl
	アクチバトール
1937	Atkinson
	ユニバーサル装置

1940	Oliverら	Labio-lingual technique
1940	Brodie	歯科矯正学の立場からセファロによる顎顔面の成長発育研究
1941	Tweed	Tweedの三角を発表．独自の抜歯論の確立
1944	Oppenheim	矯正力に対する組織反応の知見
1948	Downs	Downs法確立
1949	Thompson	機能分析
1951	Bull, Lewis	Bullのループ発表．Lewisが中心となりNorthwestern法を確立
1956	Storey, Smith	Differential forceの概念を確立
1960	Ricketts	成長予測．Bioprogressive therapy
1961	Begg	Begg法
1962	Moss	Functional matrix theory
1963	Jarabak	Begg法の影響を受け，ライトワイヤーテクニック

● Caseの分類

Caseは1905年に発表した分類を1921年に改編しているが，分類の基準として，顔面骨格のバランスに主眼をおいた．すなわち，患者の直立位の安静時の顔貌から，前頭骨，頬骨の突出，鼻梁に対するオトガイの相対的な位置を見て，その不調和が見られた場合は前後関係を改善するような治療をすべきであるとした．

彼は歯槽基底の概念を作り，歯と顎顔面領域を4つの区分体（上顎歯槽基底部，上顎歯冠部，下顎歯冠部，下顎歯槽基底部）に分割した．この4つは鼻唇溝により囲まれ，歯と歯槽骨の移動により側貌の美をする領域である．すなわち，歯と歯槽骨の変化により顔貌が変化することから，上下顎前突や下顎の後退，突出などを顔面を基準に診断した．したがって，口唇を後退させる必要がある症例であると考えた．

分類では，Angleによる第一大臼歯の位置が一定不変であるという仮説を強く信じ，Class IからClass IIIに分類した．さらに，それぞれのClassの顔貌における歯列，上下顎骨との関連の詳細を示すために，divisionとtypeに分類したことが特徴である．Divisionで歯，歯槽骨関係を分類し，division内に多様性が見られるときにtypeで分類した．さらに，これらの特徴的な多様性がすべてのClassに見られるときはconcomitantとした．

Class I（歯の正常な近遠心関係）
 Div. 1 局所的な不正咬合
  Type A：犬歯の片側不正萌出
  Type B：犬歯の両側不正萌出
  Type C：抜歯が必要な犬歯の両側不正萌出（Class IIを含む）
  Type D：上顎前歯の突出（拇指吸引癖による）
  Type E：上顎前歯の後退（Class III Div. 2で扱われる）
  Type F：側方歯の不正咬合
  Type G：開咬
 Div. 2 上下顎の開咬
Class II 下顎の遠心不正咬合

1966	Fränkel	Functional regulator
1966	Salzman [p.166]	骨格に基づいた咬合分類
1969	Ackerman & Proffit [p.166]	不正咬合を9つのグループに分類
1969	高濱靖英 [p.167]	前歯部咬合分類
1969	三浦不二夫	Direct bonding system 発表
1972	Suchiro	Edgewise 講習会開催（東京矯正歯科学会主催）
1972	Andrews	ストレートワイヤー法
1991	与五沢	新たな成長予測法

Div. 1　下顎歯列の後退
　Type A：上顎歯列が正常で，下顎歯列の著明な後退
　Type B：上顎歯列が突出して，下顎歯列の中程度の後退
Div. 2　下顎歯列が正常で上顎歯列の突出
　Type A：上顎前歯の歯冠の突出
　Type B：上顎前歯の歯体の突出
　Type C：上顎前歯の根尖の後退と歯冠の突出
　Type D：上顎前歯根尖の突出
Class II に一致した特徴
　下顎骨と下顎歯列の後退
　過蓋咬合
　犬歯の不正萌出（Class I で扱われる）
Class III　下顎歯列の近心咬合
　Div. 1　上顎歯列と上顎前歯の歯体的な後退（みかけは明らかに下顎が前突していても下顎骨の位置は正常）
　Div. 2　上顎歯列の短縮した後退（上顎歯列の抑制された成長による）
　Div. 3　下顎歯列の突出を伴った上顎の後退（下顎骨の突出を伴わない）
　Div. 4　下顎骨の突出を伴う上顎の後退（しばしば開咬を伴う）

―――――――――――――――――――

IV　日本における矯正臨床と不正咬合分類の歴史

　日本における歯科矯正の記載は，1832年蘭学者の箕作阮甫によるものが古い．Fauchardの訳本と思われる『外科必讀』の中で「歯行不斉整」という項があり，いわゆる養生状態に「歪斜」という訳語をあてている．

　歯学の専門教育の本格的な幕開けは，1907年に東京歯科医学専門学校（現東京歯科大学），1909年日本歯科医学専門学校（現日本歯科大学）の設立認可に始まる．当時，矯正分野において活

羅した先人たちの大半はアメリカ留学経験者であるが，その頃アメリカでは，1928年Angleが多帯環装置を改変したedgewise装置を発案し，また同時にMershonの舌側弧線装置を代表とするビオリンガルテクニックの自然派が対抗していた。日本へも両技術が輸入されたものの主に大学において後者の治療法が行われた。日本人の治験例を報告した最初の書は1913年，Angle学校を卒業し帰国した寺木の「歯科矯正学綱領」で，初めて〈不正咬合〉なる用語が使用されている。

その後，矯正学の専門書は1926年若垣，1930年榎本，1935年高橋と次々出版された。咬合分類に関しては，古くはAngle分類をアレンジした，若垣(1926)，斉藤(1935)の分類があるが，前歯部咬合状態を中心にした独自の分類が行われた。高橋は「この分類法の最も大きな特徴は，臨床上にある不正咬合のもつ，最も目に付き易い症状をとらへ，一見同じやうに見える不正状態の鑑別診断を行ひ，これに依つて不正の本態を知り，明確な施術方針を立てるに役立たせやうとする」とし，上顎前突，下顎前突，開咬，上顎大歯の低位唇側転位の4種をそれぞれの成り立ちを加味して細分化している。

1926年に設立された日本矯正歯科学会は，1934年，1960年，1969年の3度にわたり用語編集を行っており，英語，ドイツ語の学術用語に対する日本語訳を示している。用語編集委員の一人である高濱は，「古色蒼然たるAngle分類法は，もともと矯正患者のための簡便記載法であって，咬合の分類ではない。」とし，「日本人の歯と咬合と頭蓋との形態的相互関係を追求するため，咬合状態の記載法の基準となる，分類体系を創案すること」を目的に，1969年に独自の前歯部の対咬関係を発表している。県立高校3年生403名の石膏模型を観察し，1，2歯の咬合関係の異常と3歯以上の咬合異常とを区分して，前者をbite(対咬)，後者をocclusion(咬合)と使い分け，離開咬合：Open occlusion，切端咬合：Edge to edge occlusion，普通咬合：Normal occlusion，過蓋咬合：Deep occlusion，反対咬合：Reversed occlusion，不定咬合：Indefinite occlusionの6種に分類している。

一方，日本におけるマルチバンドテクニックの本格的な幕開けは，1961年の榎による Begg法および三浦によるJarabak法の導入から始まる。その後，1965年以降に日系二世のヒト・スエヒロが数度来日して，edgewise法の伝播に貢献したが，中でも1972年東京矯正歯科学会主催の講習会を機に日本各地にedgewise法が浸透していくこととなった。edgewise法による治験例が増え

る中，海外の書の翻訳書を含め多数の日本語の教科書や論文が執筆され，不正咬合を表す多くの学術用語が使用されるようになった．しかし，同じ学術用語でも著者によりその意味や表す範囲には少なからぬ隔たりがある．

そこで，英語，日本語それぞれにおける用語の解釈の幅を理解するために，不正咬合の呼称を主に日本語を中心に整理してみた．

(山田一尋，斉藤功，関康弘，星隆夫，深町博臣)

学術用語の整理

歴史的にみて、不正咬合を表す用語は主に以下の4つの観点から表現されていることがわかる。

- 前歯部咬合状態．
- 顎の位置や大きさ．
- 臼歯部咬合状態．
- 歯槽基底と歯列との関係．

しかし、これら4つのカテゴリーのうち、あるときは2つのカテゴリー、またはつのカテゴリーにまたがる意味を含む用語がある。したがって、それぞれのカテゴリーについて用語を列挙すると重複して記載する用語が増えてわかりにくいものとなる。そこで、カテゴリーに順位を付けて用語を整理し、上位のカテゴリーで網羅できなかった用語を下位のカテゴリーで扱うこととした。その際、カテゴリーの順位付けにあたっては、矯正臨床上の有用性を重視して以下のように考えた。

上記4つのカテゴリーに含まれる不正咬合は全て矯正治療の対象となりうるが、必ずしも治療目標とはなりえない。たとえば、顎の位置や大きさの不正は、咬合に大きな影響を及ぼす重要な因子ではあるが、矯正医は顎発育を意のままに扱うことができない。したがって、実際には顎の不正を歯の移動で代償する症例も多く、そのような症例の中には、片顎抜歯を行うことで大臼歯の近遠心的咬合関係のズレを許容したまま前歯部咬合の改善を図ることもある。いずれにしても、前歯部咬合状態が改善しない限り、矯正医としての責任を全うしたことにはならない。

このような観点から、「前歯部咬合状態」を最も上位のカテゴリーとし、「顎の位置や大きさ」「臼歯部咬合状態」をそれに付属するカテゴリーとした。なお、「歯槽基底と歯列との関係」に関しては、模型を見る限りにおいては正常咬合と判断できるような状態も含むことから、上記3つのカテゴリーとは区別して扱うこととした。

I 前歯部咬合状態を中心とした整理

前歯部咬合状態を表す用語は、前後、上下、左右の3つのディメンションから、以下の

学術用語の整理

注) 左欄に示す用語について
＊：1969年日本矯正歯科学会用語委員会にて選定された用語
◆：新たに提案する用語

――(G) 独語／――(L) 羅語

◆上突咬合
- protruding upper bite
- Angle Class II div.1
- protruding bite
- maxillary overjet

＊上顎前突[症]
- maxillary protrusion
  ＊ Oberkieferprotrusion (G)
- maxillary prognathism
- Prognathie (G)

上顎突出
- upper protrusion

上顎近心咬合
- upper protraction
- maxillary protraction
- maxillary basal protrusion
- maxillary alveolar protrusion

離開咬合
- open occlusion

屋根咬合
- stegodontia (L)

後退咬合
- opisthodontia (L)

5つに大別できる．

1　上顎の前歯が下顎の前歯より過度に前方にあるもの
2　下顎の前歯が上顎の前歯より過度に前方にあるもの
3　垂直的被蓋が深いもの
4　垂直的被蓋がマイナスのもの
5　左右的にズレがあるもの

それぞれの咬合状態に関連する用語について，「前歯部咬合状態を表す用語」，「臼歯部咬合状態を表す用語」，「顎の状態を表す用語」の順に整理した．

I-1　上顎の前歯が下顎の前歯より過度に前方にあるもの

● 前歯部咬合状態を表す用語

英語としては，protruding bite, Angle Class II div. 1, maxillary overjet (Björk) 等がある．Protruding bite は1841年Carabelliによるが，「上顎あるいは下顎の突出した咬合状態」とある．したがって，protruding upper bite とすると overjet の大きな状態を指す用語として使用できる．なお，Angle Class II div. 1は，臼歯部咬合状態がII級のものに限られるため，臼歯がI級の場合には使用できない．

日本語では主に上顎前突が用いられるが，この用語の解釈の幅は広い．1930年榎本は，maxillary protrusion の和訳として「上顎前突，上顎突出，上顎近心咬合」を併記し，「上顎歯弓が頭蓋に対して突出して前方にあるもの」とし，臼歯部がAngle Class II で「上顎前反の外観を伴う」が (Angle Class I の臼歯部咬合状態ながら) 上顎前歯部の前方転位によって生ずるものとは全然区別すべきもの」と述べている．したがって榎本の定義は Angle Class II div. 1 の解釈ととられる．なお，ここで併記されている上顎突出について当頃は，咬合とは関係なく以下の3つ，a) 本来の上顎突出である下顎位の正常に突出したもの，b) 下顎の後退させるもの，c) 二者の併発せるもの，に分類している．その後1935年に高橋が上顎前突を「上，下前歯が相接触しないで一定の間隙があるような不正咬合の総称」と定義し，5類に細分化している．

1-1 上顎の前歯が下顎の前歯より過度に前方にあるもの

すなわち上顎前突という用語は、咬合とは関係なく上顎自体が突出している状態ともとれるし、上顎自体が突出している状態で臼歯部の咬合が近遠心的にずれているものに限るという見解もある。さらに顎の状態に関わらず、また臼歯部咬合状態によらずoverjetの大きな状態として使用されることもある。

この上顎前突に対する英語としては、maxillary protrusionの他に、maxillary prognathism, upper protrusion, upper protraction, maxillary protraction などが挙げられるが、maxillary protrusionは歯・歯槽骨を含めた上顎部の突出とも解釈できる。また、時には単に顎を表現する用語としてmaxillaが使用され、superior maxillaやinferior maxillaなどの用語もあることから、上顎、下顎を問わず顎の突出を表す用語ともとれる。このように上顎前突の対訳となっている英語自体が曖昧さを含んだ用語であるためにSimonは顎の部位をmaxillary or mandibular（骨体）, alveolar（歯根尖部）, dental（歯冠部）の3部に分類し、またHenryは、maxillary alveolar protrusion, maxillary basal protrusion の呼称で上顎の歯性の前突と歯槽基底部の前突を区別している。しかし、1930年頃の日本の矯正臨床では解剖学用語で上顎骨は歯槽骨を含むことから、maxillary protrusionは歯と歯槽骨を合めた上顎部の突出とも解釈できる。また、時には単に顎を表現する用語としてmaxillaが使用され、頭部X線規格写真の開発前であることから、顎の突出と歯の突出とを客観的に判断できる環境にはなかったと考えられ、用語の持つ重要性も現在とは異なっていたであろう。時は流れ、そこから70年近くを経て、多くの臨床経験を積み、多数の研究がなされてきた現代においては、顎の状態と臼歯部咬合状態と前歯部咬合状態とをそれぞれ区別できる呼称が必要である。

なお、高濱が1969年に前歯部咬合分類を行っているが、いわゆる上顎前突に相当するような咬合状態の記載はなく、近い意味を持つ用語として、離開咬合（open occlusion）「上顎前歯と下顎前歯の接触が無い咬合で反対咬合を含まない」があるのみである。また、1976年藤田がドイツの解剖学者Welkerの用語から、屋根のような上のもの」、後退咬合（opisthodontia）「下顎切歯が柱となって、屋根のようにその上にのるもの」、後退咬合（opisthodontia）「下顎切歯が著しく短縮しているために咬み合わした際に下顎前歯と上顎前歯との間にかなりの水平の間隙の存するもの。」の用語を紹介しているが、臨床的にはその2種を分離する必要性がないこともあり、矯正領域では使用されていない。

したがって、「上顎の前歯が下顎の前歯より過度に前方にある状態」を表現する日本用語を新製する必要がある。

● 顎 の 状 態 を 表 す 用 語

上顎の前歯が下顎の前歯より過度に前方にある咬合に関連する顎の状態としては、上顎の突出と下顎の後退である。前者はすでに記載した。後者については、英語では、mandibular retrusion、日本語では下顎後退(症)となる。また、形成不全の顎骨に対して microgenia(小顎症), micrognathia との呼称もある。

1930年榎本は、mandibular retrusion ＝ distal occlusion の訳語として下顎後退を使用しており、「下顎歯列弓或いは下顎骨と歯骨が上顎及頭蓋に比し正常位よりも後方に位置するものであって、或いは歯牙位置の不正により或いは下顎骨発育不良に因って来るものである。」とし、下顎遠心咬合と同義語として扱っている。

一方、日本矯正歯科学会の用語編集委員会は、1934年と1969年に下顎後退症：mandibular retrusion と下顎遠心咬合：mandibular distocclusion を区別して掲載している。

● 臼歯部咬合状態を表す用語

臼歯部咬合状態を表す用語は Angle 分類から始まるが、1912年に高弟の一人である Lischer が Angle 分類の補足を行い、Angle Class I, II, III にそれぞれ neutrocclusion, distocclusion, mesiocclusion との呼称を与えている。そこから派生したと思われる mandibular distal occlusion, inferior disto-occlusion, mandibular mesiocclusion, inferior mesio-occlusion などの用語も目にすることができる。日本語としては、中性咬合、上顎遠心咬合、下顎遠心咬合、上顎近心咬合、下顎近心咬合が使用されている。

ここで興味深いのは、Lischer は臼歯部咬合状態を上顎歯列弓を基準に下顎が中立位にある咬合、遠心位にある咬合、近心位にある咬合、の3種に分類しているのに対して、日本語はその逆の状態を含めて5種の用語のみに着目したことである。本来臼歯部の咬合関係のみを意味する山内が「(上顎近心咬合は)習慣的に下顎遠心咬合という語をあてられていることが多い。」と記載しているように、上顎近心咬合と下顎遠心咬合は同じ状態を意味する。しかし、榎本を初め多くの

---

*大上顎[症]
 * macrognathia
  * Makrognathie (G)
 maxillary macrognathia

*小上顎[症]
 * microgenia
  * Mikrogenie (G)
 mandibular micrognathia
 * mandibular retrusion
 * Unterkieferretrusion (G)
 retrognathie
 mandibular retroversion

*下顎後退[症]

中性咬合
 Angle Class I
 neutrocclusion
  Neutralbiß (G)
 Angle Class II
*[下顎]遠心咬合
 * distocclusion
  * Distokklusion (G)
 mandibular distal occlusion
  Distalbiß (G)
 Angle Class III
 inferior disto-occlusion
*[下顎]近心咬合
 * mesiocclusion
  * Mesiokklusion (G)
上顎遠心咬合
 mandibular mesiocclusion
 inferior mesio-occlusion

I-2 下顎の前歯が上顎の前歯より前方にあるもの

● 前歯部咬合状態を表す用語

英語としては、underbite, inversion, protruding bite, underhung bite, mandibular overjet, reverse overjet, negative overjet, reverse bite など様々な表現があるが、主に anterior cross bite, reverse (d) occlusion が用いられることが多い。両語ともその命名者は不明であるが、前者は1940年代、後者は1920年代の論文で目にすることができる。日本語では、古くは岩澤が1926年に reverse occlusion の和訳として反対咬合を使用し「臼歯部は上顎の舌側面に接してその関係が逆になっている」、前歯部においても下顎の舌側面が上顎の唇面に接してその関係が逆になっている。また1935年高橋は反対咬合と名をつけ，「一歯またはニ歯の逆被蓋を含む状態と全く反対になっている不正咬合と下顎前突との総称であると考えるのが最も妥当のように思はれる。」と記載している。

日本矯正歯科学会の用語編集委員会は反対咬合という用語に関して、1934年には reversed occlusion の和訳としているが、1960年には reversed occlusion と anterior cross bite 両語の和訳としている。しかし1969年には再度 reversed occlusion のみの和訳とするのは適当でない。何歯以上かこのような特異な咬合関係が存在する時、咬合も特異な性状を持つにいたるため、歯の特異な対咬関係と上下歯列弓の特異な咬合関係とは区別してしかるべきである。反対咬合と下顎前突は観点が違うのである

者が上顎近心咬合という用語を maxillary protrusion の訳語として、上顎前突あるいは上顎の過成長と同義語として扱い、下顎骨の後退に伴う下顎遠心咬合と区別している。

このように日本においては、上（下）顎の前突した状態と上（下）顎近心咬合と同義語として扱う習慣がある。確かに（下）顎骨の後退も上（下）顎の不正であるが、臼歯部咬合関係が不明である症例が多い、たとえば、ANB angle が6度という相対的に上顎が下顎の前方位にある症例でも、臼歯部咬合関係は Angle Class I である状態も目にするし、また逆に骨格的にバランスがとれていても臼歯部の咬合が近遠心的にずれている症例もある。したがって、本来、顎の不正と臼歯咬合関係の不正は別の用語で表現すべきである。

◆ 下突咬合
＊ 反対咬合
＊ 前歯［部］交叉咬合

◆ protruding lower bite
＊ reversed occlusion
anterior cross bite
underbite
inversion
protruding bite
underhung bite
mandibular overjet
reverse overjet
negative overjet
reverse bite
＊ umgekehrte Okklusion (G)

＊ 切端咬合
＊ edge to edge occlusion (bite)
＊ Kopfbiß ＊ Kantenbiß (G)

学術用語の整理

から区別しておくべきである。」と解説している。1956年粥川の論文では、1940年頃のアメリカでは前歯部の1～2歯の逆被蓋を anterior cross bite と呼ぶ習慣があることがわかる。しかし、日本語としては、cross bite と reversed occlusion のニュアンスの違いがあるとし，anterior cross bite に前歯部交叉咬合という訳を当てて同義語として扱う者も少なくない。中には，anterior cross bite に前歯部交叉咬合との訳語を当てている著者もいるが(1987年歯科医学大事典，同年花田)，反対咬合(reversed occlusion)と同義語として扱っている。

これについて与五沢は1992年に anterior cross bite に対して前歯交叉咬合という呼称を提案し「前歯一歯の逆被蓋関係の状態から前歯部全てにおよぶ被蓋関係の逆転までを含む。」とし，reversed occlusion (反対咬合)については「連続する三歯以上の上顎前歯が下顎前歯の舌側で咬合するとき，反対咬合のカテゴリーに入れることを原則とする意見もあるが，反対咬合は乳歯列から永久歯列までのあらゆるステージに存在するという理由から，混合歯列期における中切歯二歯の anterior cross bite も反対咬合のカテゴリーに入れ，中切歯二歯以上の前歯部の被蓋関係の逆転のある咬合状態を反対咬合と呼ぶ。前歯の部分的な歯性の逆被蓋から骨格性の前歯被蓋の前歯部の逆転までを含む。」との見解を示している。

● 顎 の 状 態 を 表 す 用 語

この種の前歯部咬合状態に関連する顎の状態としては，下顎の前突した状態，上顎の後退した状態が該当するが，前者の状態を表す用語として日本語では前述した下顎前突がある。英語としては，mandibular prognathism, mandibular protrusion, ドイツ語の Progenie も使用されることが多い。

この下顎前突という用語も，上顎前突と同様に顎の状態を表す用語としてのみならず，下顎近心咬合や上顎遠心咬合，あるいは反対咬合と同義語として使用している著者も少なくない。たとえば，1987年歯科医学大辞典には，「上顎骨の劣成長または下顎骨の過成長もしくはその両者により，上顎骨または下顎骨の形態的異常が顎顔面頭蓋全体の構造に不調和をもたらしたもの」を構造性下顎前突，顎性下顎前突，骨格性下顎前突，真性下顎前突，上顎骨，下顎骨の形態にはほとんど異常がなく上顎前歯の舌側転位・舌側傾斜や下顎前歯の唇側転位・唇側傾斜などにより引き起こされ，「歯と永久歯の合併したもの」を歯性下顎前突，機能性下顎前突，仮性下顎前突と呼んでいる。しかし本来であれば，1975年入江が

* 下顎前突[症]
  * mandibular protrusion
  * Unterkieferprotrusion (G)
  mandibular prognathism
  Progenie (G)
  mandibular anteversion
* 大下顎[症]
  * macrogenia
  * Makrogenie (G)
  mandibular macrognathia
* 上顎後退[症]
  * maxillary retrusion
  * Oberkieferretrusion (G)
* 小上顎[症]
  * micrognathia
  * Mikrognathie (G)
  maxillary micrognathia

I-3 垂直的被蓋が深いもの

● 前歯部咬合状態を表す用語

前歯部垂直的被蓋が深い状態を表す用語は、英語では、overbite, extreme overbite, excessive overbite, deep overbite, deep bite, close bite等がある。日本語では閉咬（1935年用語編集委員会）、近接咬合（1976年 Graber訳本）という用語もあるが、通常過蓋咬合を用いる。

定義については、高橋のように「殊に上下前歯が高位をとつた場合に被蓋の程度著明となり、甚しき場合は下顎前歯は上顎前歯に依つて全く被蓋せられるやうな状態を呈することがある。」との抽象的な場合もあるが、「上顎前歯舌側面が下顎前歯唇側面を1/2以上被蓋している もの。」（各務）や、Winklerによる「切端咬合をさせた場合、小臼歯部に開咬の出現する具体的な表現をするもの。また、「定義することは困難であるが、口蓋の軟組織が損傷される、支持組織の健康を害する危険があるとき、そのかみあわせは確かに過度に深い」(Moyers)と機能的な表現もある。このように、定義の仕方は異なるものの、用語自体の表す状態に大きな差異はない。

なお、1938年恩田は、主にヨーロッパにおいて過蓋咬合の分類が行われていることを紹介し、自らも真性(Angle Class II div. 2に相当)、仮性(上顎前歯前突型、a 口呼吸によるもの、b 習癖によるもの)、混合型(真性と仮性の混合型)、上顎4切歯の歯軸傾斜の状況により対称性と非対称性（前記3型にあてはまらないもの）の4種に分類している。また、1987年には花田が、歯性 dental（curve of speeが強く前歯の高位、臼歯の低位によるもの）、機能性 functional（下顎の overclosure〔counter clockwise rotation〕による下顎骨の下前方への成長が劣っており、下顎平面角、下顎角が小さい）、の3種に分類している。そのほか、骨格性過蓋咬合、歯性過蓋咬合との呼称もあるが、過蓋咬合に関連する顎の structural（下顎骨の下前方への成長が劣っており、下顎平面角、下顎角が小さい）、の3種に分類している。

述べているように「下顎前突は、厳密に言えば、読んで字の如く、前方位にあるものを指すべきである。すなわち、下顎前突は、頭蓋または上顎に対して下顎が前方位にあるものを指すべきである。すなわち、下顎前突は、下顎の突出している状態を示す症例の一部のみを指す名称である。したがって、下顎前突は、反対咬合の状態を表す用語として下顎前突という解釈が妥当であろう。」という解釈が妥当であろう。

なお、上顎の後退している状態を表す用語は、maxillary retrusion 上顎後退(症)がある。

*過蓋咬合
近接咬合
閉咬

*deep overbite　*Tieferbiß　*Deckbiß (G)
deep bite
close bite
overbite
extreme overbite
excessive overbite

I-4 垂直的被蓋がマイナスのもの

不正状態を表現する呼称はない．

● 前歯部咬合状態を表す用語

◆開咬合
＊開咬

離開咬合
前歯部開咬
側方部開咬
垂直的開咬
水平的開咬
歯性開咬
骨格性開咬

＊ open bite
　＊ offener Biß (G)
open occlusion
anterior open bite
lateral open bite
vertical open bite
horizontal open bite
dental [alveolar] open bite
skeletal [structural] open bite

このカテゴリーに属する用語は少ない．英語では open bite，日本語では「開咬」という日本語訳に関して，離開咬合(open occlusion という対訳を記載，高濱)がある．Open bite に対する「開咬」，切端咬合，過蓋咬合，開咬は，上下前歯群の対咬関係の上下的，前後的偏位を表現する用語報告には「反対咬合，切端咬合，過蓋咬合，開咬は，上下前歯群の対咬関係の上下的，前後的偏位を表現する用語であるが，開咬のみが咬合の合の字をとらずに開咬である．」との疑問を投げかけているが，同様の観点から与五沢(1992)は「本来開咬は，開咬合と呼ぶべきと思う」と述べている．

開咬の定義については，大きく2つの考え方がある．ひとつは，垂直的な不正状態に限局した捉え方で，もうひとつは垂直的な不正に限らず上下顎の歯牙に接触がない状態を表すとする捉え方である．Open bite という用語を使い始めた当初は，垂直的な不正に対しての用語であったことは疑いなく，日本でも初期には1926年岩垣にわたって現れること，そこを開咬と云う．」との定義が主流であったと思われる．しかし，臨床経験を重ねるにつれ，Graber (1966)，Salzman (1966)，らが述べているように，「上下的変異のみならず前後的変異をも含んだ幅広い咬合異常」との捉え方が見受けられるようになる．同様の見解は，1987年歯科医学大事典にも見られ「(開咬の)臨床的に使いやすい定義としては"中心咬合位における上下顎歯接触関係の欠如"とするのが妥当」とある．また，より誤解の少ない表現法として，開咬の状態を呈する部位や方向，成因などを表す接頭語を付けた，前歯部開咬 anterior open bite，側方部開咬 lateral open bite，垂直的開咬 vertical open bite，水平的開咬 horizontal open bite，歯性開咬 dental (alveolar) open bite，骨格性開咬 skeletal (structural) open bite などの用語も使われている．

なお，Moyers，Sassouni らは「1歯でも対顎の対咬歯とかみ合わない状態を開咬」と定義しているが，「1歯または2歯の開咬を開咬とするのは適当ではなく，何歯以上かにこのような特異な対咬関係が存在するとき」(用語編編集委員会)に開咬とする見解が妥当と思われる．

● 顎の状態を表す用語

開咬に関連する顎の状態を表す用語は少ない。Lischer はケル病患者に見られるような骨格性開咬症例（下顎骨体が下方へカーブし，下顎角が著しく開大しているような下顎骨の変形を伴う症例）に対して mandibular curvature なる用語を使用している。日本では神山（1958）が開咬を成因別に，タイプ1（低位前歯によるものと思われるもの），タイプ2（高位臼歯によるものと思われるもの），タイプ3（顎骨形態異常によるものと思われるもの）の3種に分類しているが，顎の状態を表す呼称は見あたらない。

mandibular curvature

◆ 偏位咬合
交叉咬合

diverted bite
cross bite
　Kreuzbiß (G)
lingual occlusion
buccal occlusion
lingual cross bite
complete lingual cross bite
complete by-pass bite
buccal cross bite
anterior cross bite
posterior cross bite
total cross bite
unilateral posterior cross bite
bilateral posterior cross bite
dental [alveolar] cross bite
skeletal [structural] cross bite
functional cross bite
scissors-bite [occlusion]
剪状咬合
鋏状咬合
片側性交叉咬合
両側性交叉咬合
歯性［歯槽性］交叉咬合
機能性交叉咬合
全歯舌側咬合
inlocking cross bite
total lingual occlusion
telescopic occlusion

I-5 左右的にズレがあるもの

● 前歯部咬合状態を表す用語

英語では cross bite が最も頻繁に使用される用語であるが，Angle は端を発する lingual occlusion, buccal occlusion という用語も見受けられる。一方，日本では主として交叉咬合が用いられる。

Cross bite の定義は，用語の考案者である Delabarre によると「一方あるいは両方の頭部に不正咬合がある。その場合，正中から一側の上顎乳前歯がねじれが認められるか，もう一側では上顎乳前歯の外側に咬み込むが，上顎歯列弓と下顎歯列弓との対向関係の左右的なズレに伴う交叉，前後方向のズレにより，歯列弓同士がどこかで交叉している状態を指す呼称として用いている。同様の解釈は Carabelli, Izlai, 若垣, 榎木, underbite という用語にもあるが，この様々な解釈がある。桑原らの書にもあるが，この用語に関しては，区別している。

たとえば「上顎側方歯群が下顎歯に対して舌側に咬合する状態。同様の咬合状態が前歯部に及んでいる場合もある」（Tulley）という定義のように，臼歯部の被蓋の逆転した状態を中心に表現した書もある。なお，臨床上よく経験する臼歯部の咬合異常に，上顎第二大臼歯の舌側頭外斜面が下顎と鋏状に咬合する状態がある。Moyers は，このような状態を含めて cross bite を以下の3種に区分している。1) lingual cross bite：上顎臼歯頬側咬頭が下顎歯舌側咬頭の舌側に咬合する状態，2) complete lingual cross bite：上顎臼歯が正中より側に咬合する状態，3) buccal cross bite：上記2と逆に上顎臼歯の舌側咬頭が下顎歯の頬側咬頭より完全に頬側に咬合する状態．（Salzmann は上記2と同じ状態を complete by-pass bite と呼んでい

る．）Graber も同様の解釈で「一歯あるいはそれ以上の歯が対咬歯に対して，頬側，舌側あるいは唇側に異常な不正位をとる状態」と記している．このように，歯列弓同士の交叉という解釈に止まらず，対合歯に対して一歯でも頬舌的あるいは唇舌的な異常がある場合に，cross bite：交叉咬合とする広義の解釈も多い(Salzmann, Graber, Moyers, 作田ら）が，この場合，いわゆる反対咬合は cross bite の一部として扱われることとなる．なお高橋は，交叉咬合を近遠心的異常として捉え「上顎歯弓に対して下顎歯弓が一側では近心位，他側では遠心位をとって居る歯弓関係の異常であって，多少は下顎骨のゆがみに依っても起こるものである．」と書いているが，交叉という用語からはやや逸脱している．

このほか，部位別の表現としては，anterior cross bite, posterior cross bite, total cross bite, unilateral posterior cross bite, bilateral posterior cross bite 等があり，要因別の表現として，dental or alveolar cross bite, functional cross bite, skeletal cross bite, structural cross bite 等がある．たとえば，花田は，unilateral posterior cross bite：片側性交叉咬合を，1) dental or alveolar cross bite 歯性または歯槽性交叉咬合, 2) functional cross bite 機能性（咬頭干渉による）交叉咬合, 3) skeletal = structural cross bite, の3種に区分し，2, 3 では正中線が一致しないことが多い，と記し，bilateral posterior cross bite：両側性交叉咬合については，1) dental or alveolar cross bite：上顎大臼歯または小臼歯の口蓋側転位による，下顎大臼歯または小臼歯の頬側転位による, 2) skeletal = structural cross bite：上顎の劣成長（上顎骨の幅径が狭い），下顎の過成長（下顎骨の幅径が広い），と記している．

さらに，特異な状態を示す cross bite 症例に対して，scissors bite, total lingual occlusion という用語がある．

〈Scissors bite〉

1926年岩垣は，scissors-bite occlusion を剪状咬合と訳し，「上顎の臼歯の頬面に下顎の臼歯の舌面が接して咬合をせず単に剪状接するのみで此の名がある，歯列弓にわたって深く他側歯弓を被蓋するものもあり，または片側にのみ現れる場合もある．共に歯牙の異常傾斜があるいは奇形的に来るものであって上下の関係が逆になる場合もある．」と記載している．一方，Graber, Proffit, 花田らは「上顎歯列全体が頬側に（下顎歯列が舌側に）交叉咬合する状態」に限り使用しており，Proffit は，inlocking cross bite, total lingual occlusion と同義語として扱っている．しかし，この total lingual occlusion という用語には，全く逆の状態を意味する二通りの解釈がある．

〈Total lingual occlusion〉

Lingual occlusion という用語は Angle に始まるが，line of occlusion より舌側に転位している歯の咬合状態を指す用語である．Angle の教科書では，上顎前歯あるいは臼歯が下顎歯の咬合状態に対してこの用語が用いられている．しかし，Angle の定義からすると，逆の状態，すなわち下顎の歯が舌側に転位している場合にも用いることができる．

そのためか，total lingual occlusion という用語には二通りの解釈がある．すなわち，「全ての上顎歯が下顎歯に対して舌側に咬合する状態．」と，「全ての下顎歯が上顎歯に対して舌側に咬合する．」とする解釈である．

前者の解釈は，「全歯舌側咬合，前歯部，臼歯部すべてが逆被蓋で咬合する状態．」(飯塚) とするもので，福原，黒田も同様である．後者の解釈は，花田，榎ら によるが，榎らは，「すべての上顎臼歯の頬側咬頭が下顎臼歯の頬側に鋏状に咬合すること．Bilateral buccal cross bite. Scissors bite, telescopic occlusion. 鋏状咬合．」と記し，花田は「上顎の過成長または下顎の劣成長による．」と記している．

● 歯槽基底と歯列との関係の不正

Ⅱ 歯槽基底と歯列との関係についての整理

歯槽基底と歯列との関係の不正としては，主に歯槽基底より歯列が前方に突出した状態の2つがあるが，前述したようにこの種の不正は19世紀前半から治療の対象であった．

用語としては，特に前者の状態に対して様々な呼称が提案されてきている．古くは1823年に Marjolin が，突出の意味を持つ "prominence" という用語で「顎が適正な歯牙の配列に許容できない幅い時に歯列が前方へ傾斜し突出した状態を表し，口元とは人間よりも動物に似ている．」と定義し，小臼歯の抜歯による治療を推奨している．この記載から，当初より治療対象は咬合状態ではなく，口元の突出感であったことが伺える．

この後 1841 年に Schange が "protrusion" という用語を単独で使用しているが，20 世紀

学術用語の整理

◆両突歯列
＊上下顎前突［症］
骨格性上下顎前突
両顎突出［症］
両顎前突［症］

● protruding dual dentition
＊ bimaxillary protrusion
　＊ bimaxilläre Protrusion (G)

prominence
protrusion
bimaxillary prognathism
bimaxillary protrusion
bimaxillary protraction
double protrusion
basal prognathism
facial prognathism
bimaxillary dento-alveolar prognathism
bialveolar protrusion
bimaxillary dental proclination
bimaxillary dento-alveolar proclination
bimaxillary dental protrusion
alveolar prognathism
dentoalveolar protrusion
double lip protrusion

歯槽性上下顎前突
両歯槽前突

前突歯列
上下顎後退

bimaxillary retrusion
bimaxillary retraction
double retrusion
recession
retrocession

後退歯列

retrusion

になると, bimaxillary prognathism, bimaxillary protrusion, bimaxillary protraction, double protrusion, basal prognathism, bimaxillary dento-alveolar prognathism, bialveolar protrusion, bimaxillary dental proclination, bimaxillary dento-alveolar proclination, double lip protrusion など多数の用語が使用されるようになる.

ここで使われている "protraction" は, Simon に端を発する用語で "protrusion" と全くの同義語であるが, "prognathism" は前記二語とは趣が異なる.

Margolis は「Prognathism は系統発生的な立場からの用語であるのに対し, protrusion は矯正学において適用されてきた用語で個体発生的な影響を暗示する.」とし, たとえば矯正治療により前歯が "rounded out" し, 前歯が前方へ動かされた結果として前突している状態に対しては double (bimaxillary) protrusion を用いており,「Tweed は矯正治療に伴って double (bimaxillary) protrusion を創り出すことを避けるために (抜歯をしてはならないという) 治療コンセプトを変更した.」と記している. 一方, bimaxillary prognathism は, 黒人などの特定の人種内においては正常と考えられるような遺伝的な要因が強く関与している歯列の前突を意味するときに使用している. どちらの用語も facial line (顔貌線) に対して歯列が突出している状態を表すが, その成因により用語を区別したものと解釈できる.

Moyers は bimaxillary prognathism と bimaxillary dental protrusion とを区分し,「Bimaxillary prognathism は頭蓋や頭蓋底 (頭蓋底に対して, 上顎・下顎ともに前方位をとるような骨格的な問題でいくつかの人種に特徴的な形態であり, bimaxillary dental protrusion は歯槽基底より歯列が前突している状態である.」とし,「前者は, 骨格の発育の問題であるので, 抜歯による治療を行っても改善することは困難である.」と述べている. したがって, 系統発生的なものと個体発生的なものの違いを含むという点では Margolis と同様であるが, 頭蓋に対しての顎の突出と歯槽基底に対しての歯列の突出とを明確に分けている点で異なる.

Moyers と同様の区分に対する用語として, Björk は facial prognathism (頭蓋底に対して顔面が突出している状態：歯・歯槽部の突出だけでなく歯槽基底が前突している状態) と alveolar prognathism (歯槽基底に対して歯槽弓が前突している状態) を使用し, Salzmann は, bimaxillary prognathism と dentoalveolar protrusion を用いている.

一方, 日本語としては, 主に両顎突出 (症), 両顎前突 (症), 上下顎前突 (症), などの訳

語が使用されている．1959年水嶋は両顎前突を研究した論文中に「前歯部の前突感を主訴として来院した患者の咬合が，形態的には正常咬合である場合をしばしば経験する．このような咬合様式を一応両顎前突として扱っている」と記し，「歯槽基底に対しても正常咬合であるにも関わらず口元の前突感のある永久歯咬合を有する女子32名をセファロで分析している．その結果，15名が歯槽基底に対して歯列が前突している歯性の不正であり，17名が頭蓋に対して歯槽基底が前突している顎性の不正であった」と記載している．

以上のような内外の文献から，この種の不正咬合が「上下の歯槽基底そのものが頭蓋に対して突出している状態」と「歯槽基底に対して上下の歯列が突出している状態」の2種に大別できることが分かる．しかし，日本語における両顎突出（症），両顎前突（症）などの用語は，全て両者の区別なく使用されているのが実状である．たとえば，1987年花田の前突に対しては，〈bimaxillary protrusion, 骨格性上下顎前突〉，歯槽性の前突に対しては〈bialveolar protrusion, 歯槽性上下顎前突〉と呼し，同じ突語に対して1992年山内，作田らは「両顎前突（bimaxillary protrusion）と矯正臨床でよばれるものはClass Iに属すると考えるのが適当である．これは正常な顎に対して上下顎の歯列全体が前方位にありすぎる不正咬合であり，両歯槽突（bialveolar protrusion）ともよばれる．」と記載している．

このような状況の中，1995年与五沢は「歯槽基底に対して上下の歯列が突出している状態」に対する用語として「歯槽前突列」という呼称を提案している．「上下顎前突という状態」の一般的な認識は，上下顎の前歯傾斜あるいは歯槽部を含んで歯牙が前方位にある状態の一般的な認識は，上下顎の前歯傾斜あるいは歯槽部を含んで歯牙が前方位にあるか顎貌上，とくに口唇部に前突感のある状態を捉えているように思えます．そこには，本来のprognathismの意味はなく，頭蓋との関係から離れて，単に上下の前歯の状態や位置を顎との関係において評価しているといえます．すなわち，「上下顎基底部に対して上下の前歯が過度に前方にあるような状態」です．」と解説している．

一方，歯槽基底より歯列が後退した状態については，19世紀中にはrecession, retrocession, retrusionなど後退を意味する用語が単独で使用されていたが，20世紀に入ると上下顎bimaxillary retrusion, bimaxillary retraction等の用語が使用されてきた．日本語としては，上下顎後退，後退歯列である．

以上，不正咬合の歴史をたどり，用語を整理した．前述したように，edgewise装置の開発，頭部X線規格写真の応用などに伴い，矯正臨床の幅は飛躍的に広がり，それにつれ，多様な視点から様々な学術用語が使用されるようになった．その結果，同じ状態に対して多数の呼称がある場合，逆に適切な日本語のない場合，同じ呼称でも異なる意味として用いられる場合など，矯正分野の学術用語は大変複雑な状況にある．実際，どのような分野においても学術用語はその分野の発展と深く関わっており，矯正領域も例外ではない．それ故，現状を鑑みるに，不正咬合の分類とそれに伴う用語を考え直す必要性を痛感せざるを得ない．

　　　　　　　　　　　　　　＊

我々は日常臨床の中で，歯列や咬合を治すに際して，顎と咬合と歯列と個々の歯という4つの視点から硬組織を観察している．たとえば顎は歯や歯列の土台であり，上位構造であるため，顎の不正により歯列に問題が生じている場合には，顎の不正から正そうとするのが筋である．しかし矯正医は顎の不正を自由に扱える術を持たないため，必ずしも治したいように治すことができない．一方，歯・歯槽部に関しては，三次元的な移動が可能であることから，臨床的に扱える範囲が広い．実際の臨床では，このような扱いにくい部分と，扱いやすい部分をふまえて，治したい不正と治せる範囲を区分して思考し，治療方針を立てている．咬合分類もこのような臨床上の思考過程にそったものであってほしいし，顎・咬合・歯列・個々の歯という4層の状態をそれぞれ別個に表現できる語句が必要である．

以上の観点から，我々は新たな咬合分類を提案する．

（深町博臣）

第 2 章 矯正臨床における分類

矯正臨床における新たな分類の提案

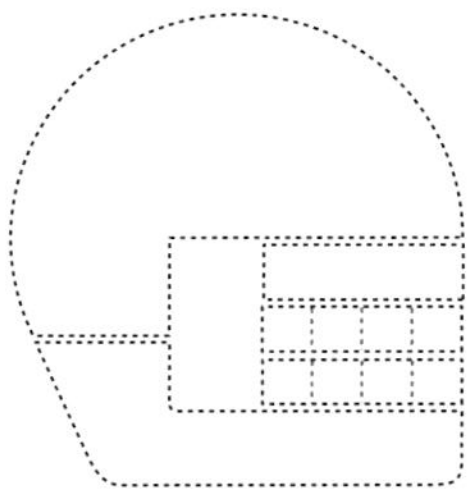

I 矯正臨床上利便性の高い分類とは

日常臨床において、我々矯正医は、主に口腔周囲の軟組織と硬組織を観察しながら治療方針を探っていく。その思考過程において、暗黙のうちに、硬組織、顎、咬合、歯列、個々の歯という区分の中で捉えている。したがって、矯正臨床上利便性の高い分類、用語としては、前記4種の状態が明確に区分できる、しかも用語からその実象に近いイメージができることが肝要である。加えて、可及的に短い用語であること、臨床上必要となる最小限の分類に止めることが望ましい。

以上のような観点から、新たな分類用語を考案するに際して、以下のような原則に従った。

1 上顎構造物を表すときには「上」を、下顎構造物の場合には「下」を、上下顎に及ぶ場合には「両」の文字を用いる。
2 前後的な位置異常を表す用語として、前方へ突出している状態には「突」を、後方にある状態には「後退」を用いる。
3 顎、咬合、歯列の状態の区分については、
　1) 顎：顎の位置は頭蓋との関係において評価し「顎」の文字を加え、○○顎と表す。
　2) 咬合：上下の歯列の対向関係の評価には「咬合」の文字を使い、○○咬合と表す。
　3) 歯列：上顎、下顎それぞれの歯列の前後的位置関係は歯槽基底との関係において評価し「歯列」の文字を使い、○○歯列、と表す。

たとえば、

「上顎」自体が「前方へ突出」している「顎」の状態を表すときは、「上・突・顎」
「上顎前歯」が「下顎歯列に対して「前方へ突出」している「咬合」状態は、「上・突・咬合」
「上顎歯列」が歯槽基底から「前方へ突出」している「歯列」の状態は、「上・突・歯列」

となる。

基準図

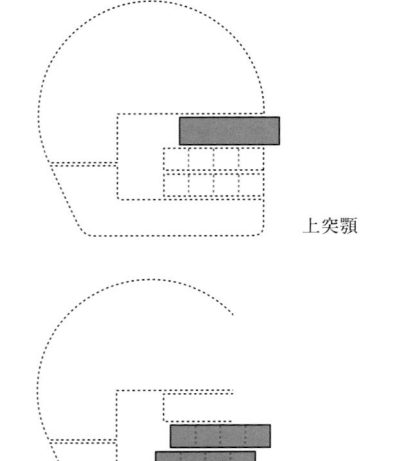

上突顎

上突咬合

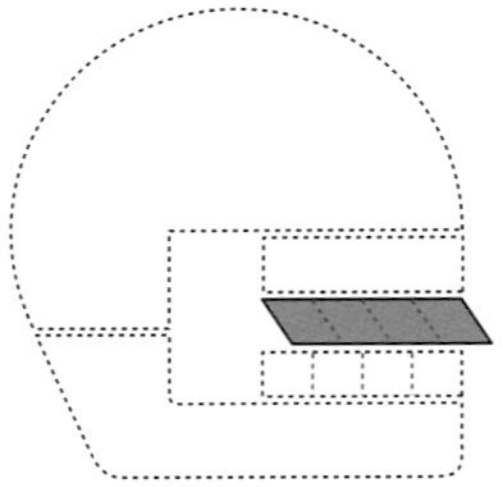

上突歯列

II 新たな分類の提案

ここに、顎、咬合、歯列、個々の歯の4種につき、それぞれ分類と用語を提案する。な お前章でも述べたように、矯正臨床にとって主体となるのは咬合であることから、咬合、歯列、顎、 個々の歯、の順に新たな分類を説明する。

1 咬 合 分 類

咬合の異常は、前後、左右、上下の3つのディメンジョンに大別できる。白歯部の前後的咬合状態 の分類はAngleに従うこととし、我々は前歯部咬合状態を中心に以下の7つに分類した。

1 中立咬合 (neutral bite)：上下歯列の対向関係に際だったズレの認めらない状態。
2 上突咬合 (protruding upper bite)：上顎前歯が下顎前歯よりも過度に前方にある状態。
3 下突咬合 (protruding lower bite)：下顎前歯が上顎前歯よりも前方にある状態。
4 開 咬 (open bite)：上顎歯と下顎歯との間に接触がない状態。
5 過蓋咬合 (deep bite)：上下の歯列間で垂直的に過度に深い被蓋関係を有する状態。
6 交叉咬合 (cross bite)：上下歯列の一部が交叉している状態。
7 偏位咬合 (diverted bite)：上下いずれかの歯列、あるいは両歯列ともに左右方向に偏位し ている状態（上下顎前歯正中線のズレを伴う）。

分類に際してのひとつの大きな問題は、境界の規定である。たとえば、一歯の異常でも 咬合という文字を付与するかという点がある。下突咬合に対しては、与丘沢の意見 (p.37) に従い、 「中切歯2歯以上を含む前歯部の被蓋関係の逆転のある咬合状態」と定義することができる。しか しその他の咬合状態に対しては、「1歯の異常ではなく、ここでは数歯にわたった歯列同士の対向関係の異常 と捉える」という表現に止めたい。このように、「分類とは」で詳述したように、実際の臨床例において不正咬合の境界は明確で はなく移行的に存在している、という事実に基づく。

たとえば咬合の全体像をひとつの球体と捉えると、中立咬合はその球の中心部に位置す るある種の容積を持った領域と考えられる。そして中立咬合の中心に、いわゆる正常咬合が存在す

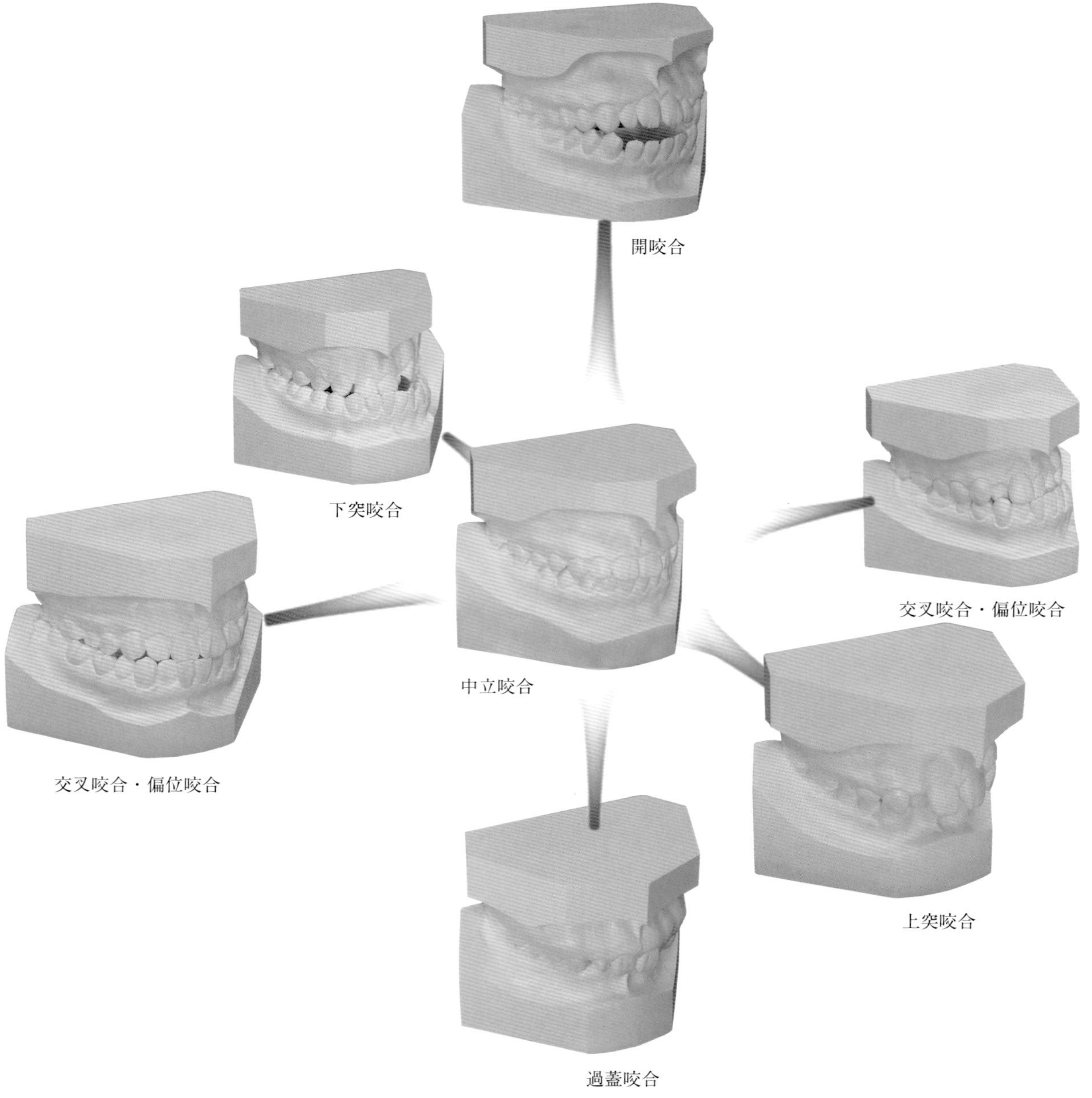

交叉咬合・偏位咬合

下颚咬合

中立咬合

过盖咬合

开咬合

上颚咬合

交叉咬合・偏位咬合

ることとなる。このような中立咬合から上下顎歯列の対向関係の前後的なズレが大きくなってくると、次第に上突咬合、下突咬合という状態と同様に前後、左右、上下の3つのディメンションから考えられる。しかし、実際の臨床上問題となるのは、前後的な位置関係が中心であるため、以下の6種の用語に止めた。いは開咬合、水平的なズレが進行すると、明らかな交叉咬合、偏位咬合という状態となる（p.50の図参照）。実際には、明確な形態的特徴を持つに至らないためにカテゴリー分けに苦慮する症例も数多いが、そのような形態的症例に対しては、臨機応変に対応した方がよい。たとえばoverjetが4〜5mmの症例を「軽度の上突咬合」とも呼べるし、「ややoverjetの大きな状態」と表現することもできよう。また、正中線の偏位が同程度の2つの症例を例にとってみても、左右側の臼歯関係が Angle Class I で顔貌も対称である症例は中立咬合と分類し、顔貌が非対称で左右側の臼歯咬合関係が異なる場合には、偏位咬合と分類する方がより臨床に即している。

この分類に従うと、実際の症例に対して複数の用語を使用することで、より実像に近い形態を描写できるようになる。たとえば前後的には下突咬合、垂直的には開咬合、左右的には偏位咬合というような表現によって、ある種の症例を想像することができる。かといって、全ての症例に対して三方向から名称を付与する必要はない。必要最小限の用語で、症例の特徴を表現することが重要だからである。

また、臨床的に応用しやすいように用語は柔軟性を持って解釈してほしい。たとえば、「開咬合」は垂直的な異常に対しての用語として提案されているが、水平的に歯牙の接触のない状態も観察される。臨床的には、どちらの場合も舌や口唇などの歯牙接触の欠如としてに幅広く解釈すべきであろう。また、交叉咬合、偏位咬合という状態も、垂直方向に限らず上下の歯牙方向のズレに止まらず、単に左右方向のズレに止まらず、前後方向あるいは歯列の回転などにより発生している場合もある。捉え方によっては下突咬合も交叉咬合もそのカテゴリーに入る。このほか特殊な状態として、左右的な偏位に基づく鋏状咬合（p.42参照）もそのカテゴリーに入る。また従来使われてきた切端咬合は、下突咬合と中立咬合の移行的な状態としてある。

2 歯槽基底に対する歯列の位置異常の分類

歯槽基底に対する歯列の状態は、咬合状態と同様に前後、左右、上下の3つのディメンションから考えられる。しかし、実際の臨床上問題となるのは、前後的な位置関係が中心であるため、以下の6種の用語に止めた。

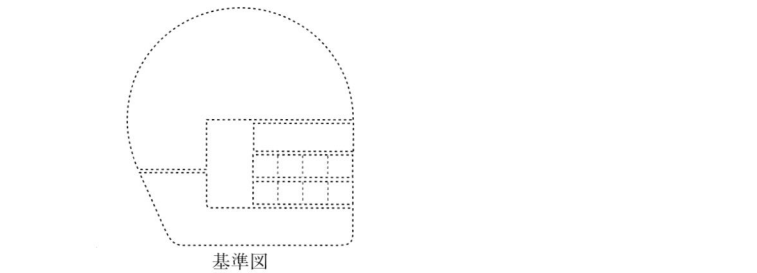

基準図

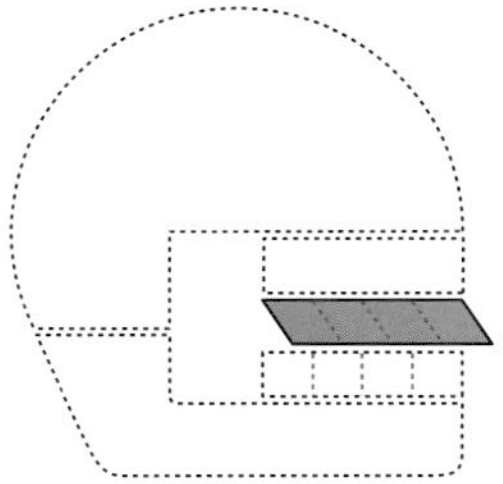

上突歯列

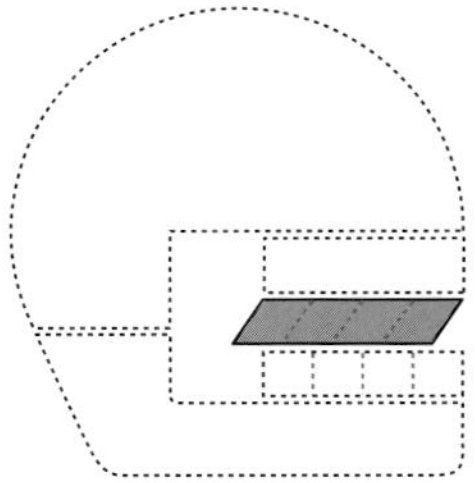

下突歯列

両突歯列

上後退歯列

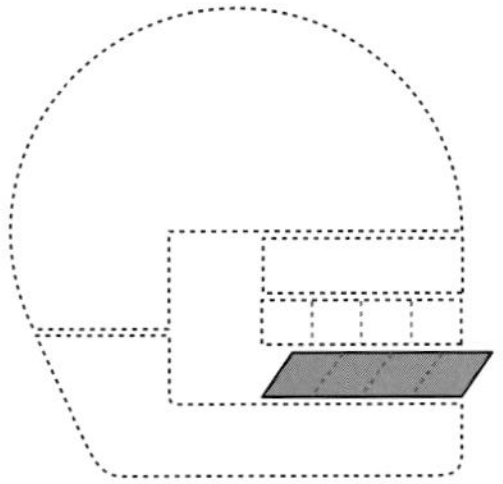

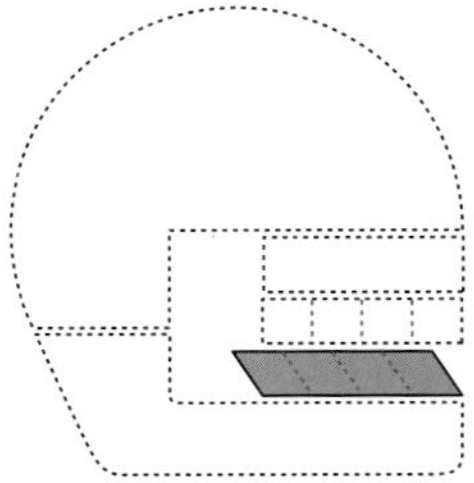

下後退歯列

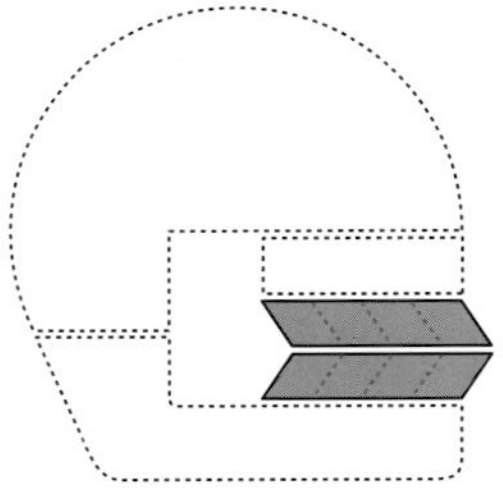

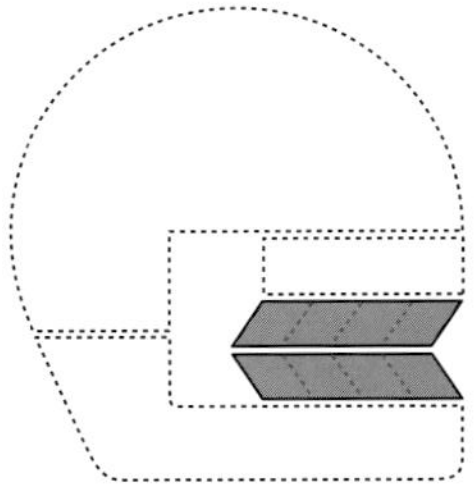

両後退歯列

1 上突歯列（protruding upper dentition）：上顎において前歯部歯列が歯槽基底に対して歯軸の傾斜を伴って過度に前方位をとる状態．
2 下突歯列（protruding lower dentition）：下顎において前歯部歯列が歯槽基底に対して歯軸の傾斜を伴って過度に前方位をとる状態．
3 両突歯列（protruding dual dentition）：上下顎ともに前歯部歯列が歯槽基底に対して歯軸の傾斜を伴って過度に前方位をとる状態．
4 上後退歯列（receding upper dentition）：上顎において前歯部歯列が歯槽基底に対して歯軸の傾斜を伴って過度に後方位をとる状態．
5 下後退歯列（receding lower dentition）：下顎において前歯部歯列が歯槽基底に対して歯軸の傾斜を伴って過度に後方位をとる状態．
6 両後退歯列（receding dual dentition）：上下顎ともに前歯部歯列が歯槽基底に対して歯軸の傾斜を伴って過度に後方位をとる状態．

ここで、以下の2点に注意が必要である．

● ○○咬合との相違
「○○歯列」という用語は，咬合を意味しない．たとえば，上突歯列という状態でも，上突咬合のこともあれば，下突咬合の場合もある．同じように，両突歯列という状態は，各種の咬合状態において認められる．症例19, 20（p.138～145）のように，咬合や個々の歯に大きな問題はないが，上下顎歯列の前突により口元が突出している症例は，中立咬合の両突歯列と表現できる．

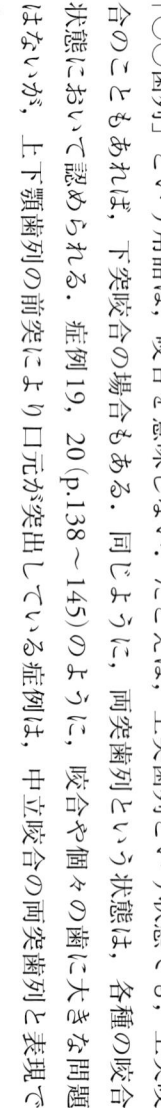

● ○○歯列弓との相違
「○○歯列」という用語は，叢生歯列弓，空隙歯列弓，V字歯列弓，鞍状歯列弓等の○○歯列弓という用語と，ここで分類した○○歯列という用語は，歯列弓の形そのものを表現した用語で，○○歯列とは歯槽基底と前歯部歯列の位置関係を意味する．

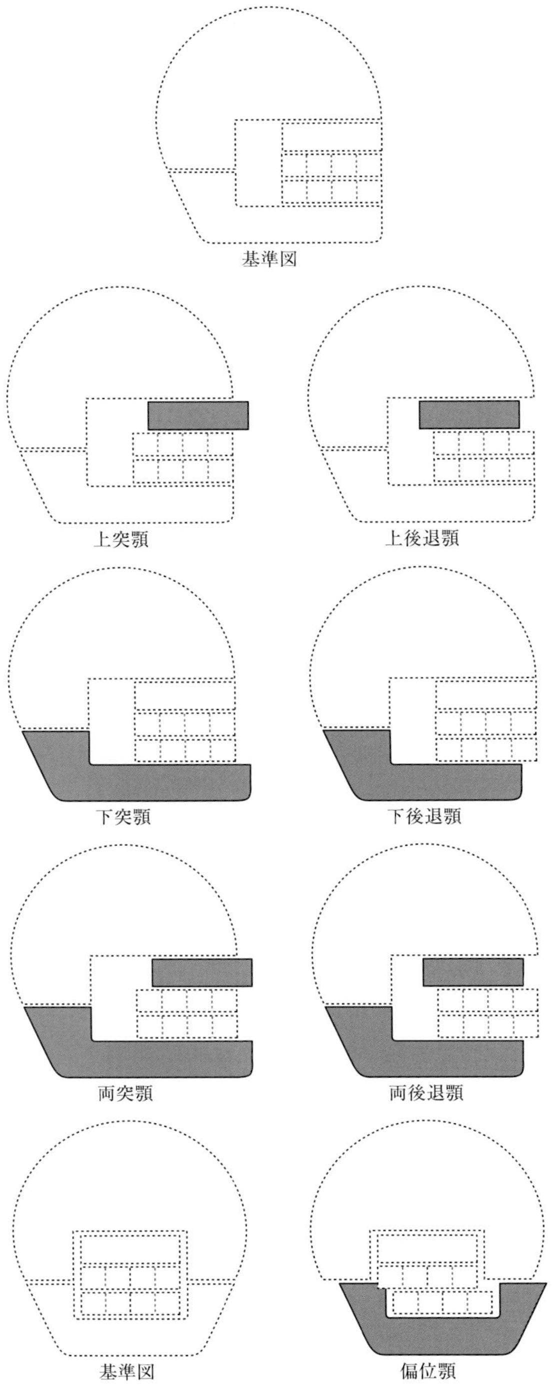

3 顎の位置異常の分類

顎の状態は，咬合の土台であるが故に重要である．たとえば発育期の症例において顎の主台となる上位構造に有利に展開するか，不利に作用するかの予測ないし，治療計画は，治療中の顎発育が咬合治療に有利に展開するか，不利に作用するかの予測なしに，治療計画は立案できない．ここでは，実際に治療対象となる顎の問題が，主に前後的問題と偏位の問題であることから，以下7種の分類に止めた．

1. 上突顎 (protruding upper jaw)：頭蓋に対して上顎が過度に前方位をとる状態．
2. 下突顎 (protruding lower jaw)：頭蓋に対して下顎が過度に前方位をとる状態．
3. 両突顎 (protruding dual jaw)：頭蓋に対して上下顎ともに過度に前方位をとる状態．
4. 上後退顎 (receding upper jaw)：頭蓋に対して上顎が過度に後方位をとる状態．
5. 下後退顎 (receding lower jaw)：頭蓋に対して下顎が過度に後方位をとる状態．
6. 両後退顎 (receding dual jaw)：頭蓋に対して上下顎ともに過度に後方位をとる状態．
7. 偏位顎 (diverted jaw)：頭蓋に対して上下顎いずれか一方あるいは両顎が偏位している状態．

4 個々の歯の異常

個々の歯の異常については，埋伏歯，転位歯，傾斜歯等，従来の用語を採用する．

*

以上述べてきたように，咬合の異常，咬合，歯列の異常，顎の異常，個々の歯の異常に対して，それぞれ適する用語を区別して使用することを提言する．ひとつの症例が伝達されることとして，適切な用語を併用して表現することで，より実像に近いイメージが伝達されることとなろう．

次章では，「症例をカテゴリーに分類すること」が目的ではなく，「分類された用語を用いて，症例の実像を的確に表現すること」が本意であることをまず理解しておいて頂きたい．

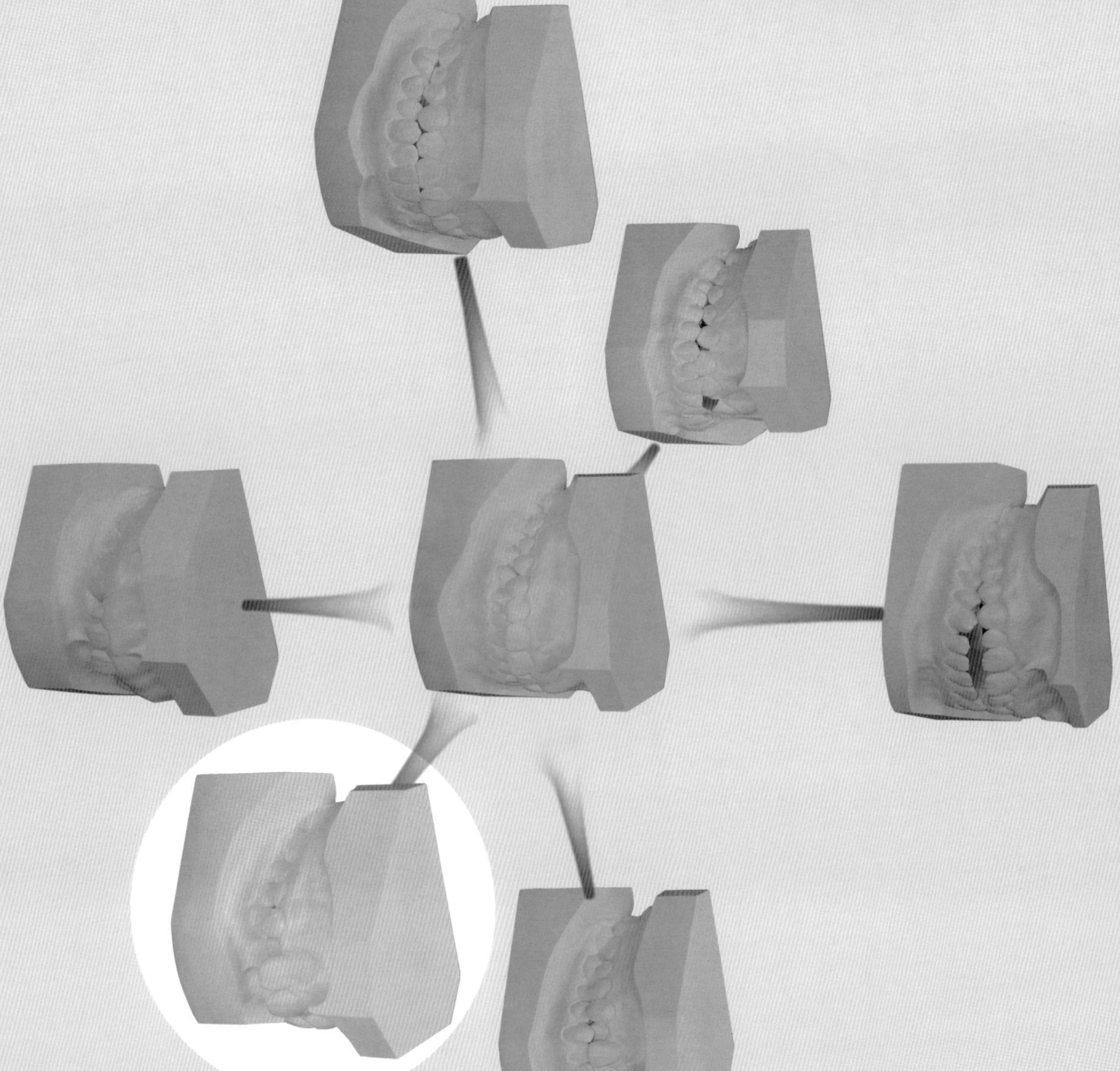

上突咬合 Protruding upper bite

上突咬合とは，"上顎の前歯が下顎の前歯に対し過度に前方にある状態"，すなわち overjet が大きい状態を表す．従来このカテゴリーに属する症例は，上顎前突と表現される場合が多かった．しかし，日本人の症例において，頭蓋に対して上顎が過度に前方位をとる症例は希である．

上突咬合とは頭蓋に対しての顎の位置を問わない．どのような顎の状態でも，overjet が大きければすべて上突咬合と呼ぶ．したがって，以下の5つのパターンが考えられる．

1. 上顎の歯槽基底が頭蓋に対し過度に前方にあるもの：上突顎に起因する上突咬合
2. 下顎の歯槽基底が頭蓋に対し過度に後方にあるもの：下後退顎に起因する上突咬合
3. 上顎の歯列が歯槽基底に対し過度に前方にあるもの：上突歯列に起因する上突咬合
4. 下顎の歯列が歯槽基底に対し過度に後方にあるもの：下後退歯列に起因する上突咬合
5. 上記の複合型

実際の症例では複合型が多い．また，顎の前後的な位置不正が，上下顎それぞれ僅かずつの位置不正を与えつつ，顎の前後的な位置不正を伴う上突咬合とする．臨床的には，どちらの顎の不正が主であっても，下顎骨の前方への発育が期待できないために，顎の位置不正を顎骨の発育を利用して解決できるかどうかの判断に動く．したがって重要なことは，顎の位置不正を顎骨の発育を利用して解決できるかどうかの判断であり，明確な特徴を持つに至らない顎の状態をカテゴリー分けする必要はない．

ここでは上突咬合4例を呈示した．症例1は，顎の位置に問題のない，いわゆる歯性のこの位置不正に起因している症例である．そのような症例では，無理に下後退顎あるいは，上突顎などの呼称を与えずに，顎の前後的な位置不正を伴う上突咬合とする．症例2は上突顎，下後退顎，上突咬合である．なお，症例3，4は同程度の顎の前後的位置不正がある発育期の症例であるが，症例3は下顎骨の発育が利用できるために非抜歯にて治療が可能とされた症例，症例4は下顎骨の前方への発育が期待できないために，顎の前方的位置不正を抜歯スペースを利用した歯牙移動で代償した症例である．同じ用語で表現される症例でありながら，その症例の生得的な発育パターンに応じた治療方針の相違を見ることができる．

このように用語と治療方針とは必ずしも一致しない．しかし，形態を正確に把握，表現することは治療方針立案の第一歩である．その状態に至る経緯を想像し，今後の推移を予測した上で，はじめて個々の症例に応じた治療計画が立案できる．

(両川弘道)

症例1

上突咬合・上突歯列

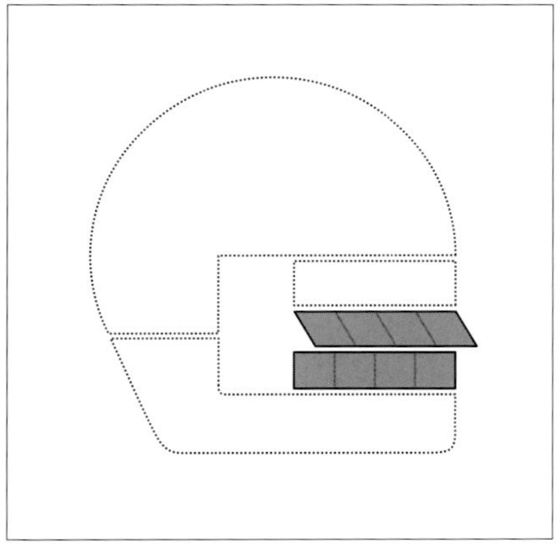

初診時年齢	性別	Overbite	Overjet	Angle分類	抜歯部位	動的治療期間	症例の特徴
11y10m	女性	5.0mm	14.0mm	Class I	4|4 4|4	2y3m	咬唇癖（7〜8年間）

● 顔貌所見
　口唇閉鎖時に口腔周囲筋の過緊張が認められ、上下口唇、特に上唇部の突出感がある。

● 口腔内所見
　上顎前歯の唇側傾斜が顕著である。[2]が舌側転位しており、下顎正中は、左方へ偏位している。上顎空隙歯列弓。臼歯咬合関係は Angle Class II の傾向にある。

● X線所見
　上下顎骨の前後的な位置関係に大きな問題はない。下顎骨もしっかりとしており、顔面の奥行きと高さのバランスも整っている。

● 治療方針
　上顎前歯の可及的な後退により、上顎咬合と口唇閉鎖不全の改善を図るためには上顎歯列弓に現存する空隙だけでは足りないと判断した。また、下顎歯の萌出余地がやや不足していることから、4\|4 4\|4 の抜歯を選択した。

● 結果と考察
　幼児期からの咬唇癖もあり、下顎前歯が僅かに舌側傾斜し、それに対して上顎歯列全体は上顎歯槽基底に対して前方位にある状態（上突歯列）で、上突咬合を呈していた。顎の大きさやバランスは整っており、良好な顎発育が認められた。

症例1　上突咬合・上突歯列

57

治療前

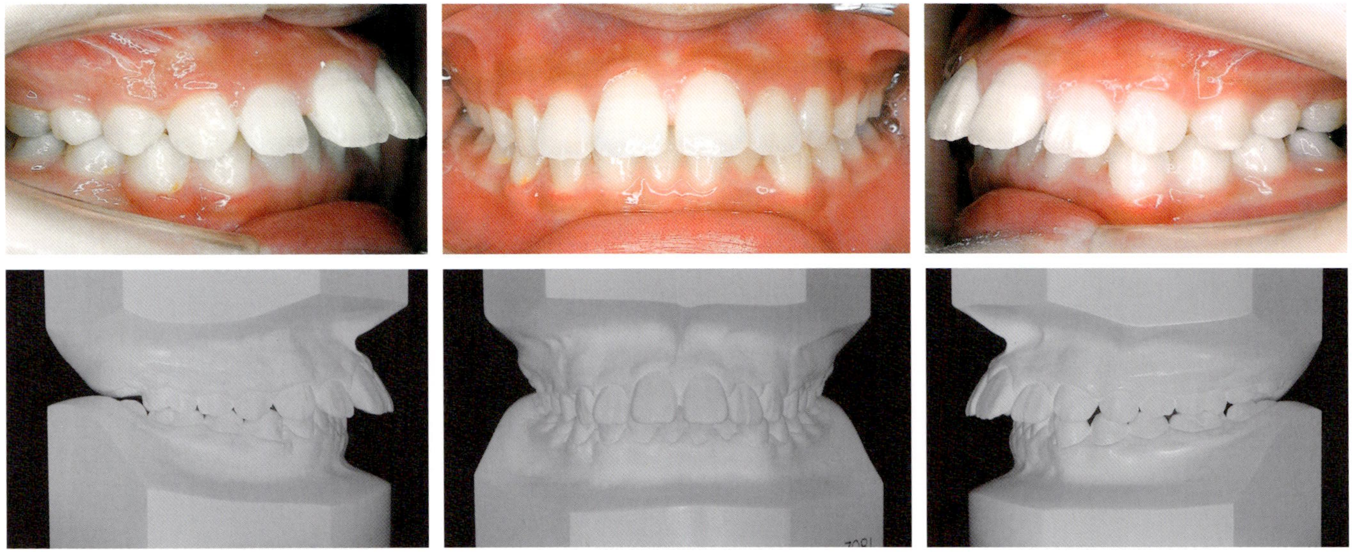

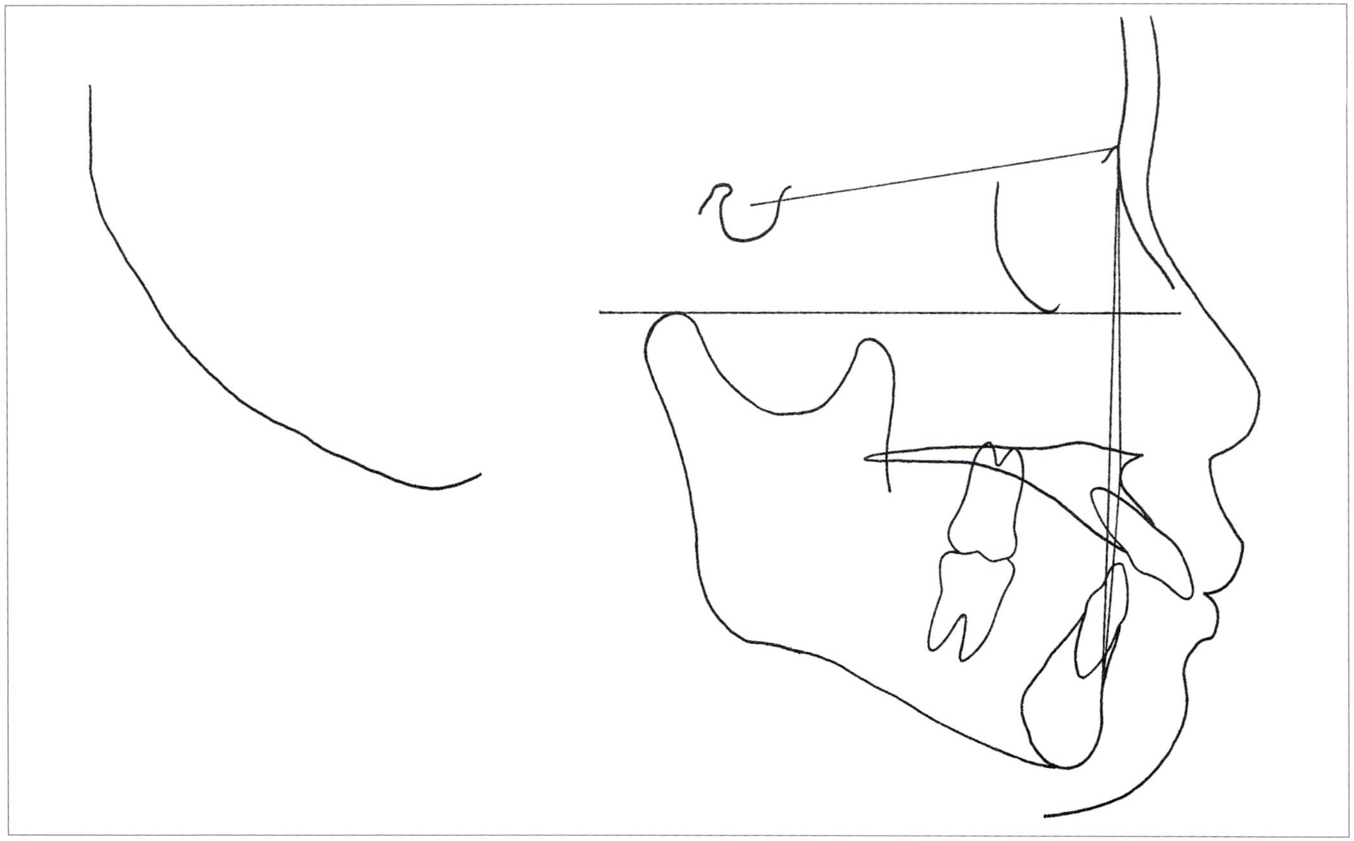

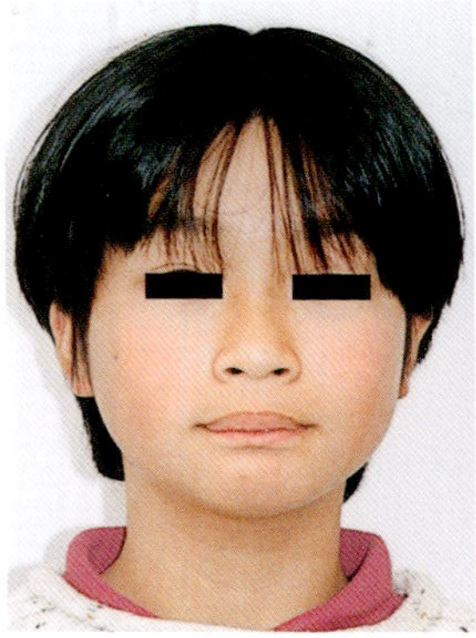

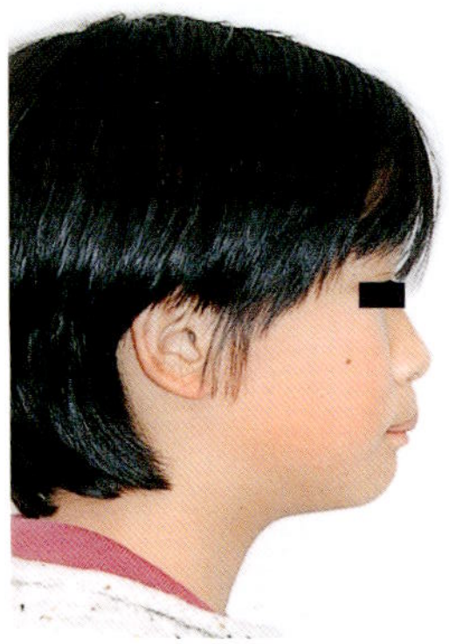

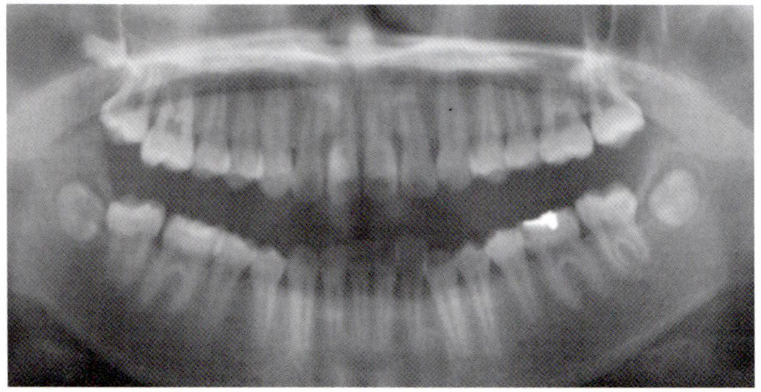

治療後

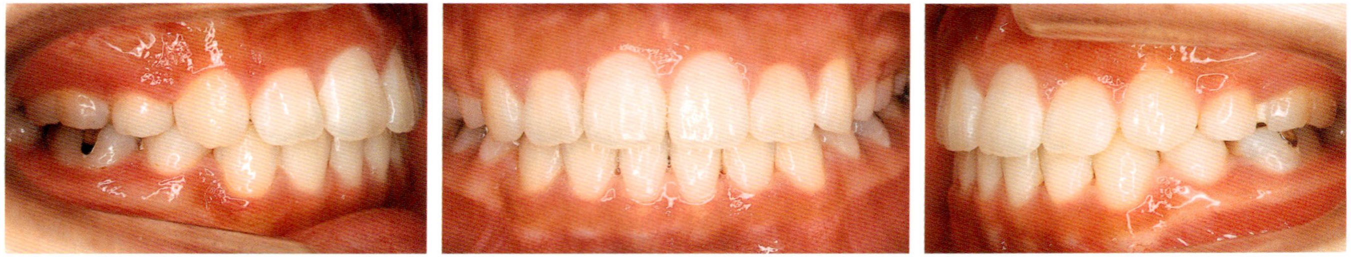

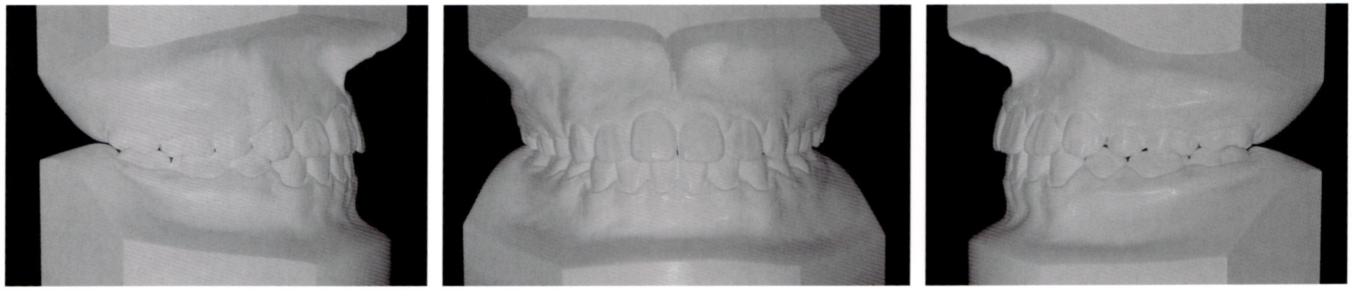

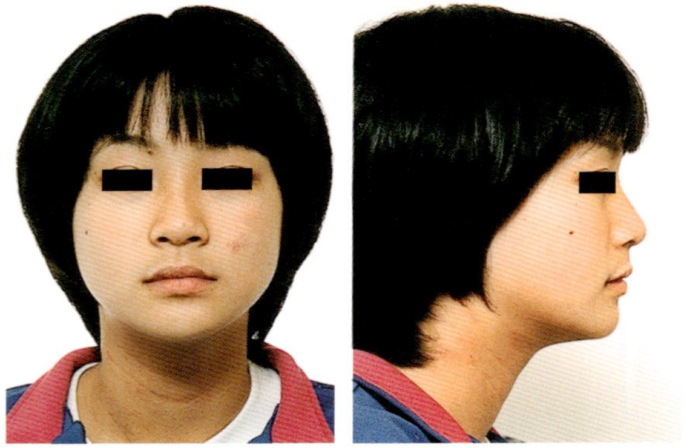

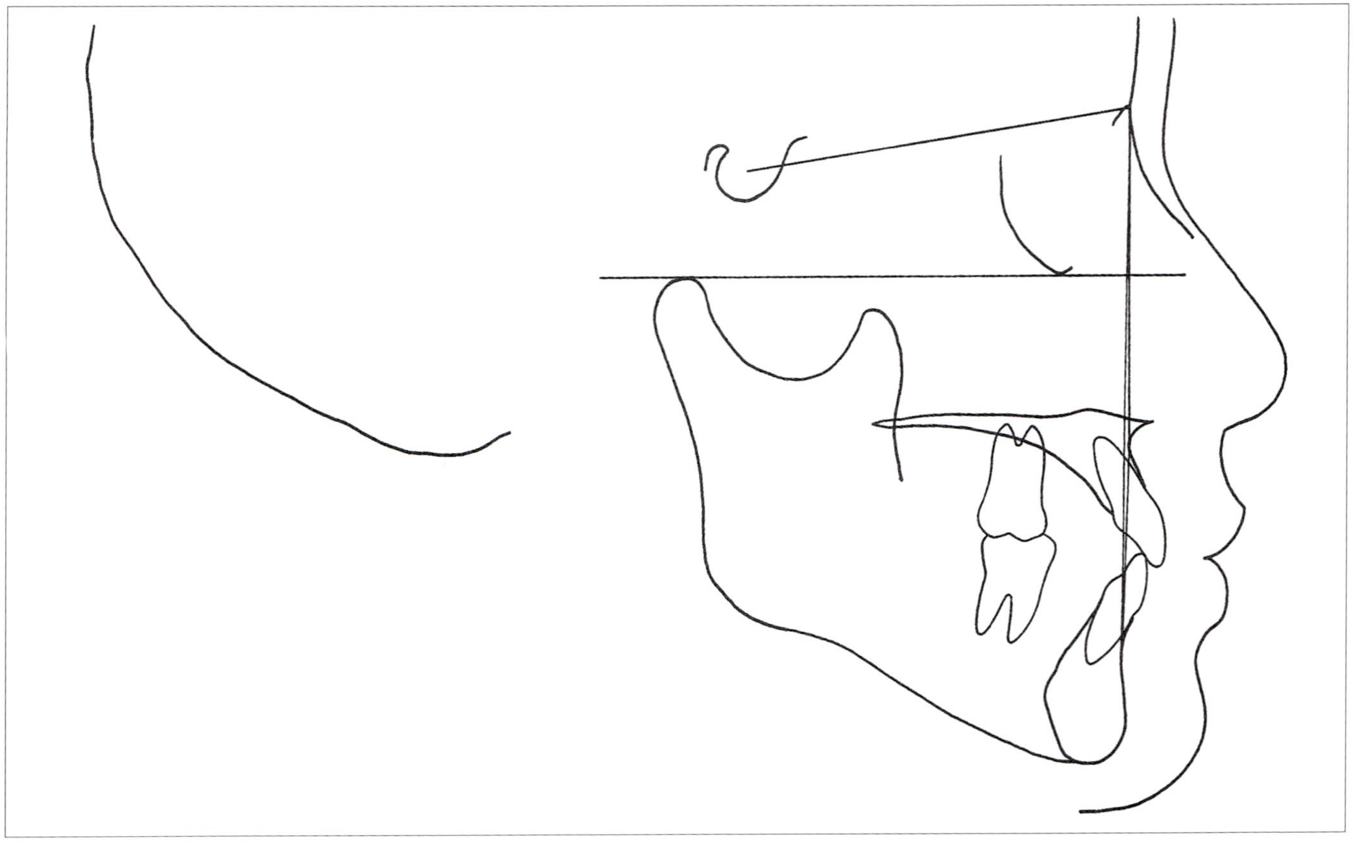

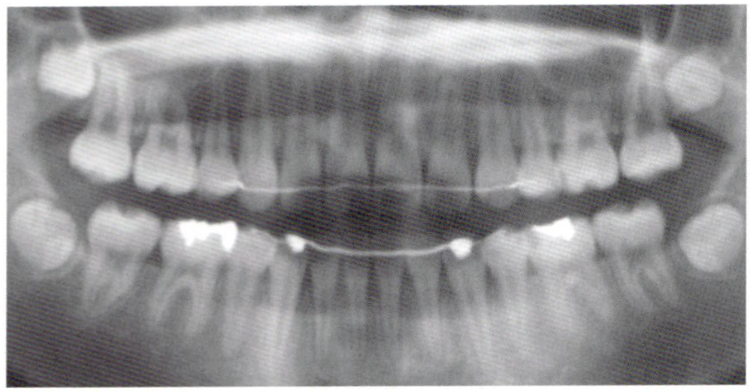

症例 1　上突咬合・上突歯列

	SNA	SNB	ANB	FMA	IMPA	FMIA	U1SN	OP	II
11y10m	80.0	79.0	1.0	24.0	81.5	74.5	124.0	10.5	119.0
14y4m	80.0	79.0	1.0	26.0	90.5	63.5	104.0	12.0	130.0

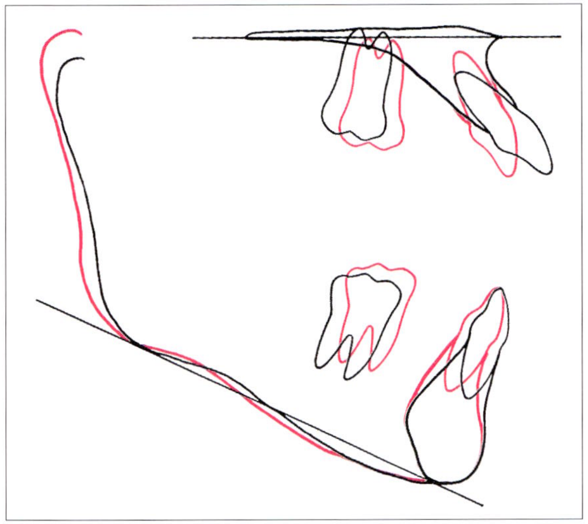

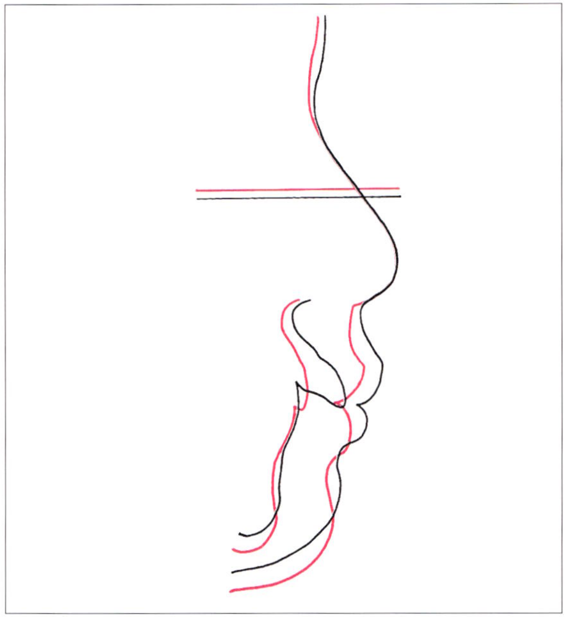

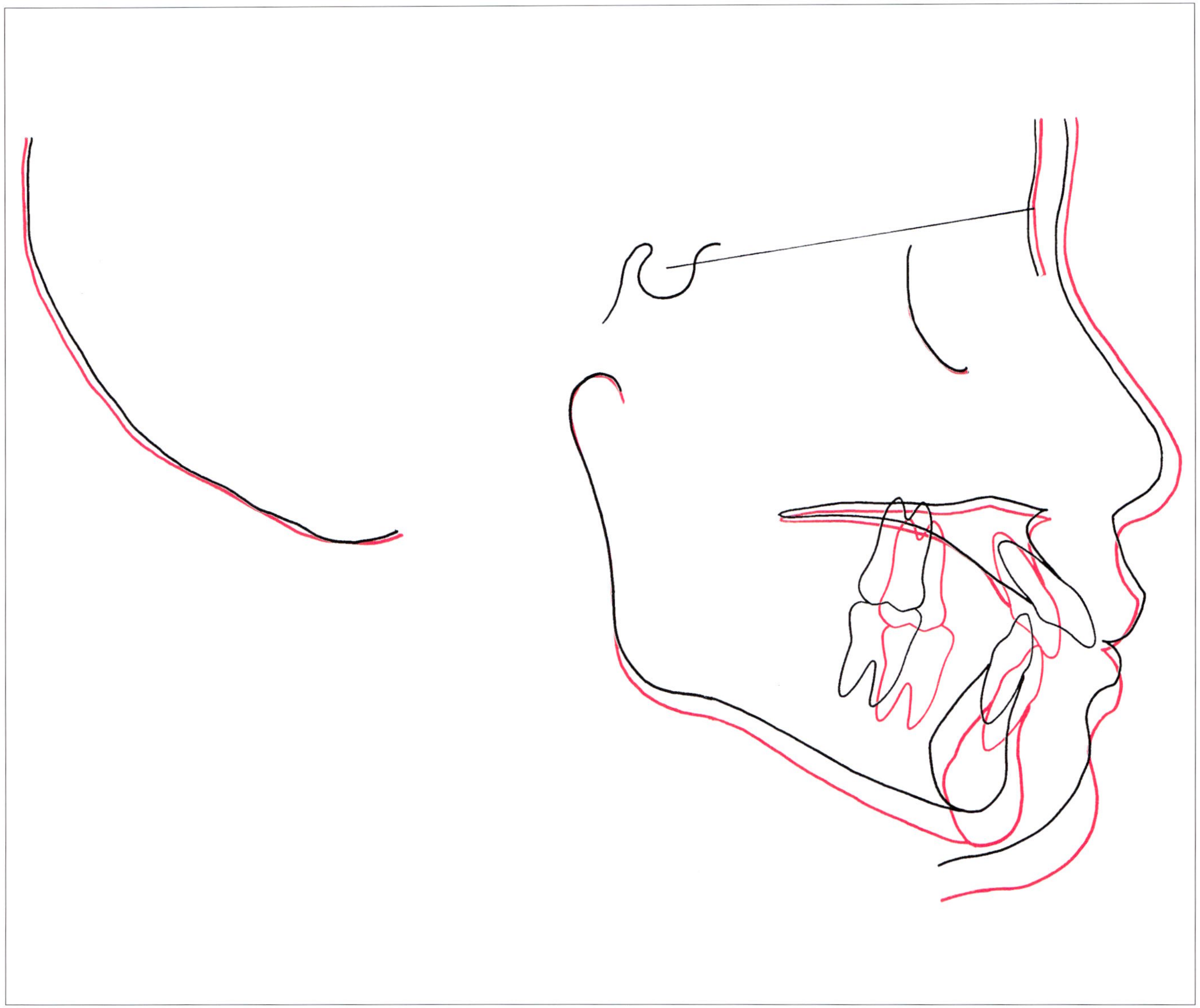

前後比較

症例 2
上突咬合・上突顎・両突歯列

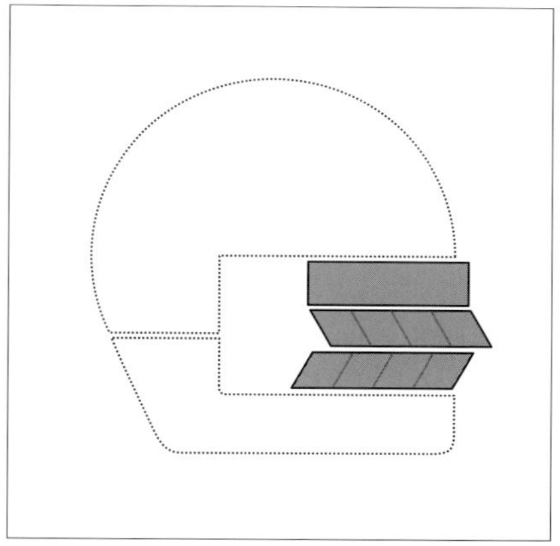

初診時年齢	性別	Overbite	Overjet	Angle 分類	抜歯部位	動的治療期間	症例の特徴
11y3m	女性	4.0mm	7.0mm	Class II div. 1	$\frac{4|4}{4|4}$	2y7m	上突顎・両突歯列

● 顔貌所見　正貌の非対称は認められない。側貌では上下口唇は厚く突出しており、口唇閉鎖時オトガイ筋が緊張してオトガイの形態は不明瞭である。

● 口腔内所見　上下前歯は唇側傾斜し、歯槽性の突出が顕著である。また、前歯歯間部歯肉は肥厚し口呼吸を疑わせる。臼歯部の咬合関係は Angle Class II である。$\frac{7|7}{}$ は未萌出、$\frac{}{7|}$ は萌出途中である。

● X線所見　上顎が前方位にある上突顎で、上下顎前歯の唇側傾斜が強く両突歯列を呈する。

● 治療方針　上下顎前歯を可及的に後退させるために $\frac{4|4}{4|4}$ の抜歯が必要。上顎骨の前方発育抑制と固定の保護のため headgear を使用する。$\frac{8|8}{8|8}$ の歯胚が確認できる。

● 結果と考察　上突顎、上突咬合の症例。上顎臼歯の固定に配慮した結果、咬合と側貌の調和がもたらされた。

症例 2　上突咬合・上顎・両突歯列

61

治療前

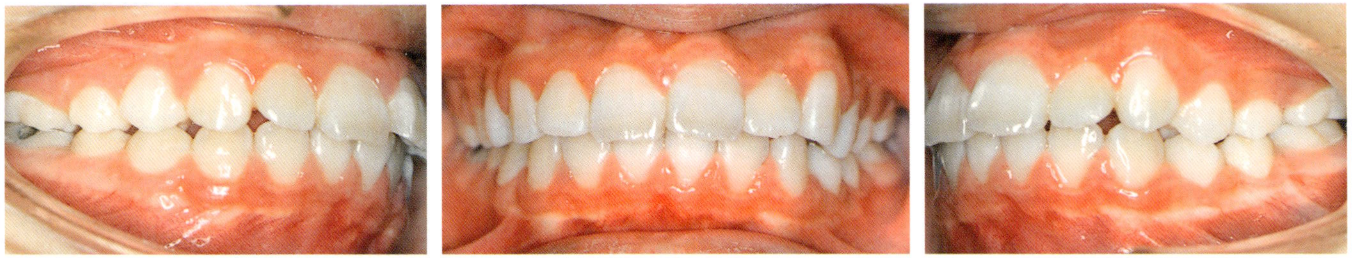

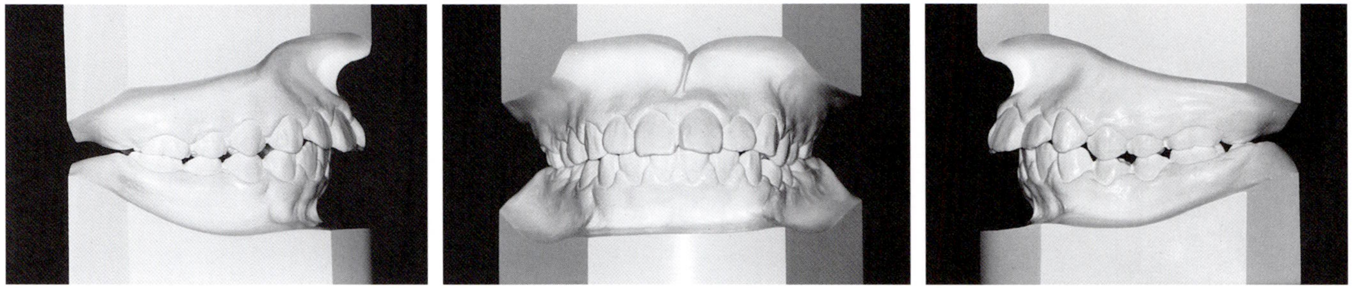

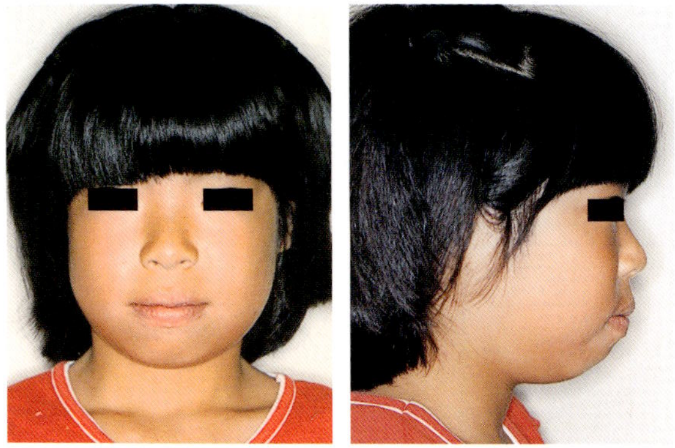

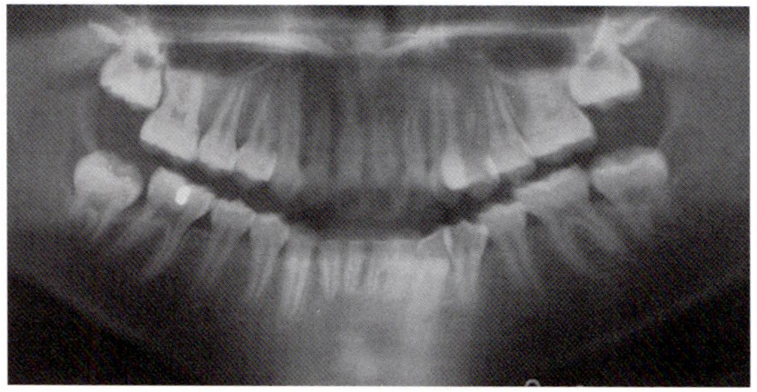

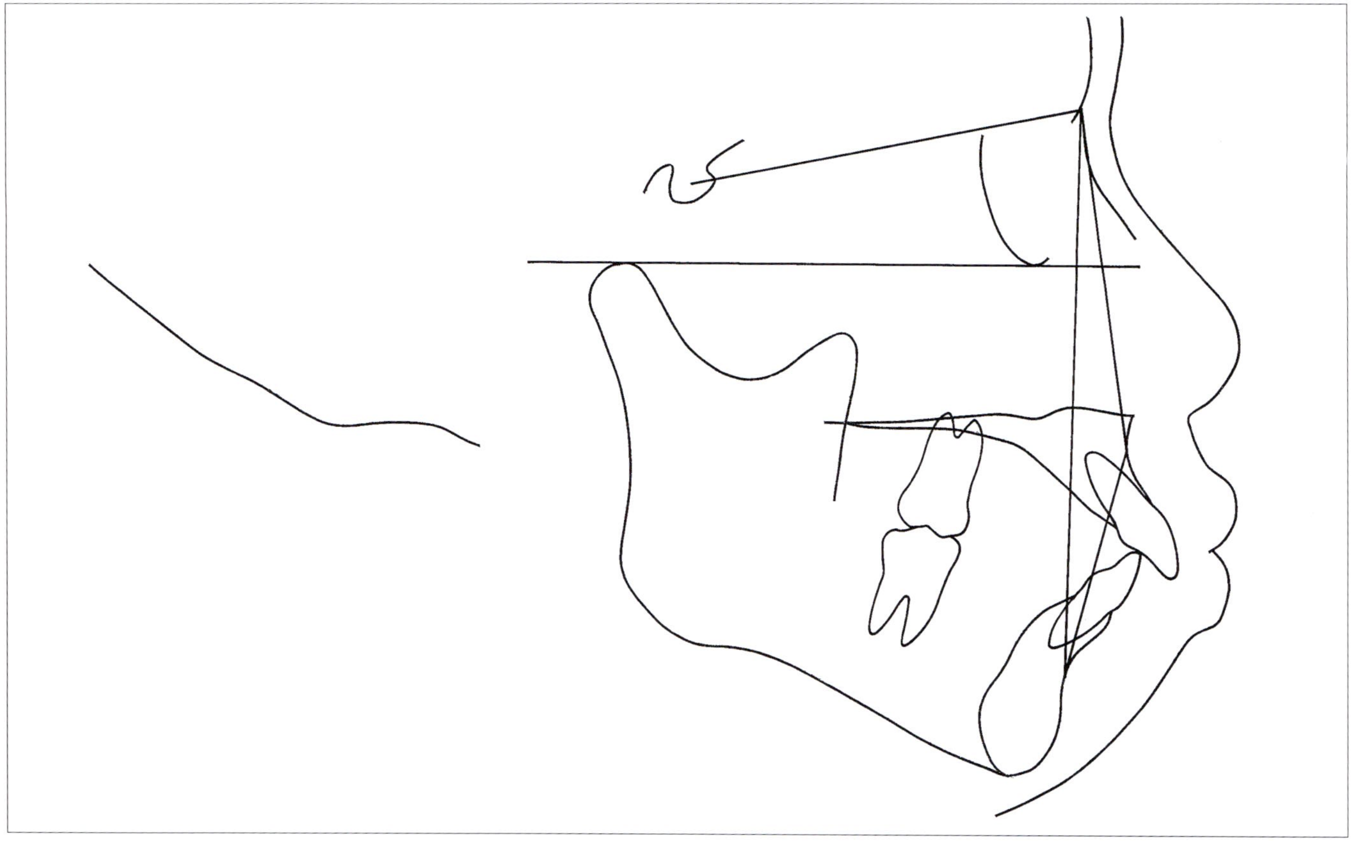

治療後

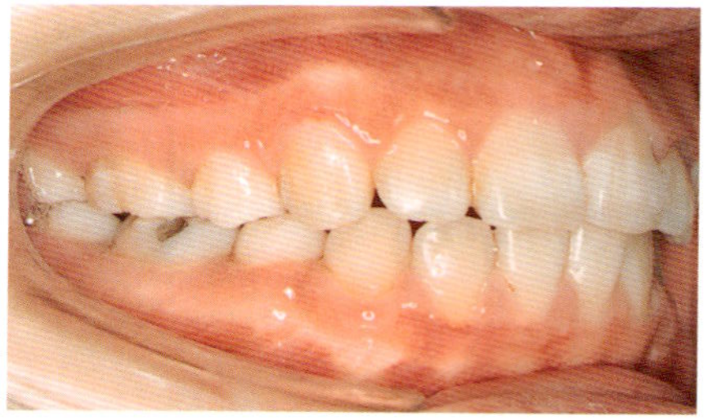

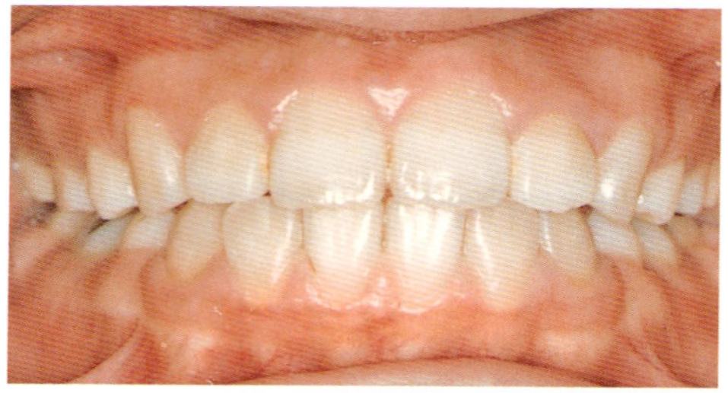

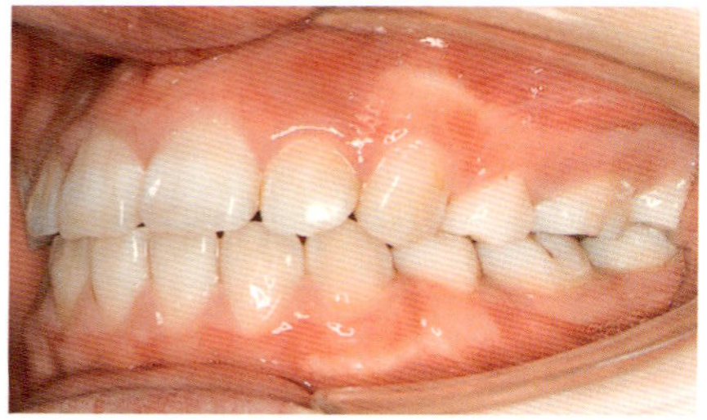

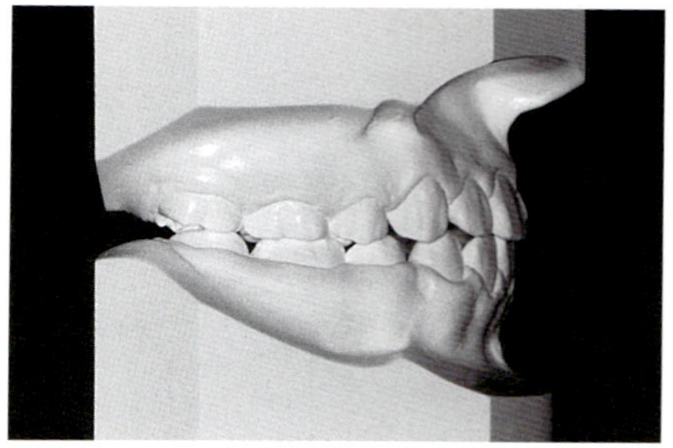

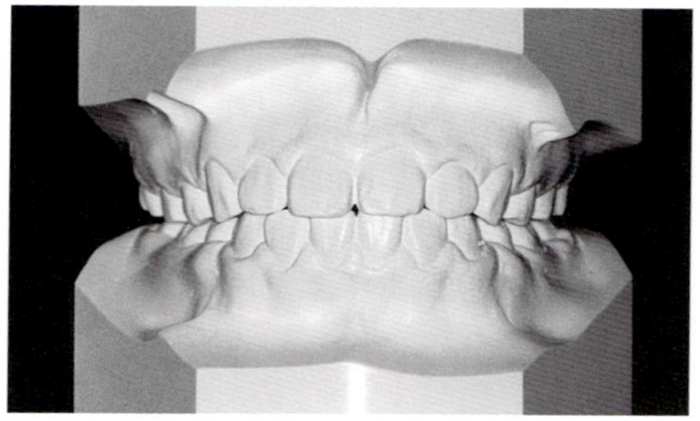

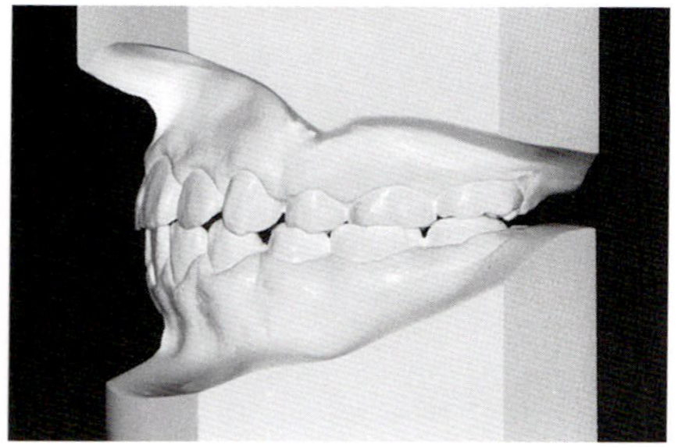

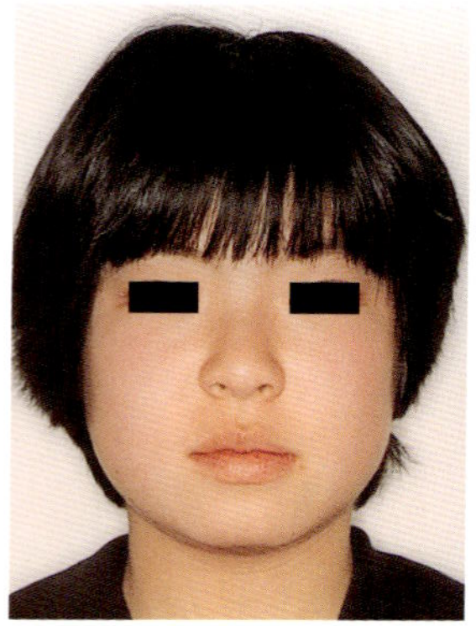

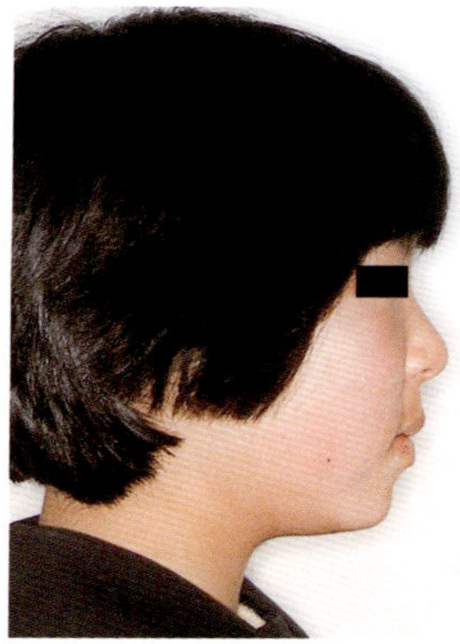

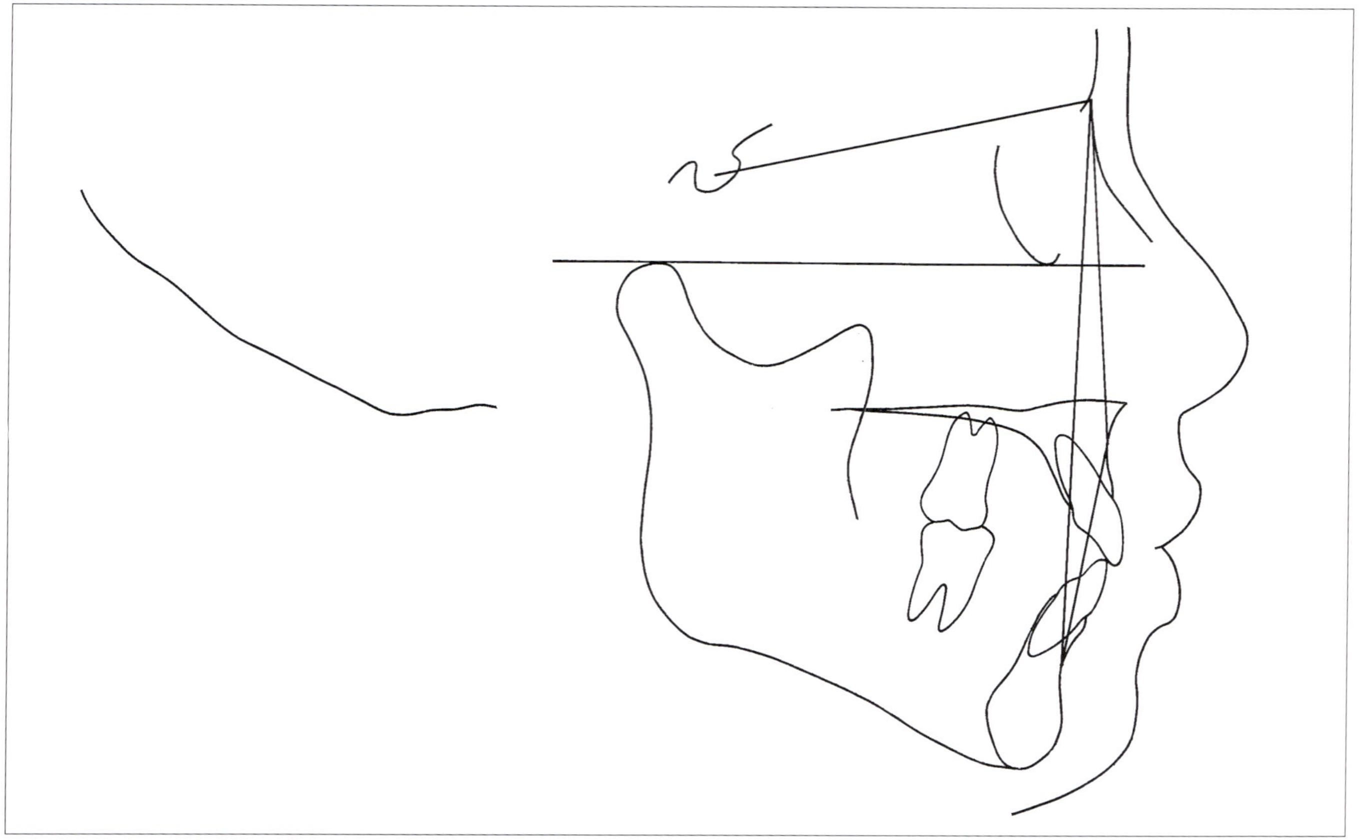

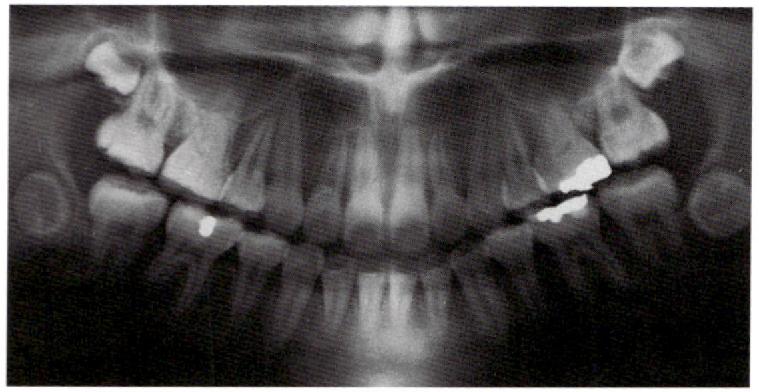

症例 2　上突咬合・上突顎・両突歯列　　　　　　　　　　　　　　　　　　　　　　　　　　　63

	SNA	SNB	ANB	FMA	IMPA	FMIA	U1SN	OP	II
11y3m	86.0	77.0	9.0	22.5	109.0	48.5	112.5	8.0	104.5
13y11m	82.5	76.5	6.0	22.5	105.0	52.5	102.5	13.5	118.5

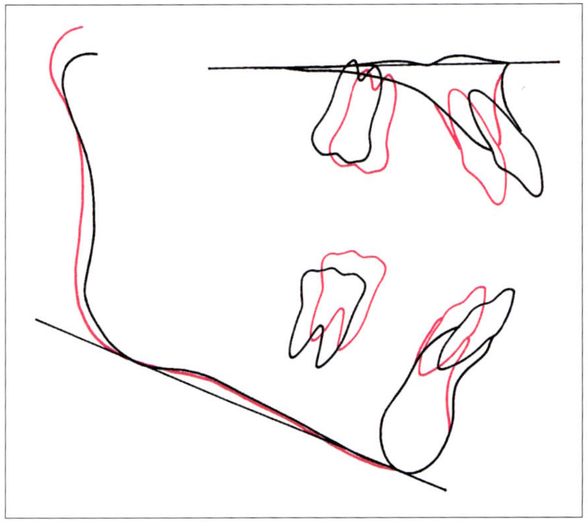

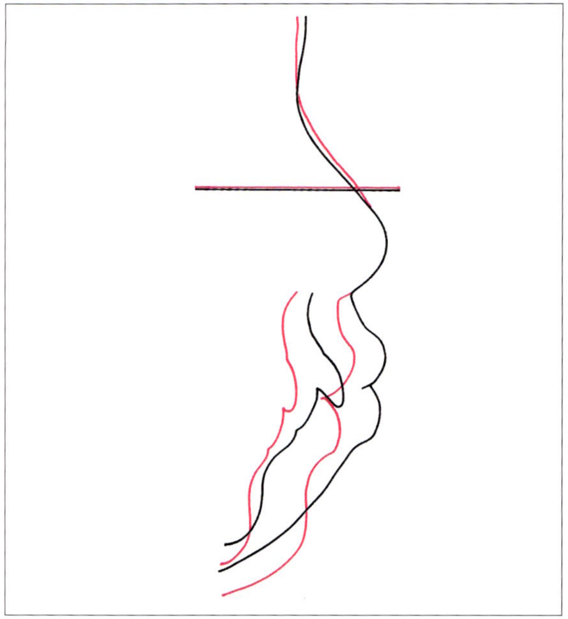

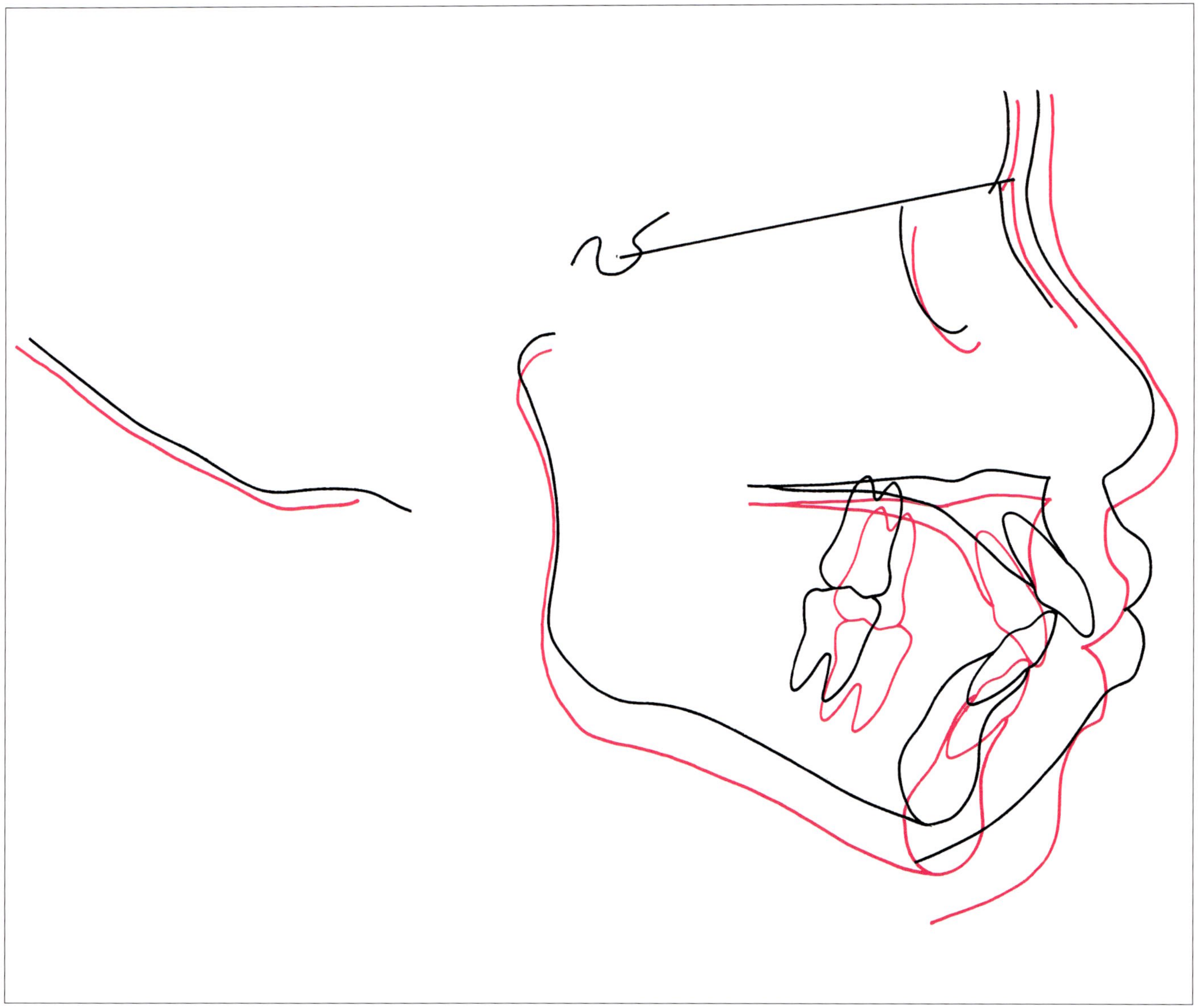

前後比較

症例 3

上突咬合・過蓋咬合・下後退顎・上突歯列

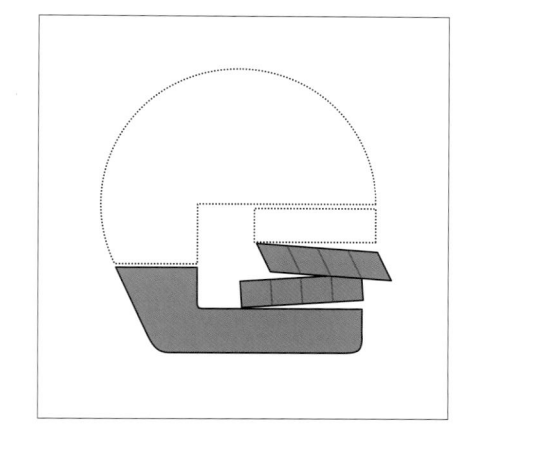

初診時年齢	性別	Overbite	Overjet	Angle 分類	抜歯部位	動的治療期間	症例の特徴
8y5m	男性	5.0mm	13.0mm	Class II div. 1	非抜歯	第一期 2y11m　第二期 1y4m	下顎の前方発育

● 顔貌所見

上唇の突出が著しく，口唇閉鎖時に口腔周囲筋の緊張が認められる．安静時には上顎前歯が露出して下唇がその内側に入り，咬唇癖を示すことが多く，口呼吸を伴っている．

● 口腔内所見

6│6 の歯冠部萌出量が少なく，過蓋咬合で overjet も大きい．上顎は V 字型の狭窄歯列弓を呈して，口蓋部に下顎前歯による圧痕が確認できる．上顎の正中離開が認められ，上下顎正中線はわずかに偏位している．指しゃぶりの既往はない．

● X 線所見

下顎枝部はしっかりとした形を示し，下顎骨体部は比較的に短くて下顎角の開大は認められない．上顎前歯の唇側傾斜が著しく，上突歯列を呈している．8│8 の存在の可能性が高い．

● 治療方針

第一期治療として bionator により下顎の前方発育の促進を図る．その際，下顎前歯の唇側傾斜が生じないように，X 線で確認しながら治療を進める．もしその傾向が認められたら第一期治療を中止し側方歯群の萌出を待って抜歯治療を検討する．第二期治療は上下顎第二大臼歯が完全に萌出してから開始する．

● 結果と考察

下顎の前方発育が引き出されたことで下後退顎の改善がなされ，非抜歯による治療が可能になった症例．ただし，日本人においてこのような経過をたどる症例はあまり多くはない．

症例3　上突咬合・過蓋咬合・下後退顎・上突歯列

65

治療前

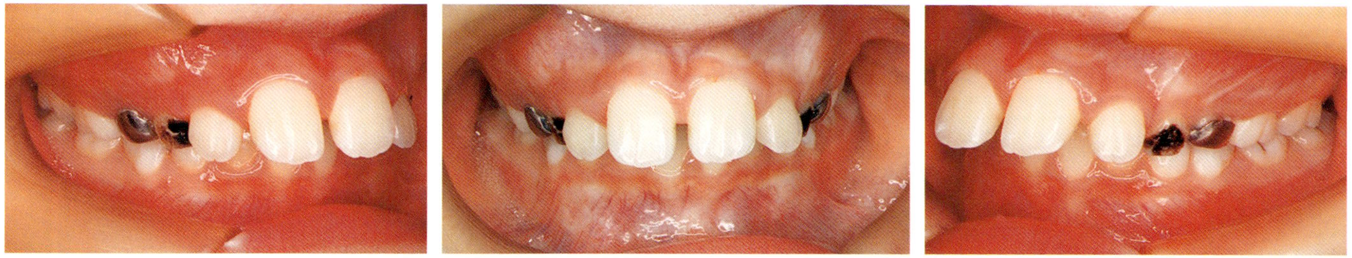

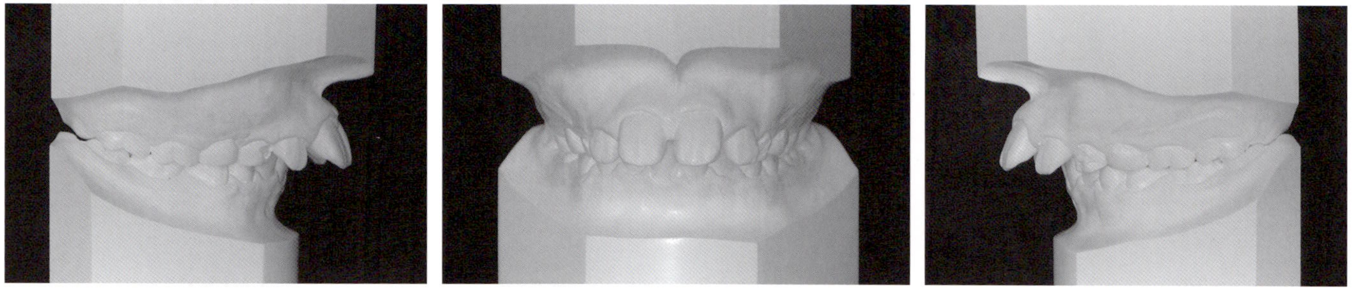

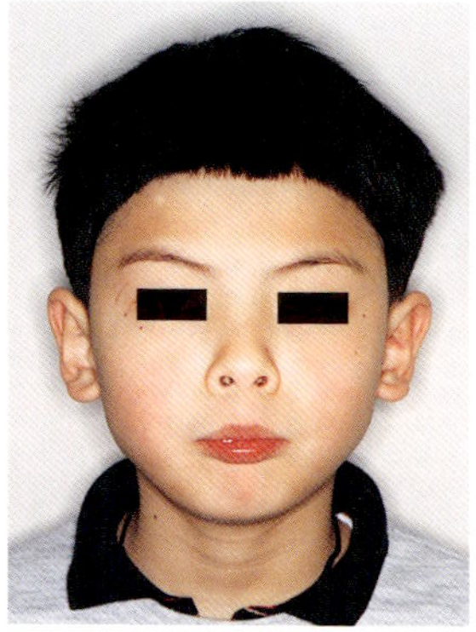

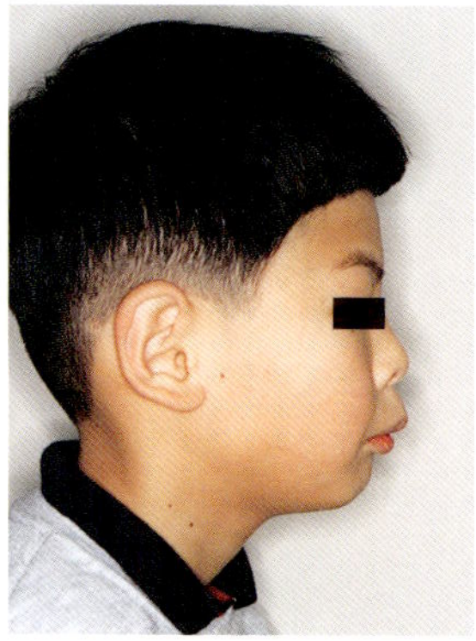

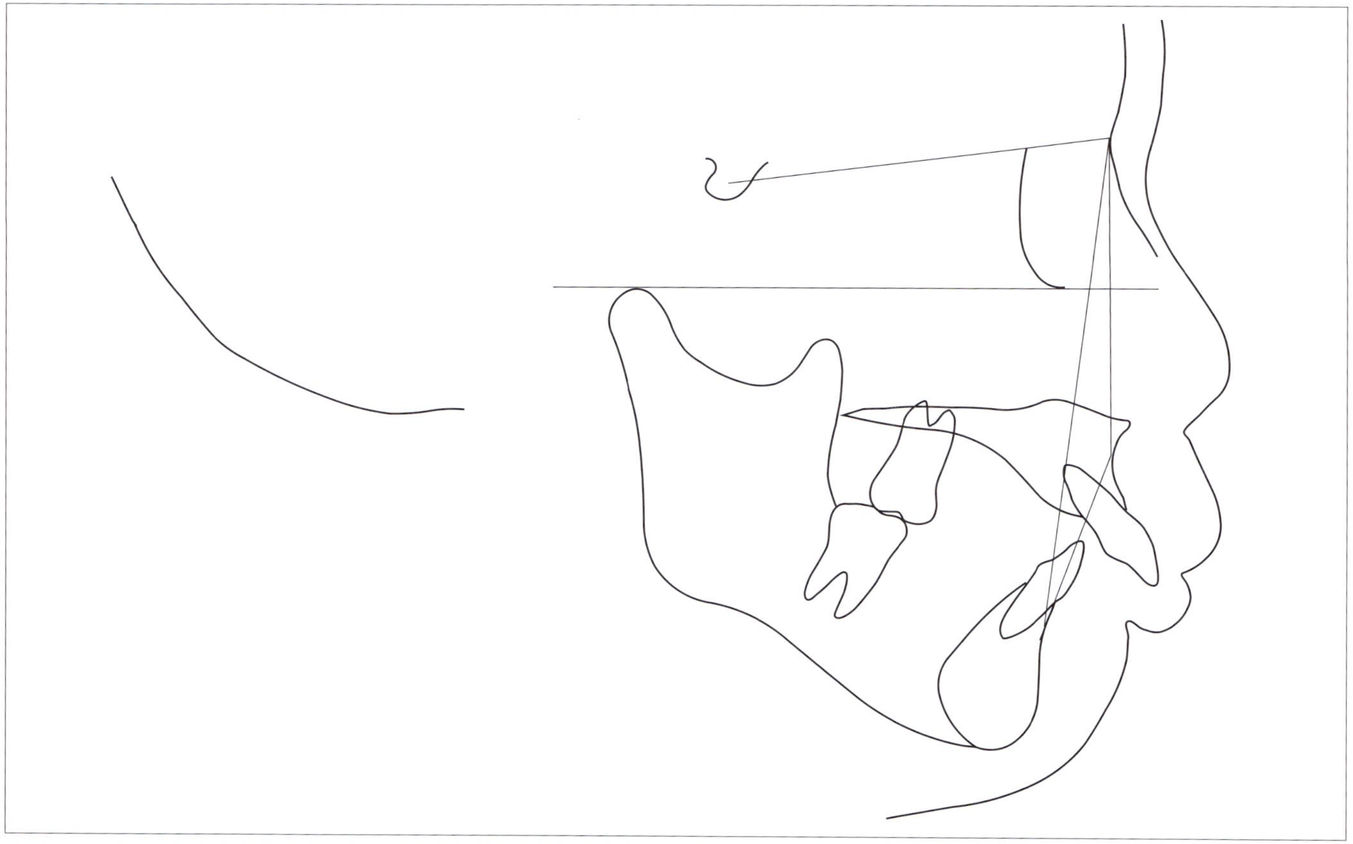

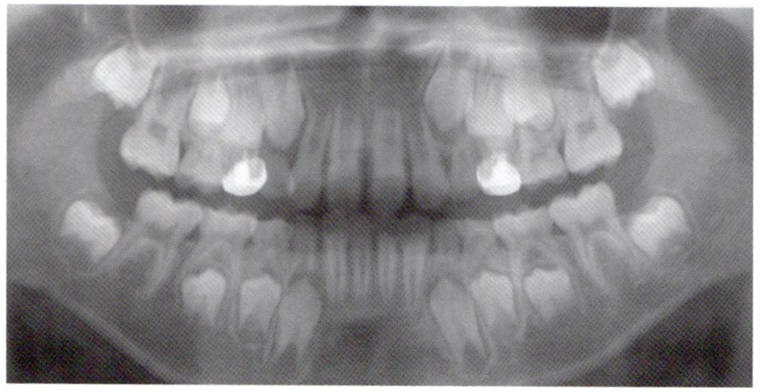

治療後

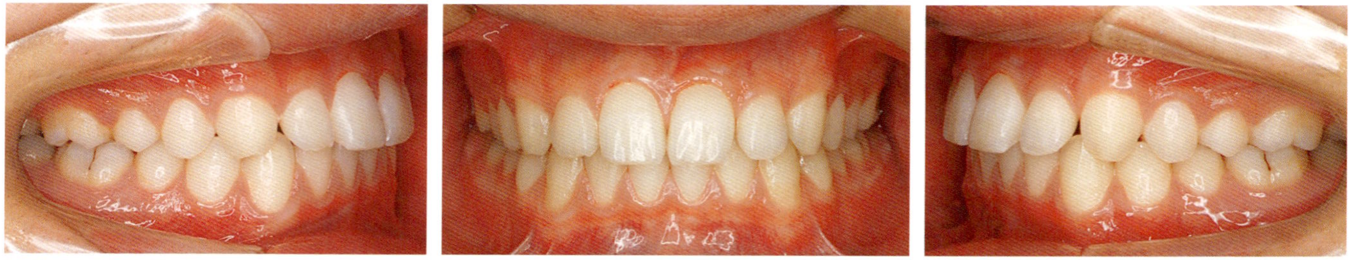

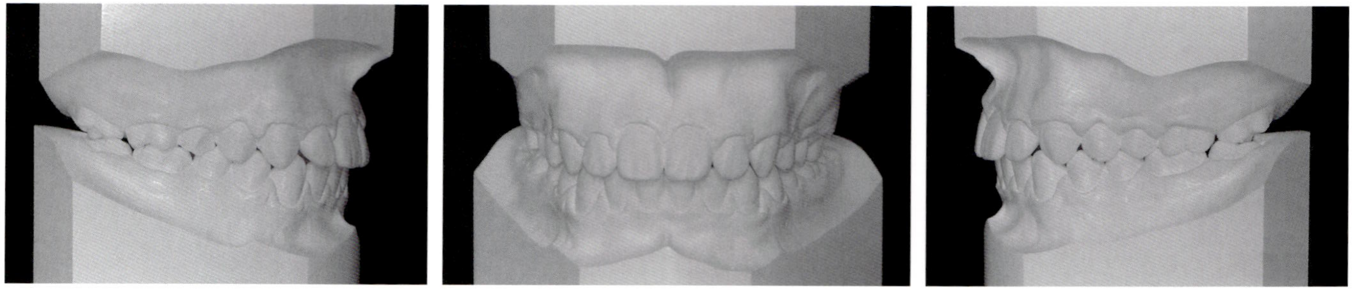

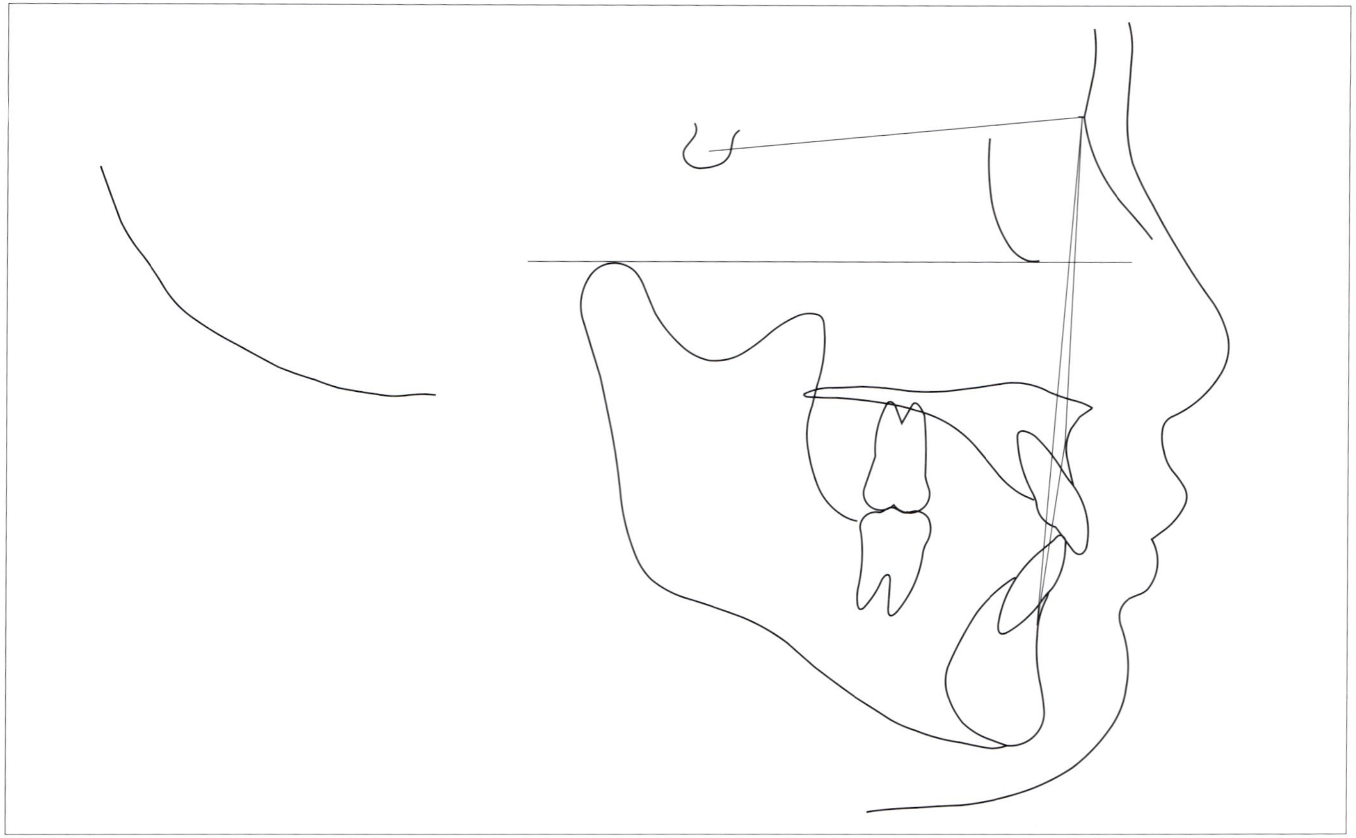

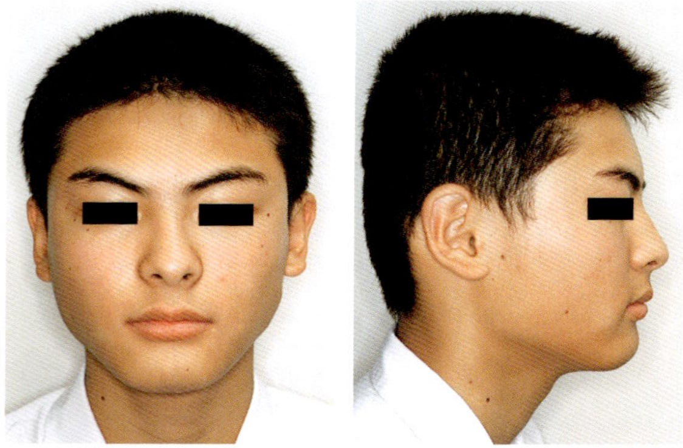

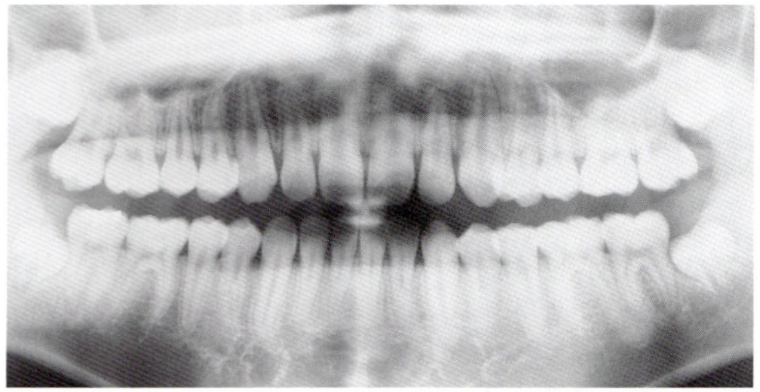

症例 3 上突咬合・過蓋咬合・下顎後退・上突歯列

	SNA	SNB	ANB	FMA	IMPA	FMIA	U1SN	OP	II
8y5m	83.0	76.0	7.0	27.0	101.0	52.0	121.0	10.0	104.0
15y1m	82.0	79.0	3.0	22.0	98.0	60.0	110.0	9.0	124.0

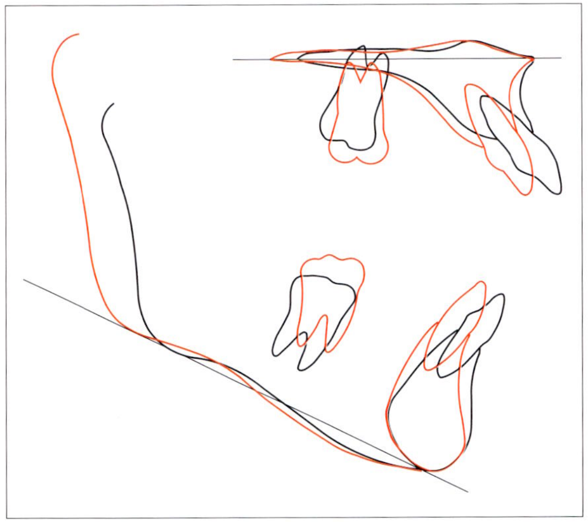

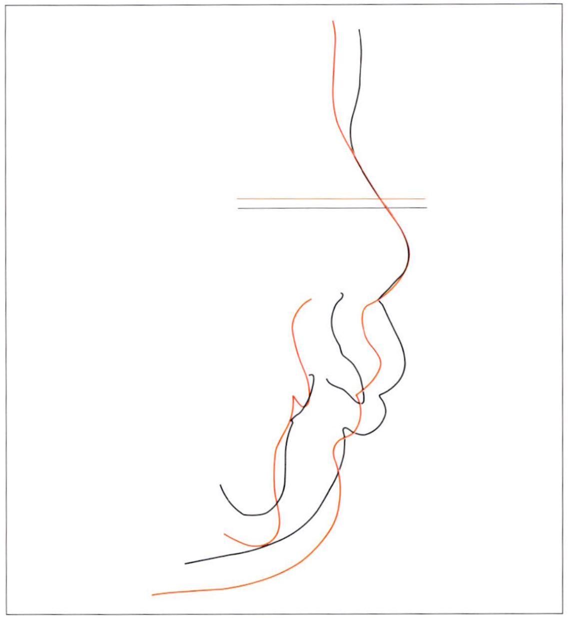

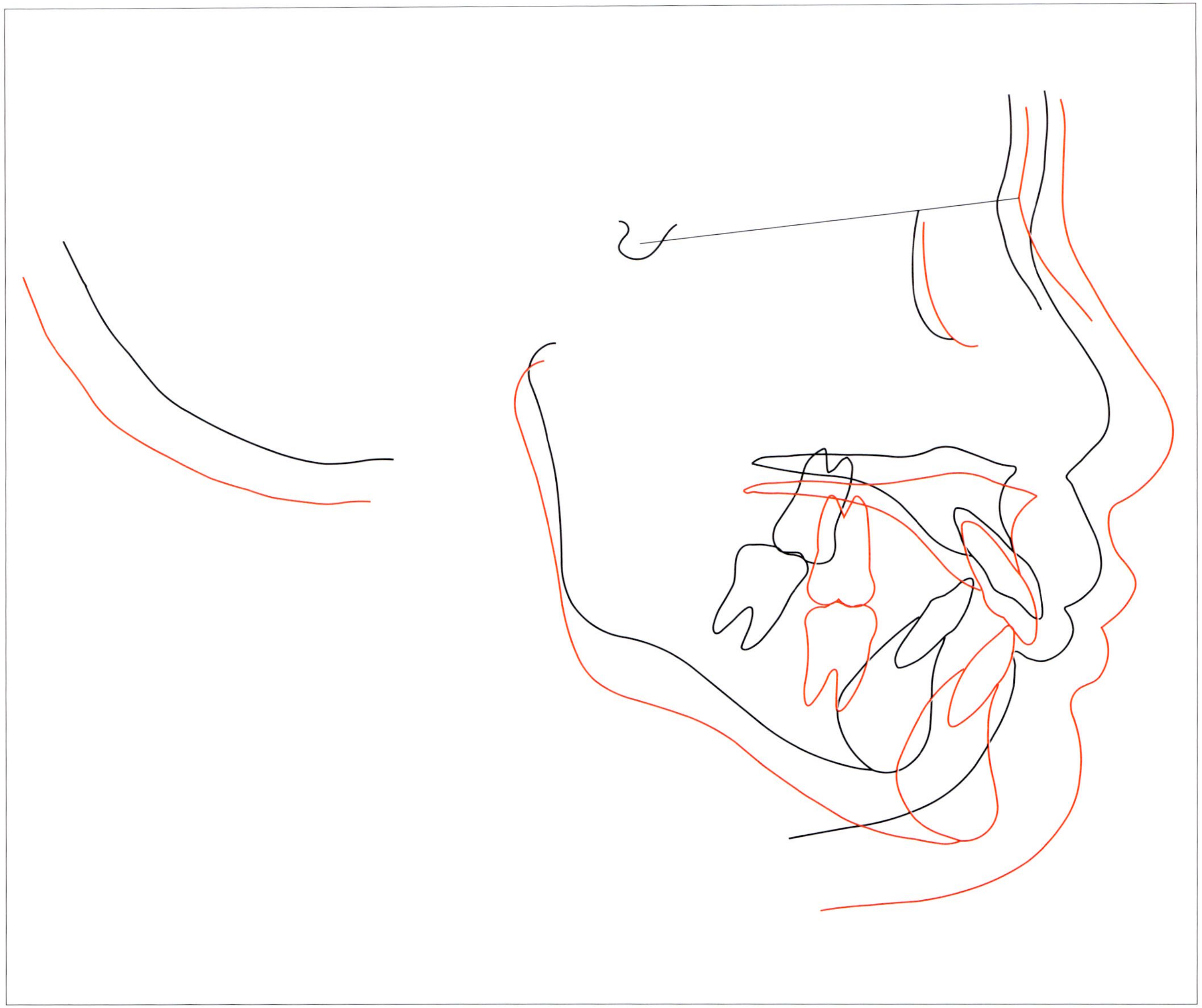

前後比較

症例 4

上突咬合・下後退顎・上突歯列

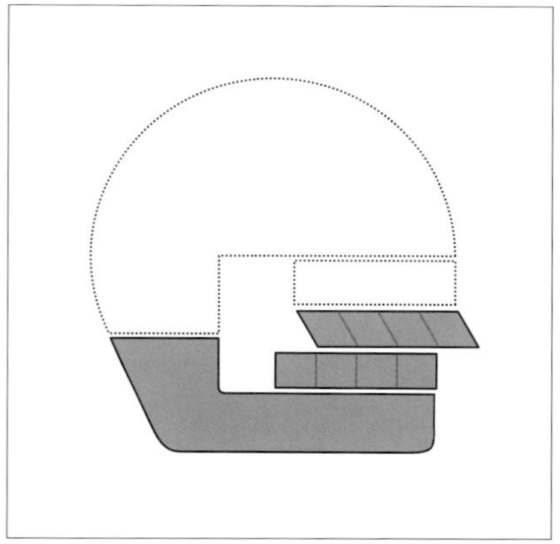

初診時年齢	性別	Overbite	Overjet	Angle分類	抜歯部位	動的治療期間	症例の特徴
12y9m	男性	4.0mm	10.0mm	Class II div. 1	$\frac{4|4}{4|4}$	2y4m	下顎の下方への発育

● 顔 貌 所 見
口唇閉鎖に伴う口腔周囲筋、特にオトガイ部の緊張がある。それに伴い下唇が突出しており、また側貌での下顎の後退感を助長している。正貌はほぼ対称である。

● 口腔内所見
Overjet 10mmで、明らかな上突咬合を呈する。臼歯咬合関係はAngle Class IIで、ほぼ1歯分のズレがある。

● X線所見
セファロ所見から、12歳の男児にしては顔面頭蓋が小さなタイプと判断できる。したがって、治療中の下顎骨の発育量もそれほど大きいとは思えない。また、顎の奥行きに対して高さが優位なタイプで下顎骨の発育は前方よりも下方への可能性が高い。以上のことから、発育を利用して上下顎の前後的位置関係の不正を解決できるタイプとは思えない。パノラマX線写真から $\frac{8|8}{8|8}$ の存在を認める。

● 治 療 方 針
上顎は前歯を後退させるため、下顎は強いSpeeの彎曲を軽減させるために、上下顎ともに小臼歯の抜歯が必要と判断した。大臼歯の咬合関係の改善と下顎骨の発育方向の確認のため、headgearを装着。同時に4|4抜歯依頼。半年後に再評価して下顎の抜歯部位を決め、edgewise装置による治療を開始する。

● 結果と考察
下後退顎の症例のため、理論的には下顎骨の前方への発育を促進する治療を行いたい症例である。しかし、セファロ所見等から、顎の発育が前方への可能性は低いと判断し、抜歯スペースを利用した歯の近遠心的移動によって対処した症例。

症例4　上突咬合・下後退顎・上突歯列

69

治療前

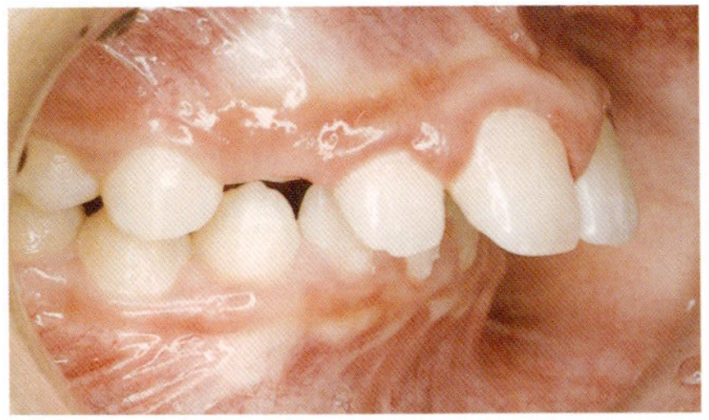

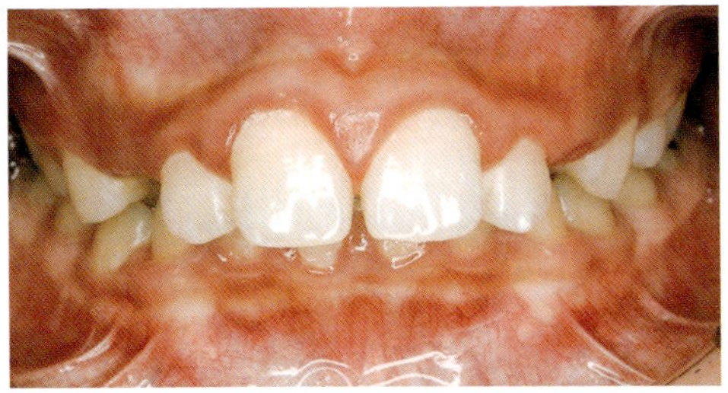

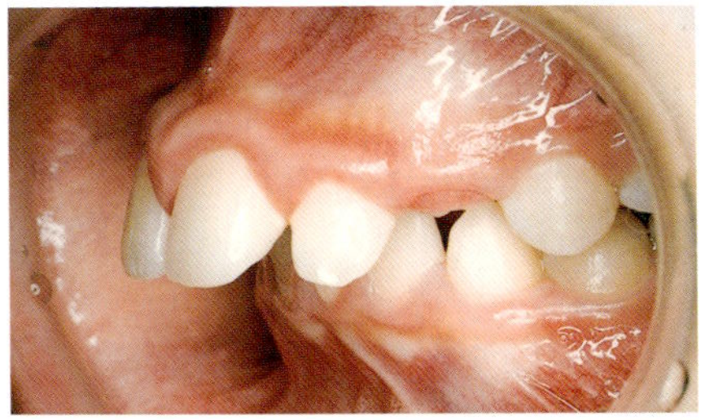

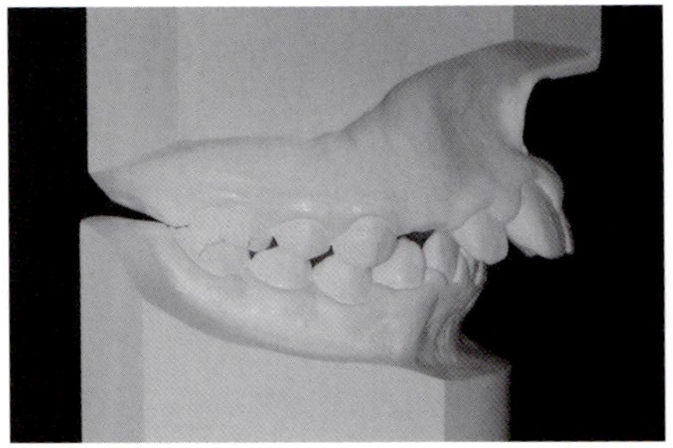

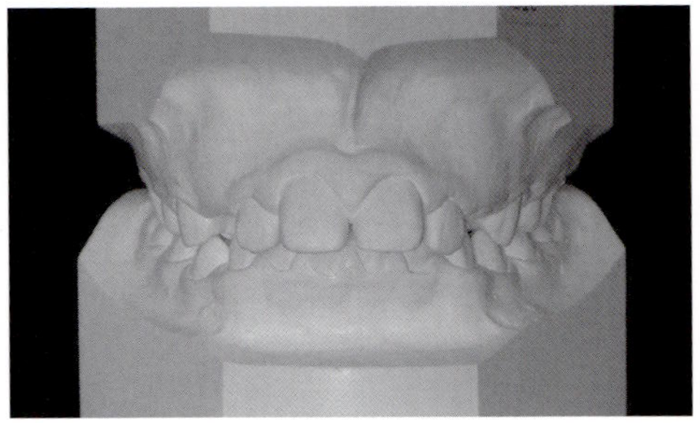

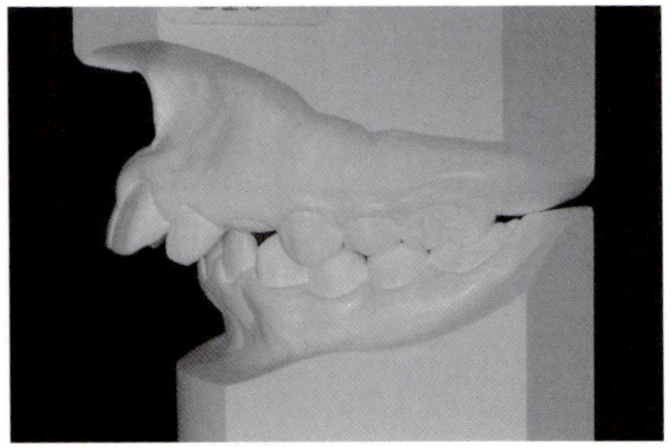

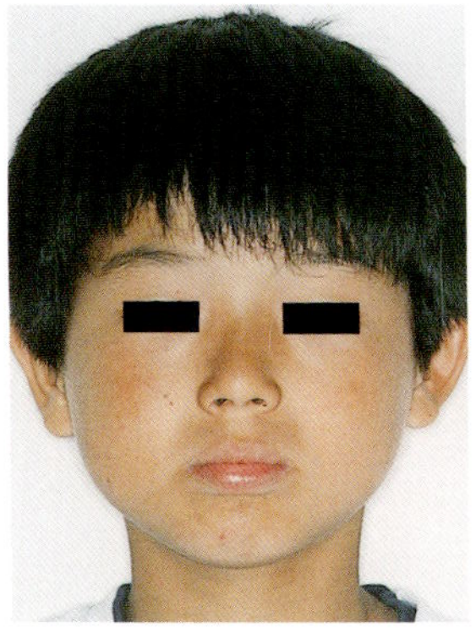

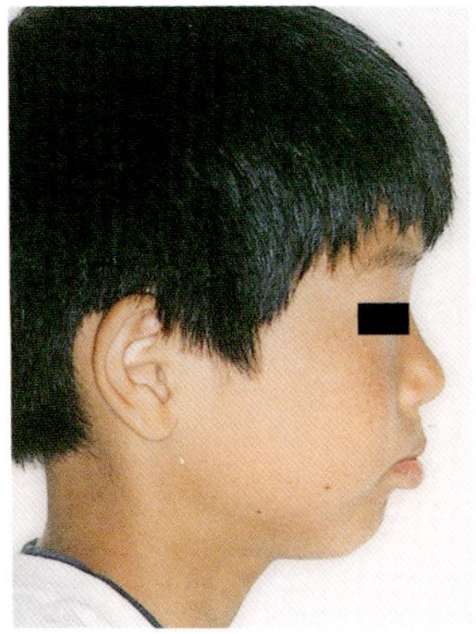

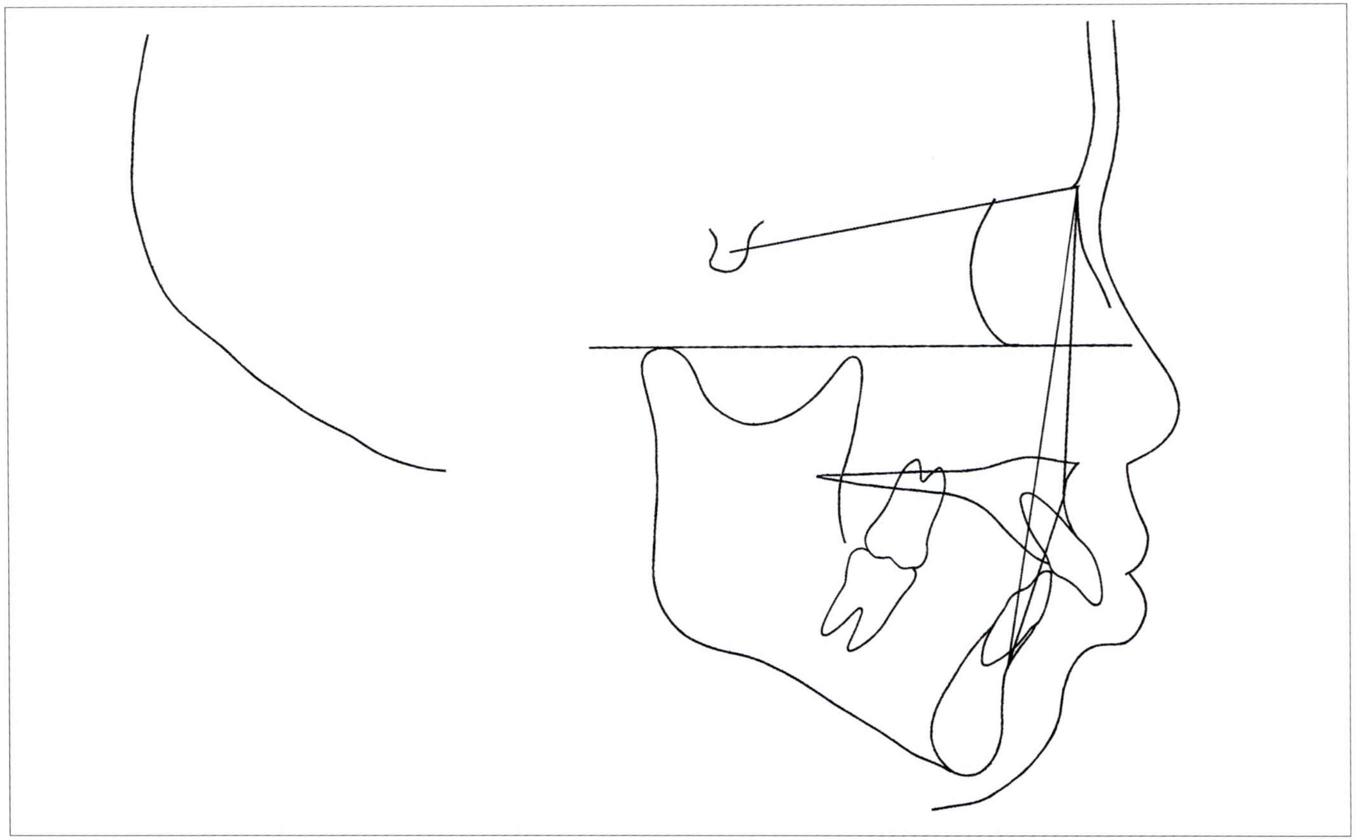

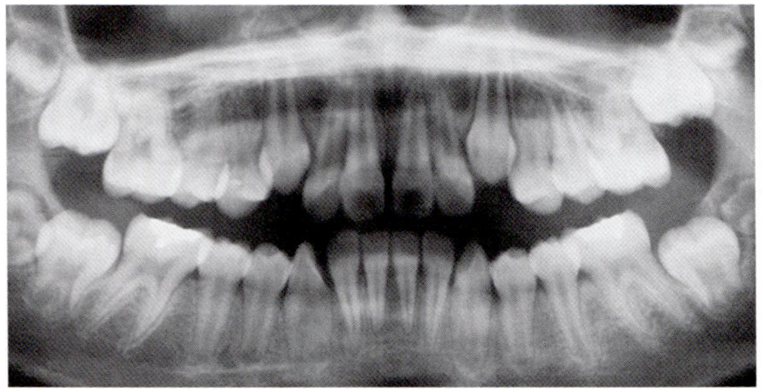

治療後

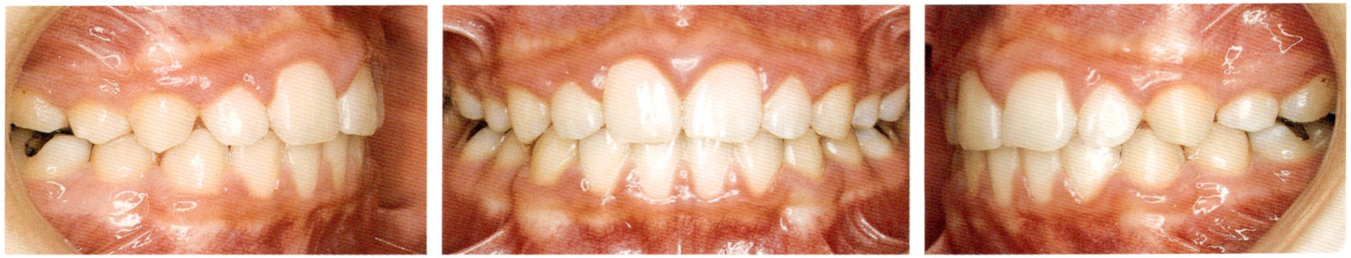

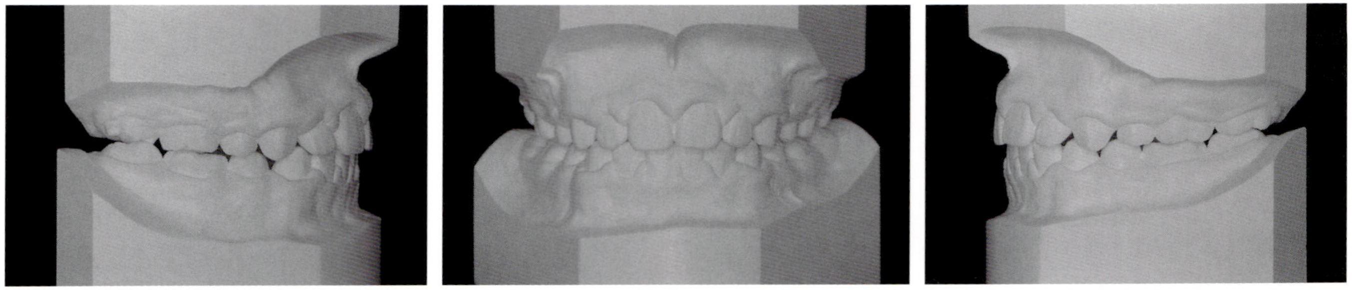

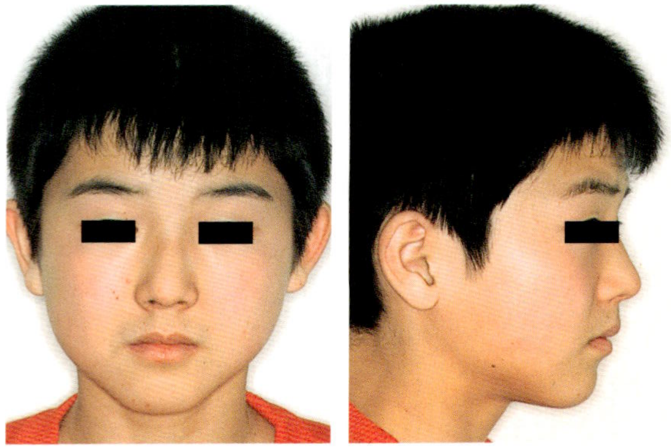

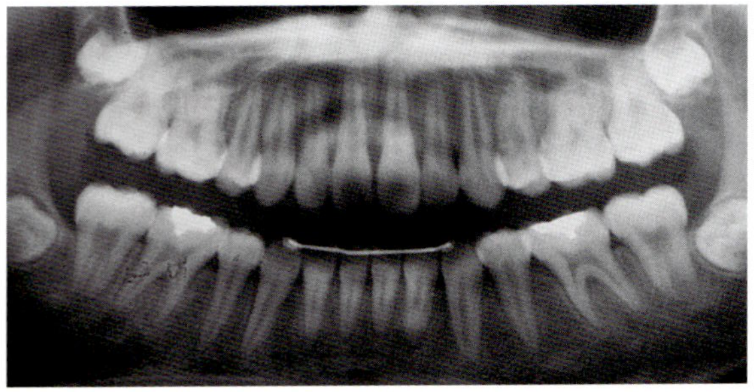

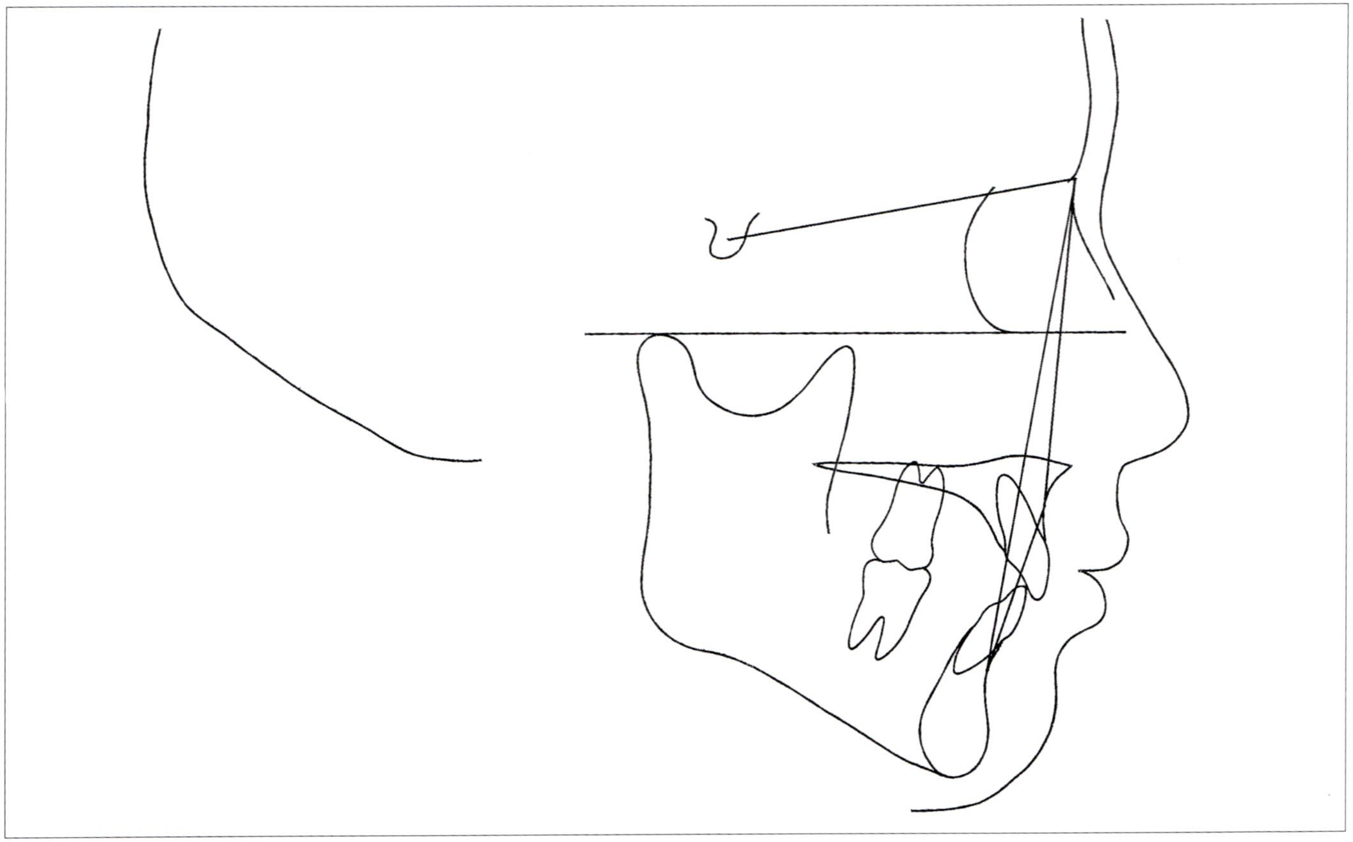

症例4　上突咬合・下後退顎・上突歯列

前後比較

	SNA	SNB	ANB	FMA	IMPA	FMIA	U1SN	OP	II
12y9m	77.0	71.0	6.0	27.5	98.0	54.5	113.0	10.0	111.0
15y2m	75.0	70.0	5.0	27.0	101.5	51.5	96.0	13.5	125.0

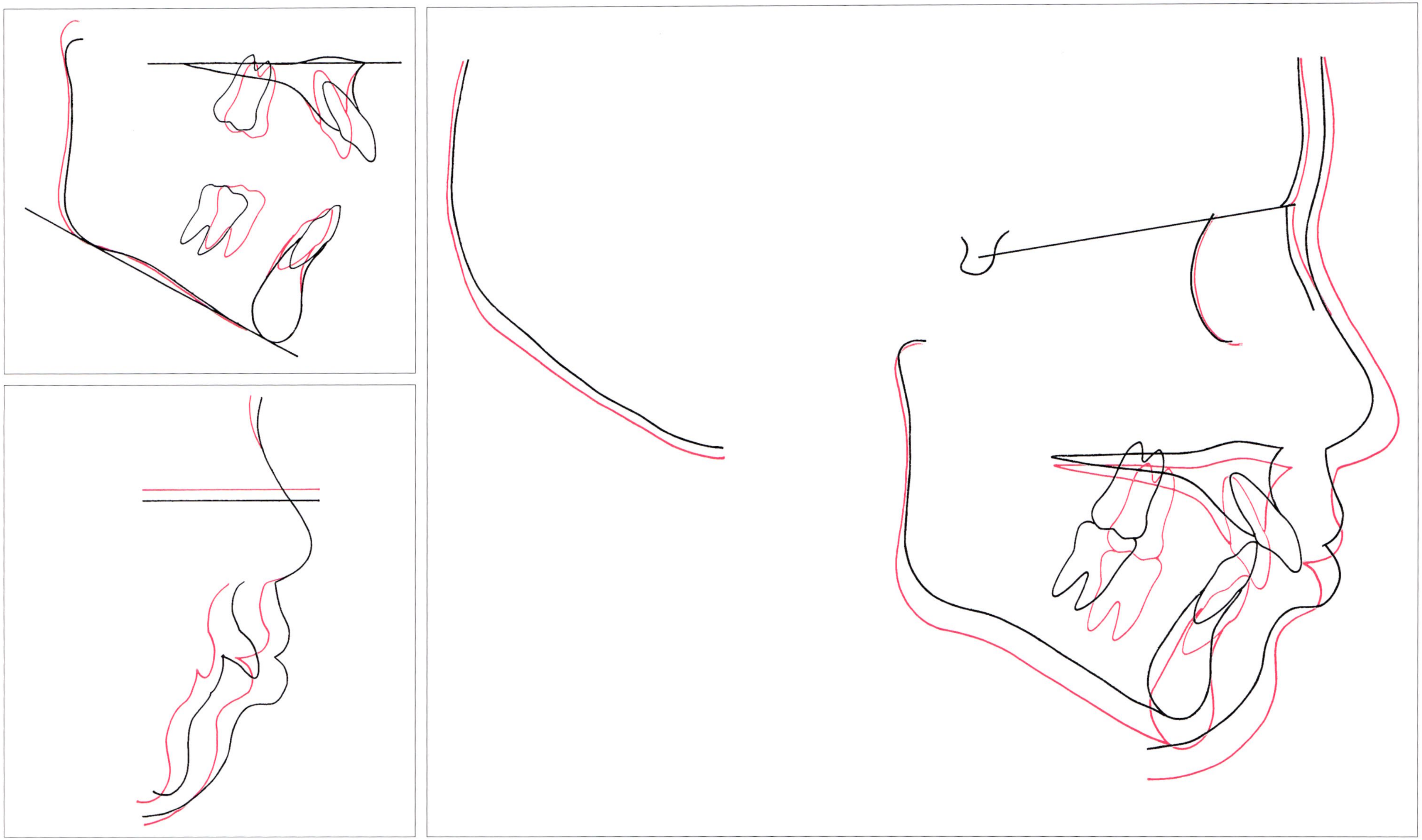

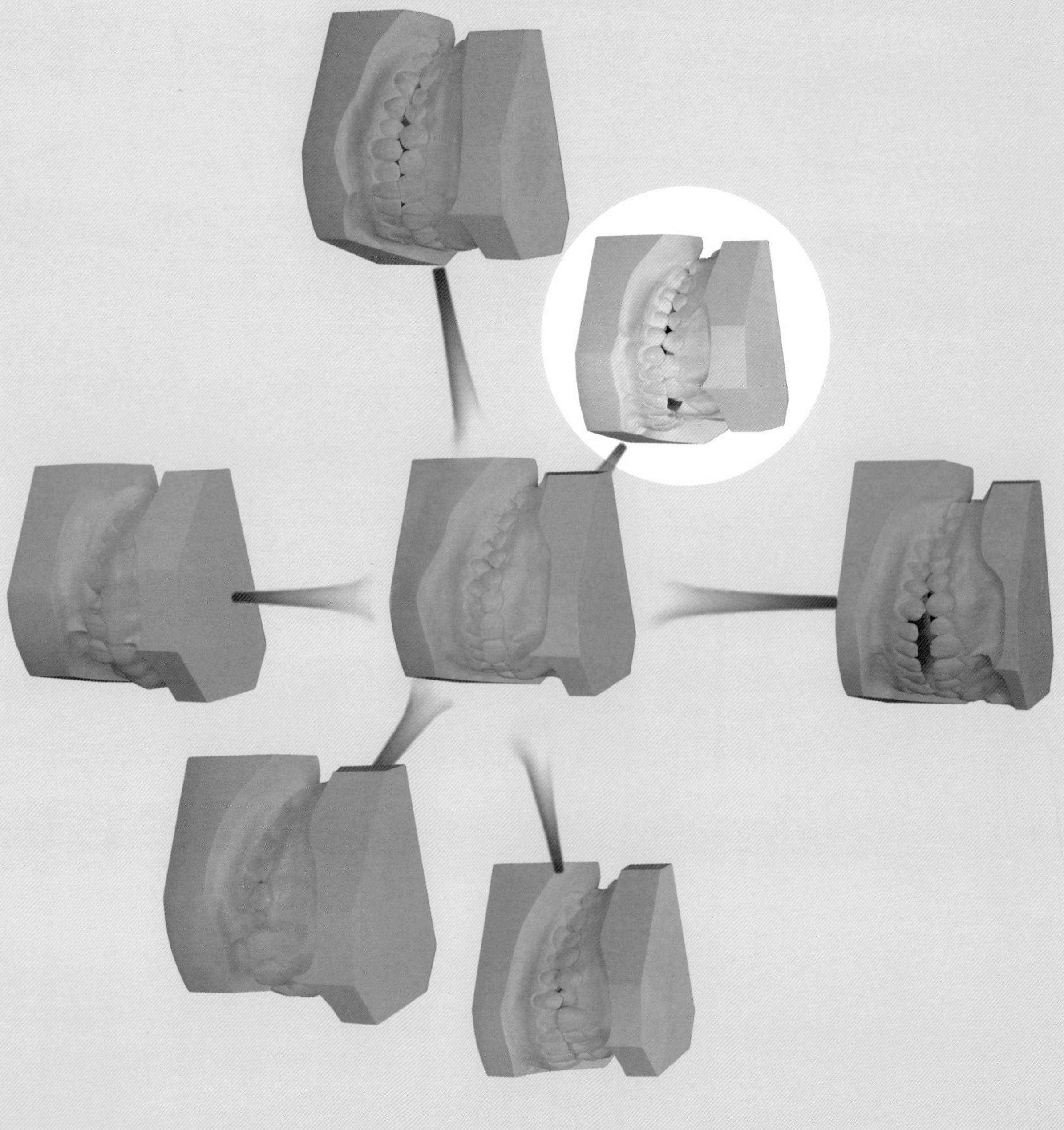

下突咬合 Protruding lower bite

下突咬合とは"下顎前歯が上顎前歯よりも前方にある状態"を示す．一般的には，反対咬合，下顎前突，と表現されている咬合状態である．

下突咬合も上突咬合と同様に以下の5つのパターンが考えられる．

1. 下顎の歯槽基底が頭蓋に対し過度に前方にあるもの：下突顎に起因する下突咬合
2. 上顎の歯槽基底が頭蓋に対し過度に後方にあるもの：上後退顎に起因する下突咬合
3. 下顎の歯列が歯槽基底に対し過度に前方にあるもの：下突歯列に起因する下突咬合
4. 上顎の歯列が歯槽基底に対し過度に後方にあるもの：上後退歯列に起因する下突咬合
5. 上記の複合型

このカテゴリーの症例の治療方針も顎発育と大きく関わる．現在，発育期の症例に対して矯正医の中に大きく二つの考え方がある．一つは，顎骨の発育をコントロールするために，積極的に低年齢から顎外力の適用あるいは機能的な手法で長期間にわたり治療を続ける考え方である．もう一つは，顎の発育を人為的にコントロールすることの限界から，効率的な治療を優先する考え方である．

ここでは発育期の症例2例と外科的矯正治療を施した1例を呈示した．

発育期の症例中の1例は，治療中に上顎骨の前方への発育があり，顎発育が矯正治療に有利に展開した症例である．もう1例は，前者とは逆に治療中下顎骨の発育が優勢だったために，顎関係が悪化し，歯軸傾斜を利用しての前歯被蓋を改善できた症例である．矯正臨床医であれば，治療システムによらず，どちらのタイプの症例も経験することがあるだろう．

実際の臨床では，個々の発育パターンを予測した上で，可及的に効率の良い治療方針をとることが肝要である．

(星 隆夫)

症例 5

下突咬合・下突顎

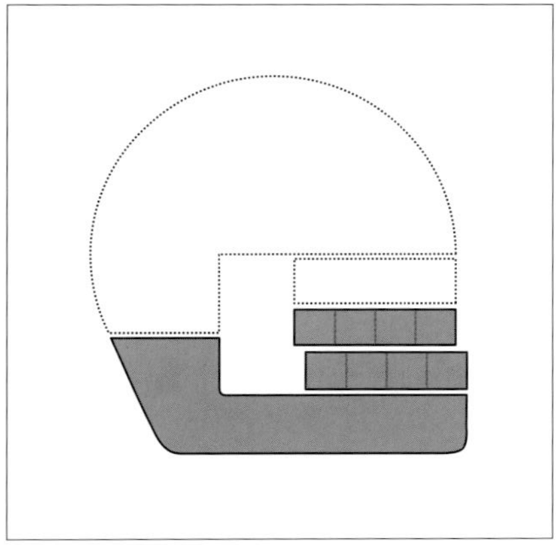

初診時年齢	性別	Overbite	Overjet	Angle 分類	抜歯部位	動的治療期間	症例の特徴
9y9m	男性	4.0mm	-3.0mm	Class I	5|5 4|4	1y11m	上顎の前方発育

- ●顔貌所見　中顔面部の陥凹感がある。口唇閉鎖時に下唇からオトガイ部にかけて緊張があり、下唇は突出している。

- ●口腔内所見　Overbite 4.0mm, overjet -3.0mm, 2\|2の舌側転位, 3\|3の萌出余地不足, 6\|6の近心傾斜が認められ、大臼歯の咬合関係は Angle Class I である。

- ●X線所見　下顎骨の大きさがやや頭蓋や上顎に比べてやや優位なために、頭蓋に対して下顎がやや前方位をとる。一方、上顎はやや後方位にあることから、上下顎の前後的位置関係のズレが生じている。パノラマX線写真から8\|8の歯胚が確認される。

- ●治療方針　構成咬合位が可能であることから、機能的な要因を含む下突咬合と判断した。上顎前歯部に叢生があることと下唇部の突出感から、抜歯が必要と判断した。側方歯群の交換が終了に近づいているため、歯牙の萌出と顎の成長を観察し、永久歯萌出後5\|5を抜歯し、上顎歯列の配列と下顎前歯の後退を行う。

- ●結果と考察　上顎の前下方への発育、下顎の下方への発育と時計回りの回転により、顎の前後的位置不正が改善された症例。

症例5　下突咬合・下突顎

治療前

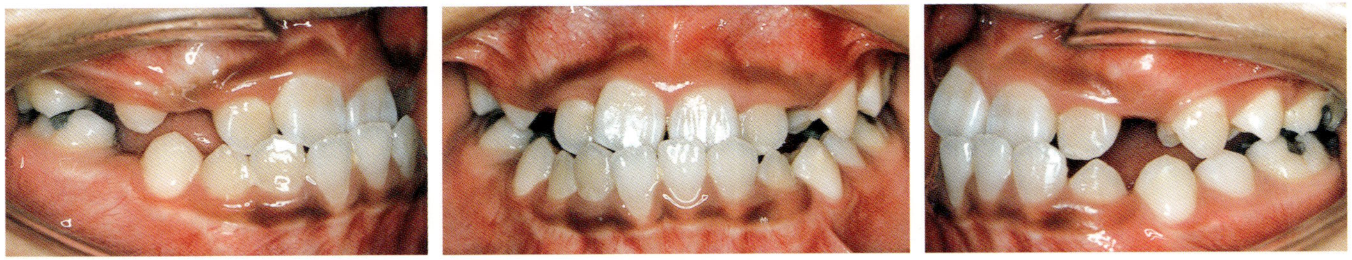

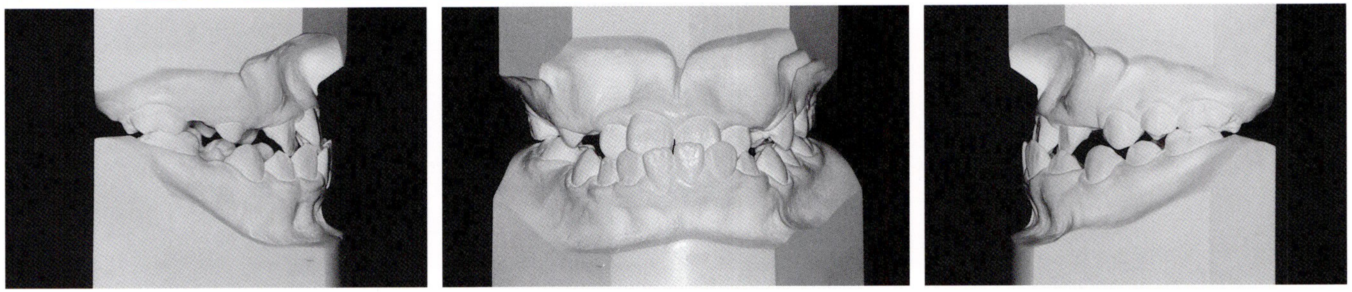

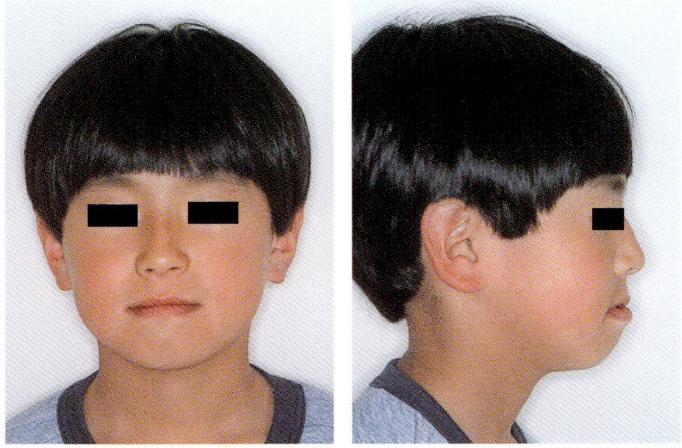

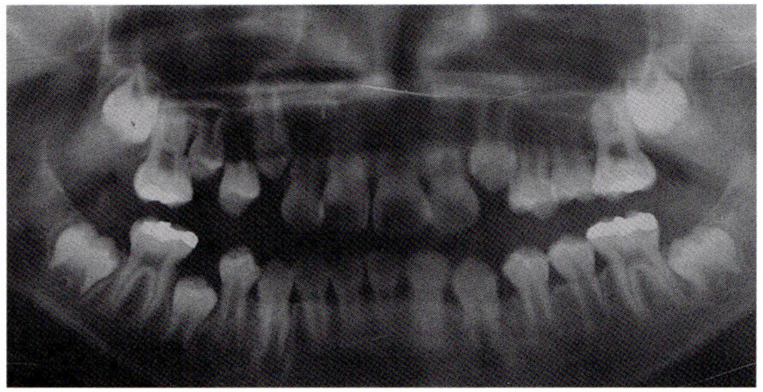

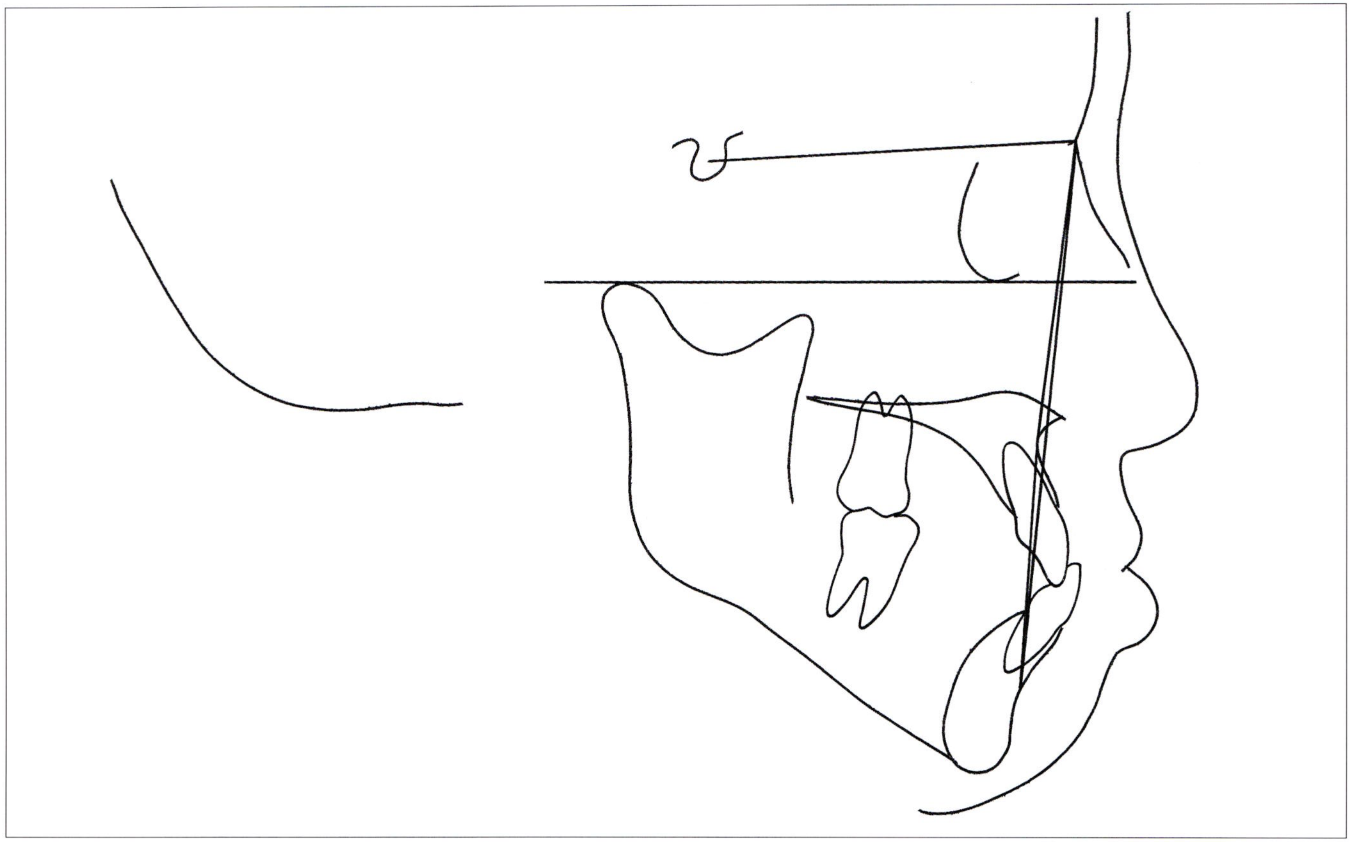

治療後

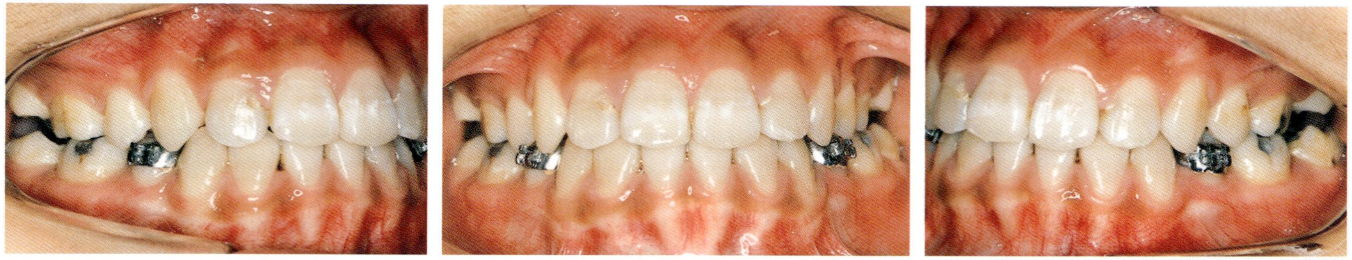

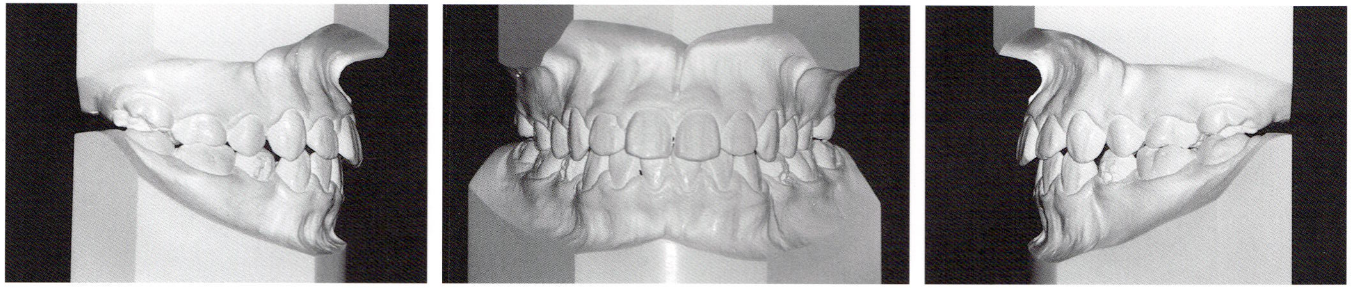

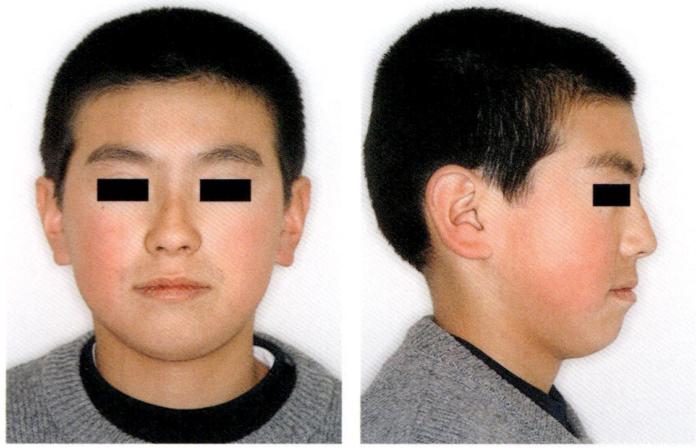

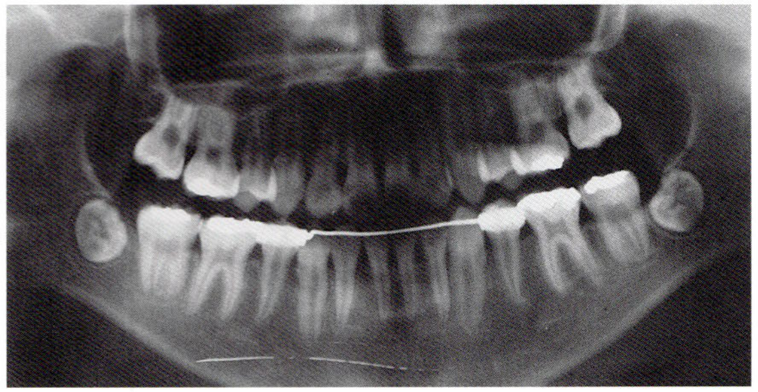

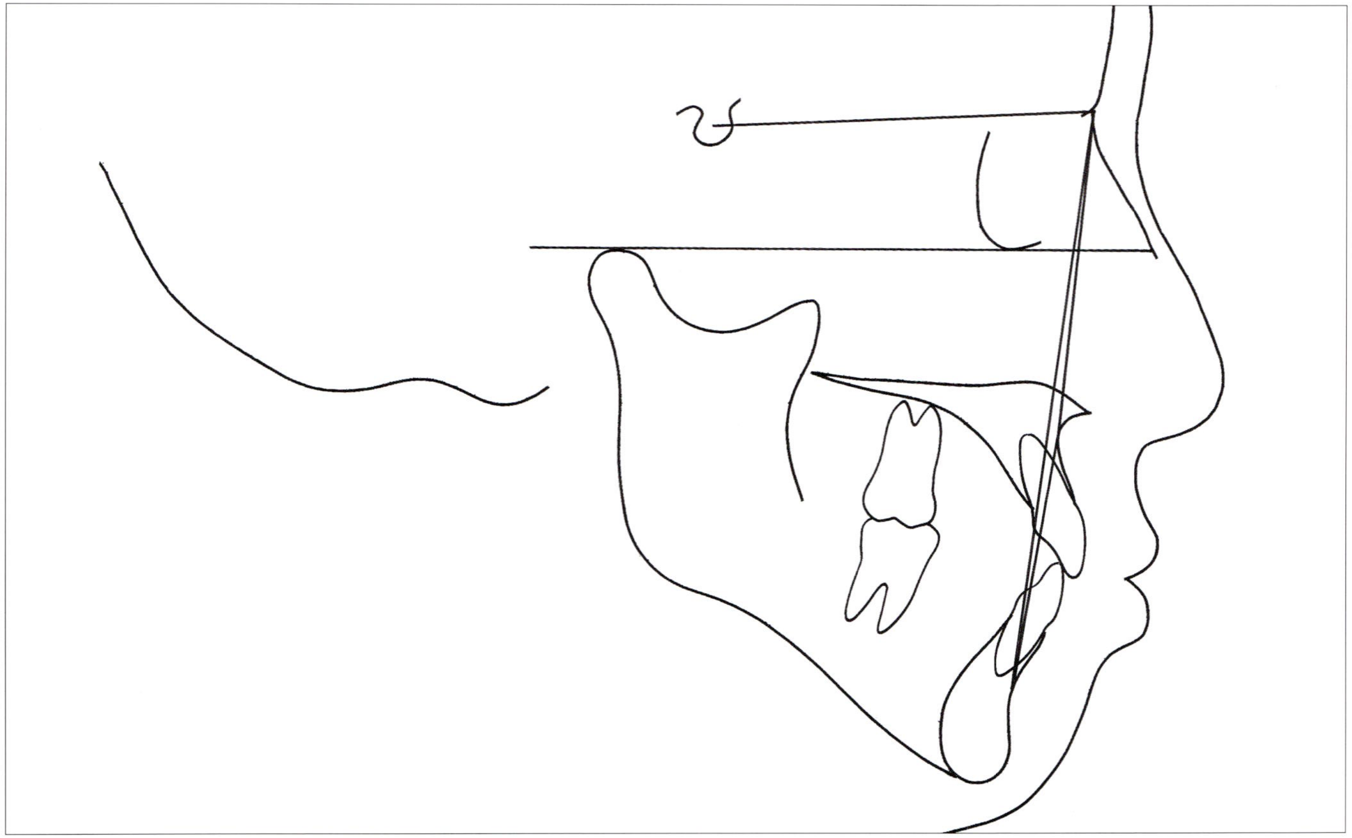

症例 5　下突咬合・下突顎

前後比較

	SNA	SNB	ANB	FMA	IMPA	FMIA	U1SN	OP	II
9y9m	80.0	81.5	-1.5	34.0	90.0	56.0	107.0	16.0	126.0
13y1m	81.5	80.0	1.5	34.5	83.5	62.0	106.5	15.5	133.0

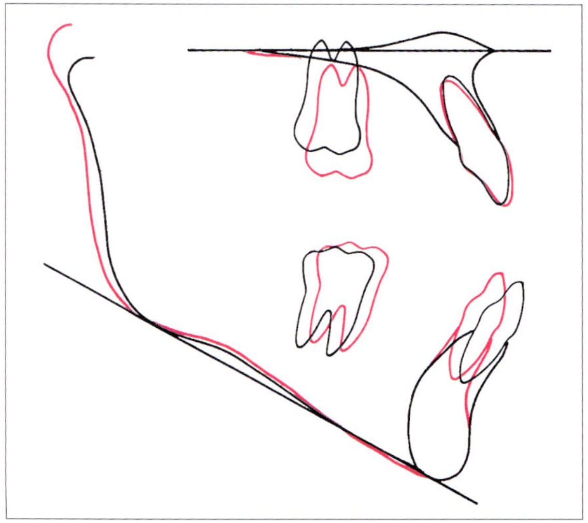

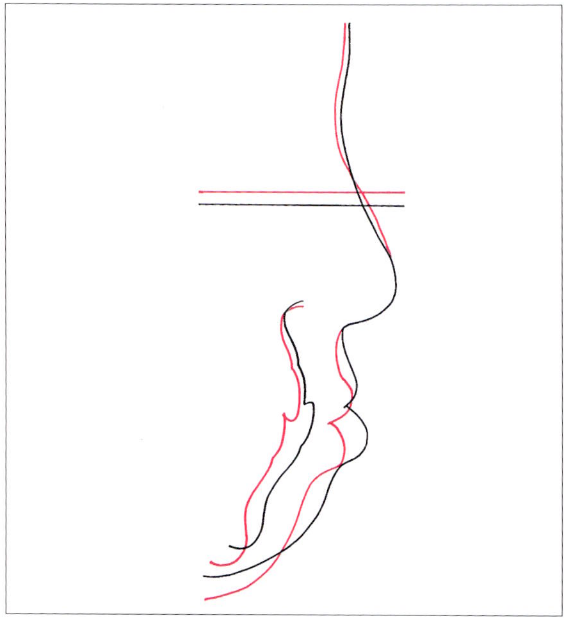

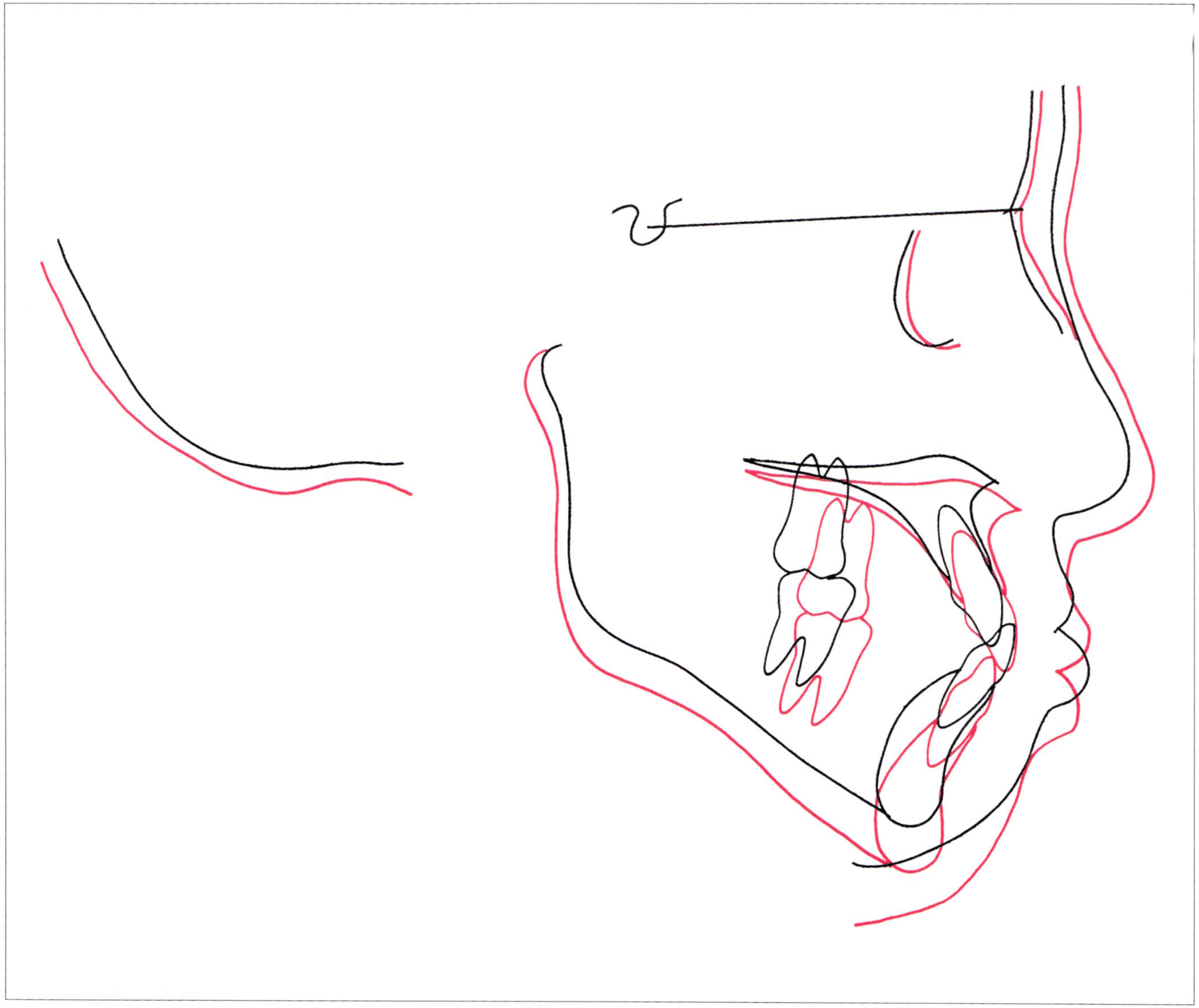

症例 6

下突咬合・下突顎・下突歯列

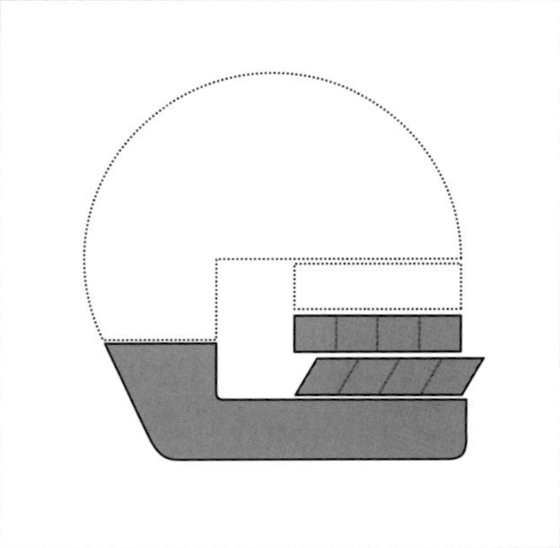

初診時年齢	性別	Overbite	Overjet	Angle分類	抜歯部位	動的治療期間	症例の特徴
8y2m	女性	4.0mm	-5.0mm	Class III	$\frac{5|5}{4|4}$	第一期 1y1m 第二期 2y8m	下顎の前方発育

- 顔貌所見　中顔面部に陥凹感があり、下唇が突出している。口唇閉鎖時にオトガイ部に緊張感が認められる。下突咬合。$\underline{2|2}$が捻転している。下顎前歯部に叢生は認められない。正中線は一致している。
- 口腔内所見　下顎頭の位置がやや前方にあり、下顎骨の奥行きがやや長めであることから、下顎骨の位置は頭蓋に対して前方位をとっている。一方、上顎はやや後方位にある。下顎前歯は唇側傾斜している。
- X線所見　第一期治療では、上顎歯列を前方拡大し被蓋を改善する。第二期治療では、上顎前歯部の突出感の改善のため、$\frac{5|5}{4|4}$を抜歯して治療を行う。
- 治療方針
- 結果と考察　治療中に上下顎の前後的位置不正が増悪した症例。下顎骨の前方発育が旺盛で、

小島敏嗣(こじま・としつぐ) 広島 広島市

症例 6　下突咬合・下突顎・下突歯列

治療前

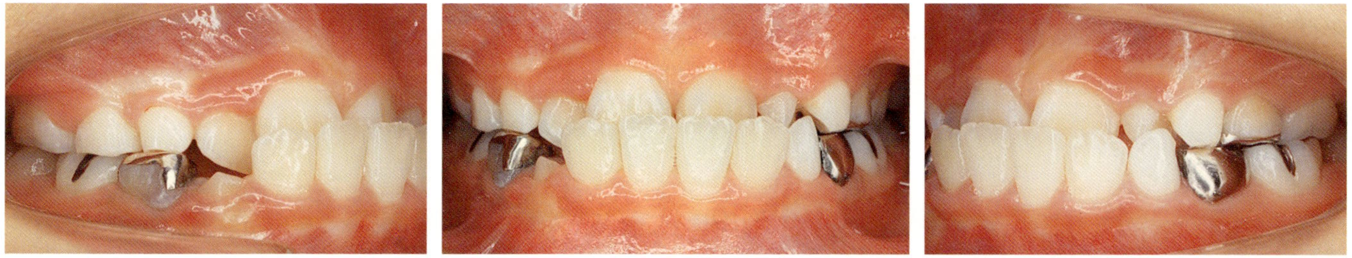

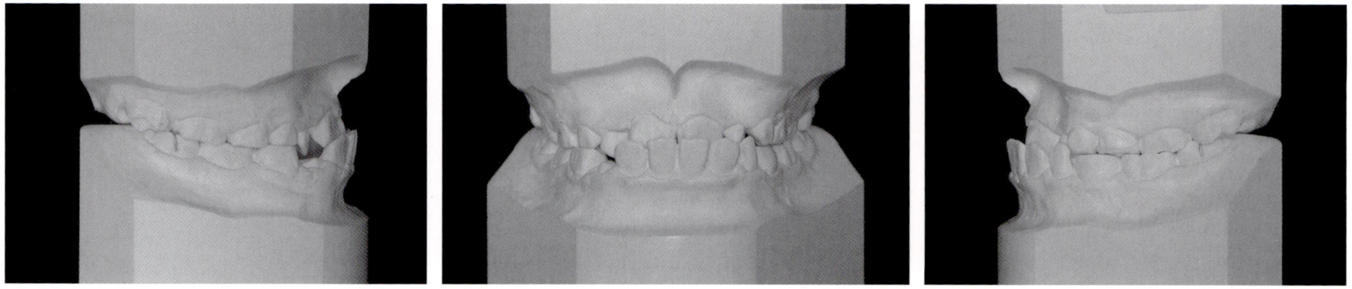

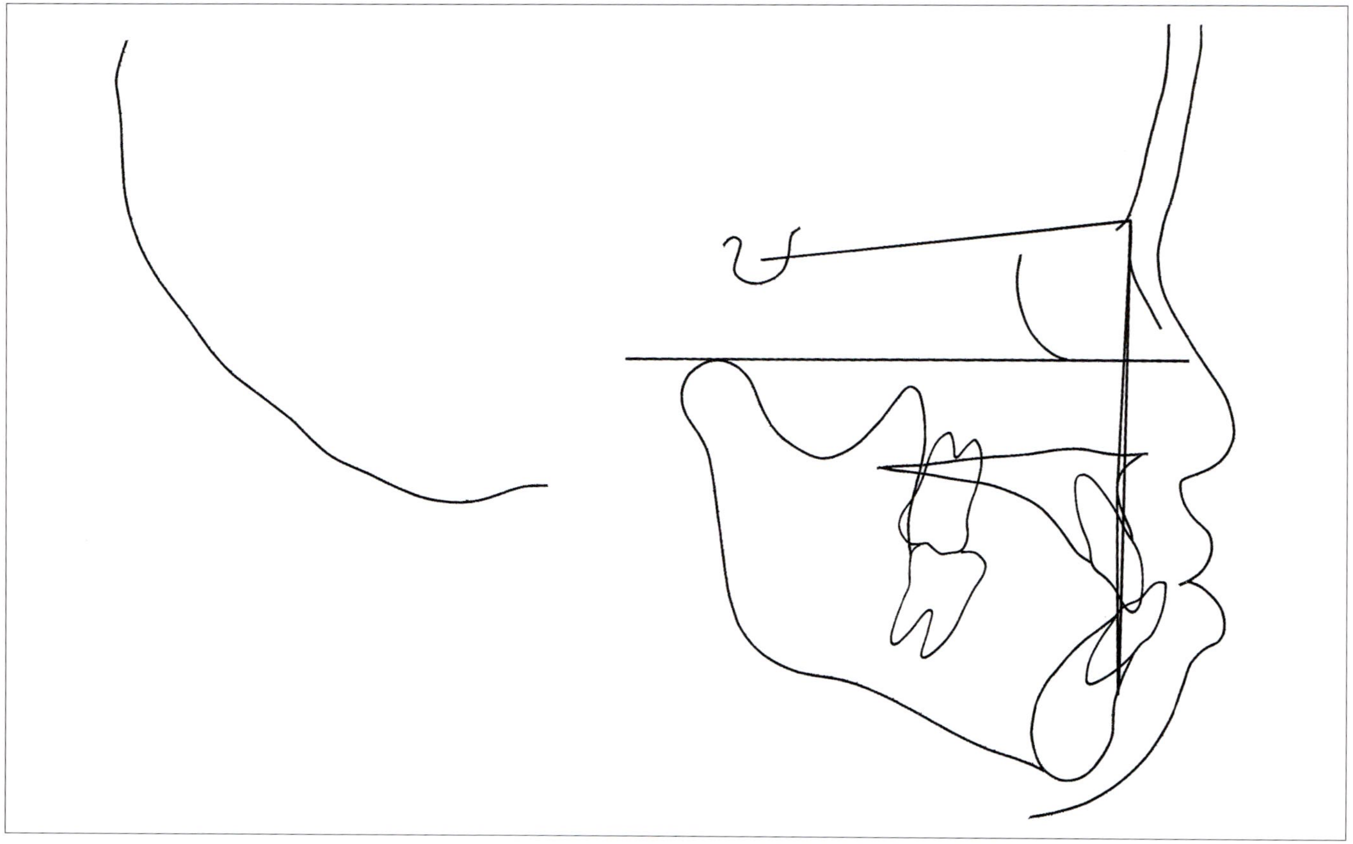

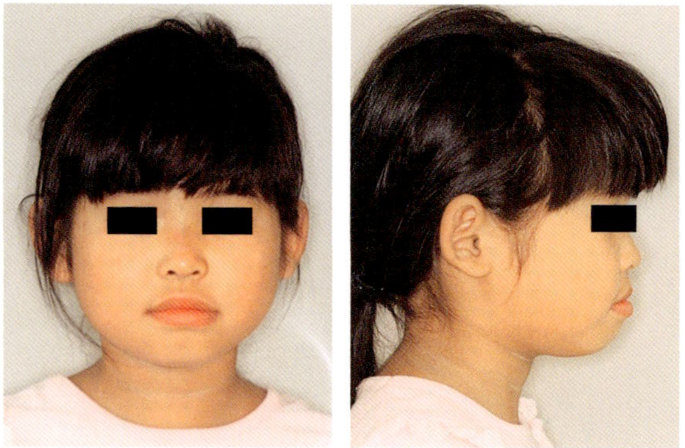

第一期治療後

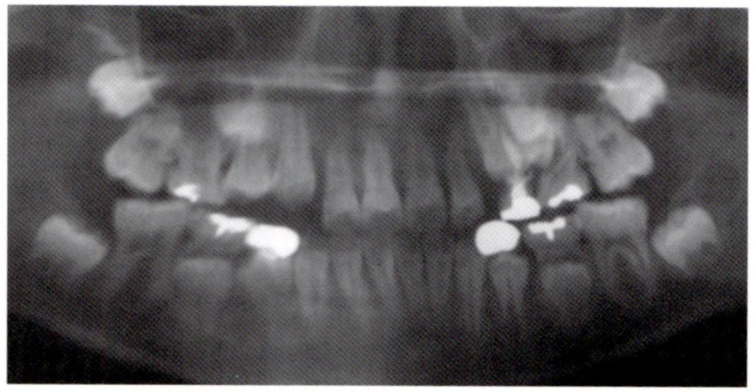

治療後

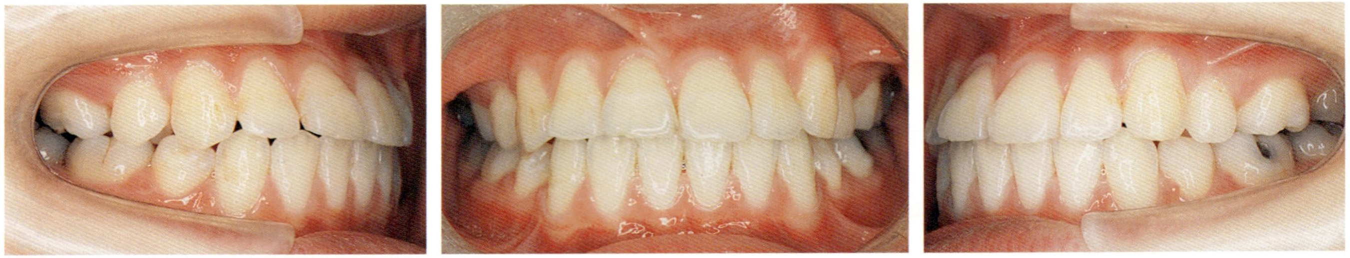

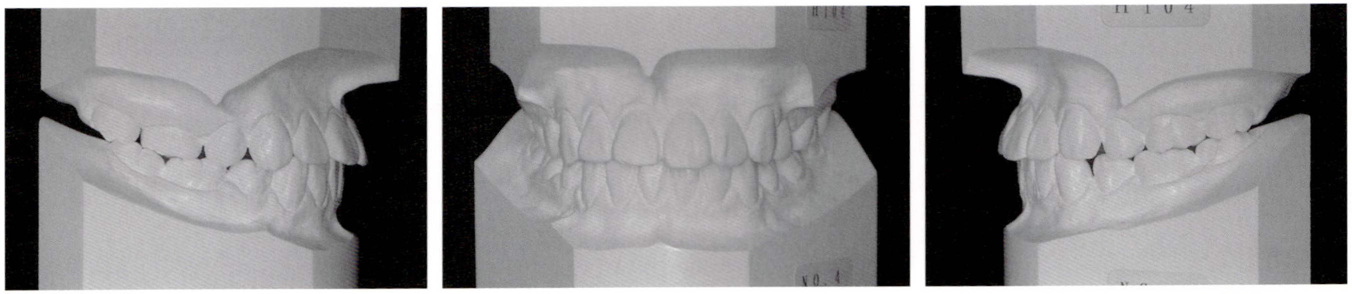

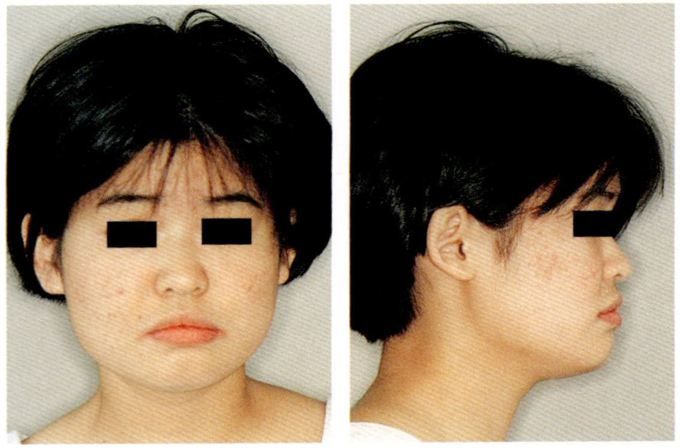

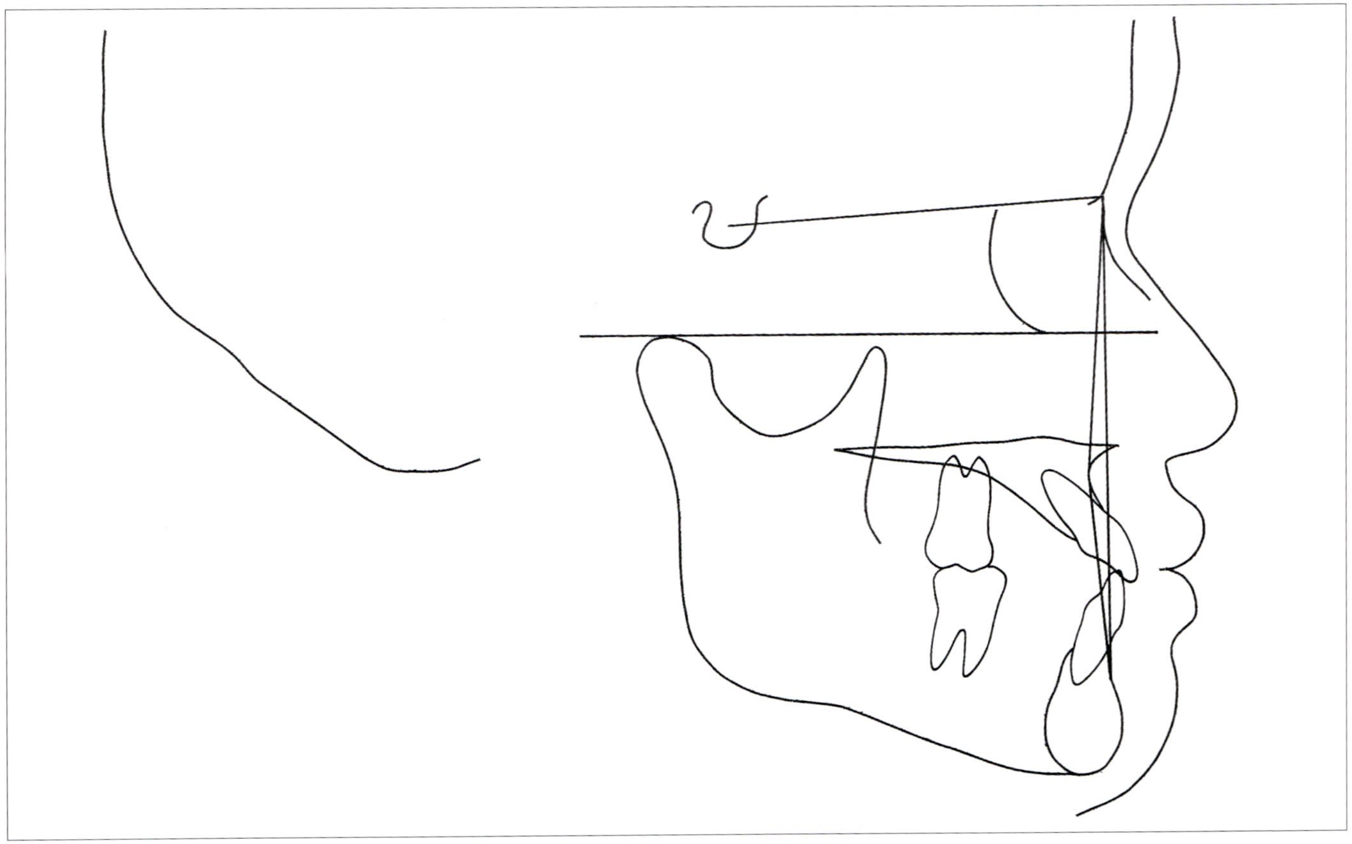

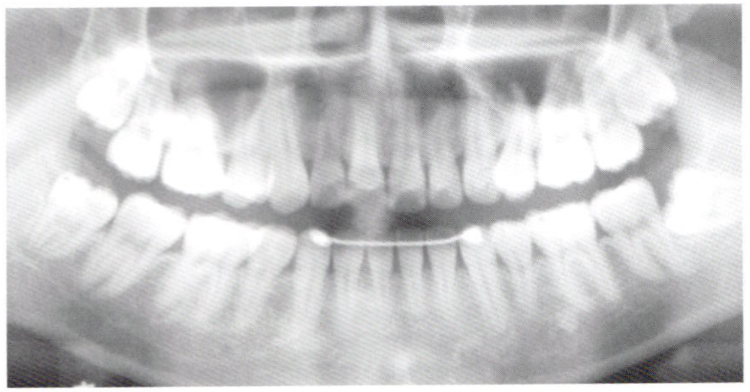

症例6　下突咬合・下突顎・下突歯列

	SNA	SNB	ANB	FMA	IMPA	FMIA	U1SN	OP	II
8y2m	81.0	82.0	-1.0	22.0	104.0	54.0	104.0	12.0	123.5
16y11m	83.0	86.0	-3.0	15.5	97.5	67.0	123.5	2.0	119.5

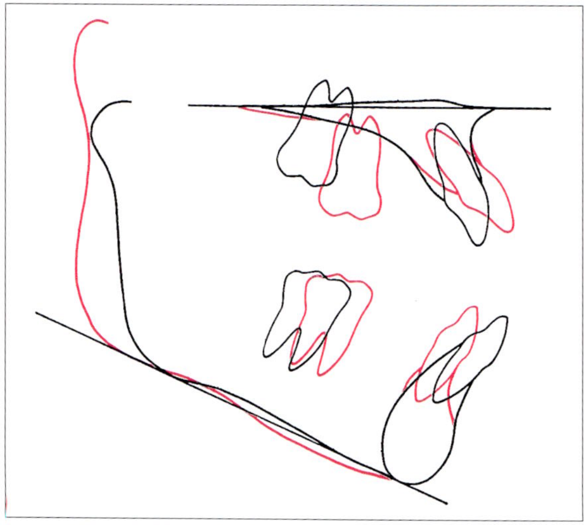

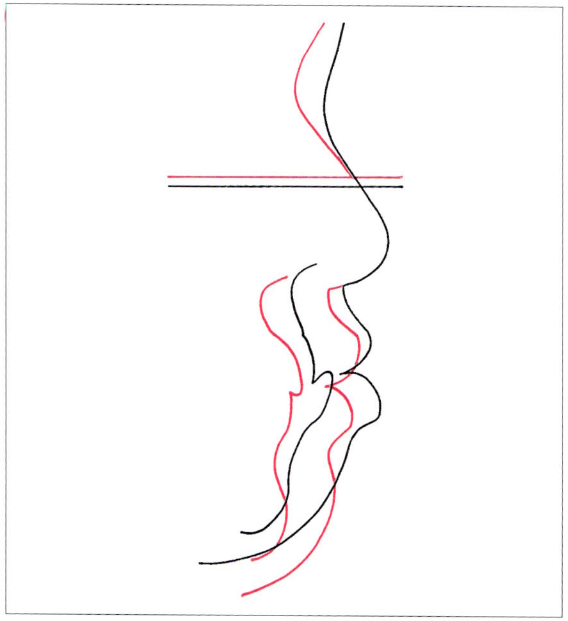

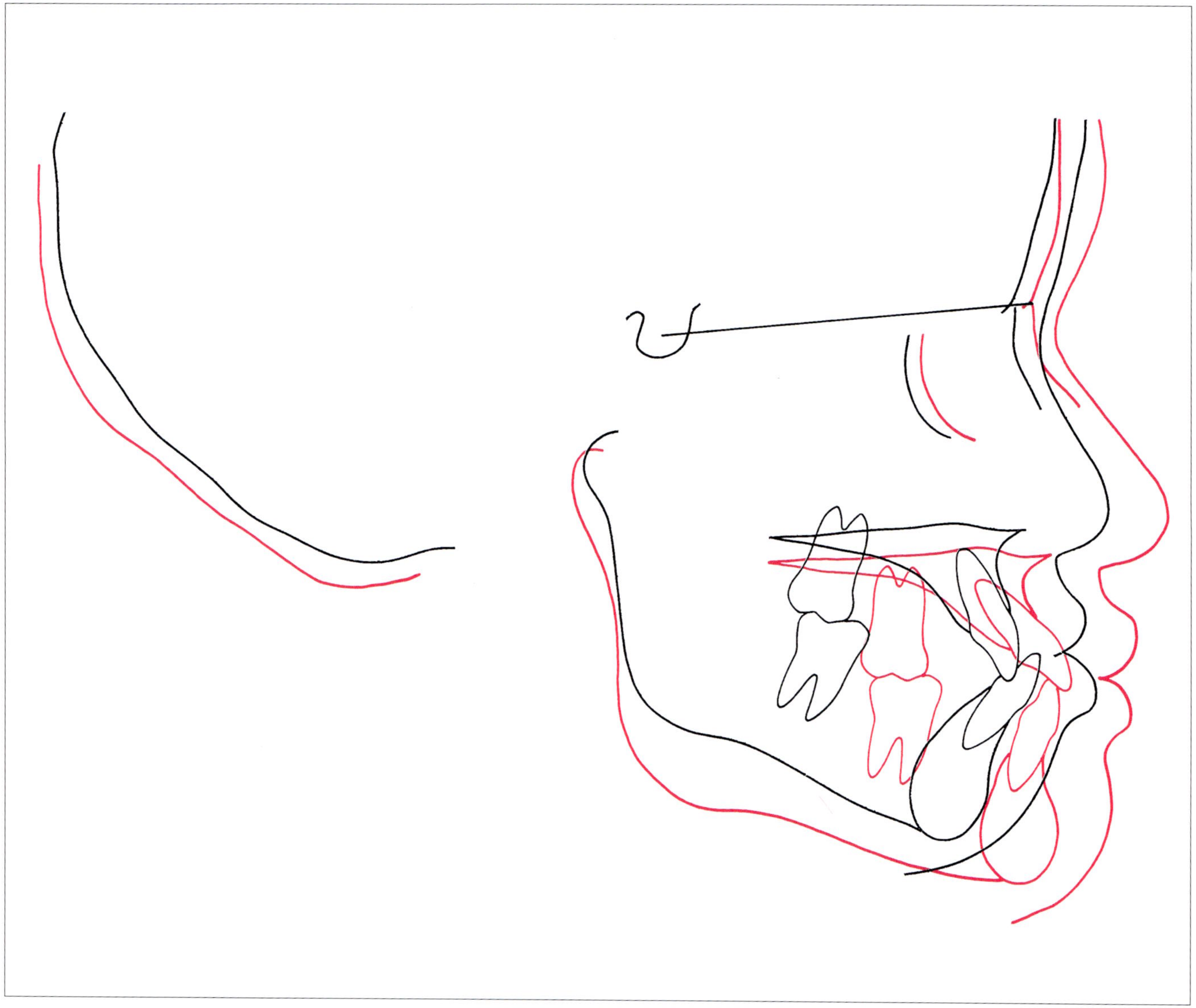

前後比較

症例 7
下顎咬合・上後退顎・下突顎・上突歯列

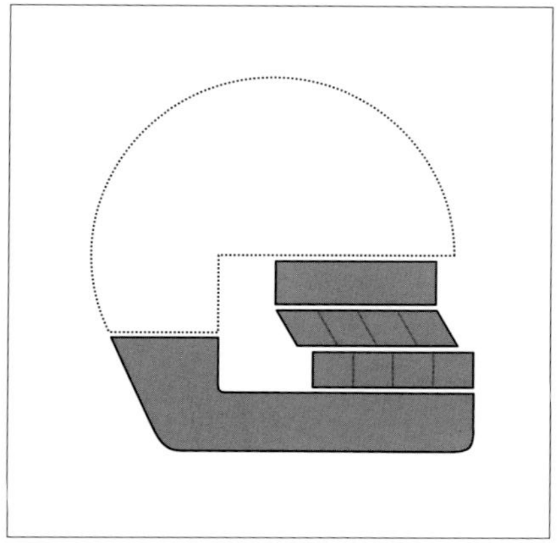

初診時年齢	性別	Overbite	Overjet	Angle 分類	抜歯部位	動的治療期間	症例の特徴
16y0m	女性	2.5mm	-4.0mm	Class III	5│5	3y0m	外科

● 顔貌所見　中顔面部の陥凹感がある。鼻唇角が小さく上唇部が短い。側貌観において顔面を構成する要素の中で下顎が著しく優位であることが伺える。

● 口腔内所見　顕著な下顎咬合。上顎前歯部叢生。下顎前歯の唇側傾斜が強い。上顎前歯部に僅かな空隙がある。

● X線所見　上顎が小さく後方に位置し、上顎前歯の唇側傾斜が強い。下顎は開大し下顎枝に対し骨体部が長い。上下顎の大きさと前後的位置関係の不調和が著しい。

● 治療方針　顎の状態から判断して外科的に上下顎移動術を行う。上顎は叢生の解消と前歯歯軸改善のため抜歯が必要。抜歯部位は咬頭嵌合と治療後の安定性を考慮して、第一小臼歯よりやや歯冠が小さい第二小臼歯を選択。下顎は非抜歯とし臼歯咬合関係は Angle Class II で仕上げる。

● 結果と考察　上下顎の大きさと前後的位置関係が著しく不調和なことから、外科を併用した症例。

症例7　下顎咬合・上後退顎・下突顎・上突歯列

治療前

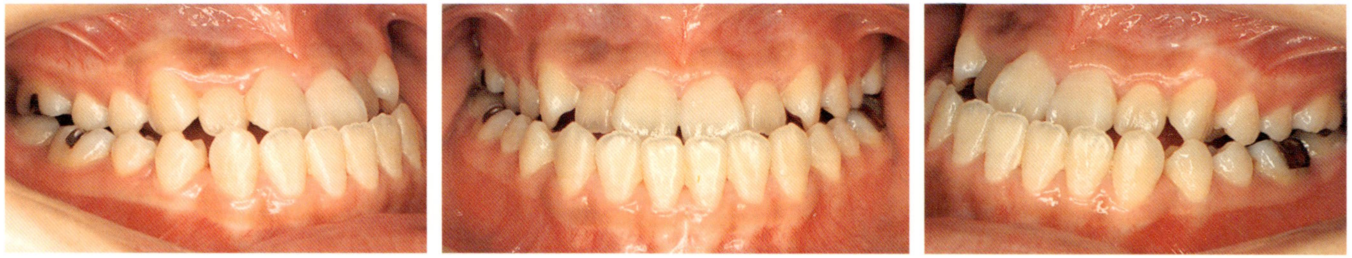

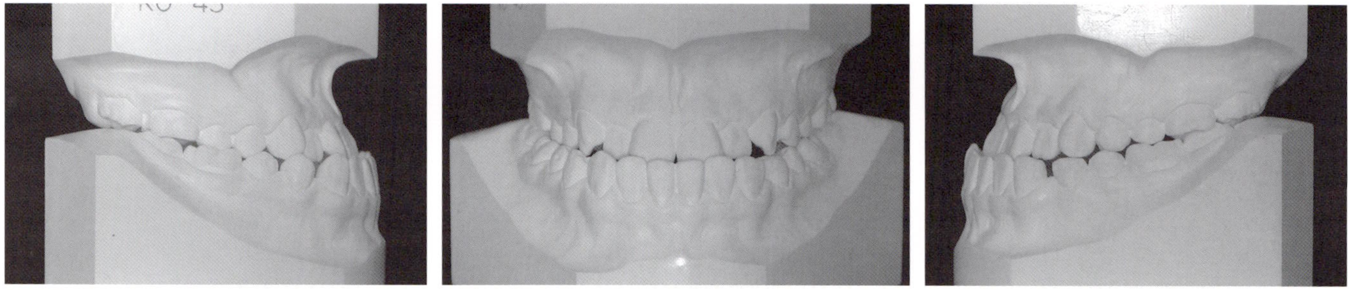

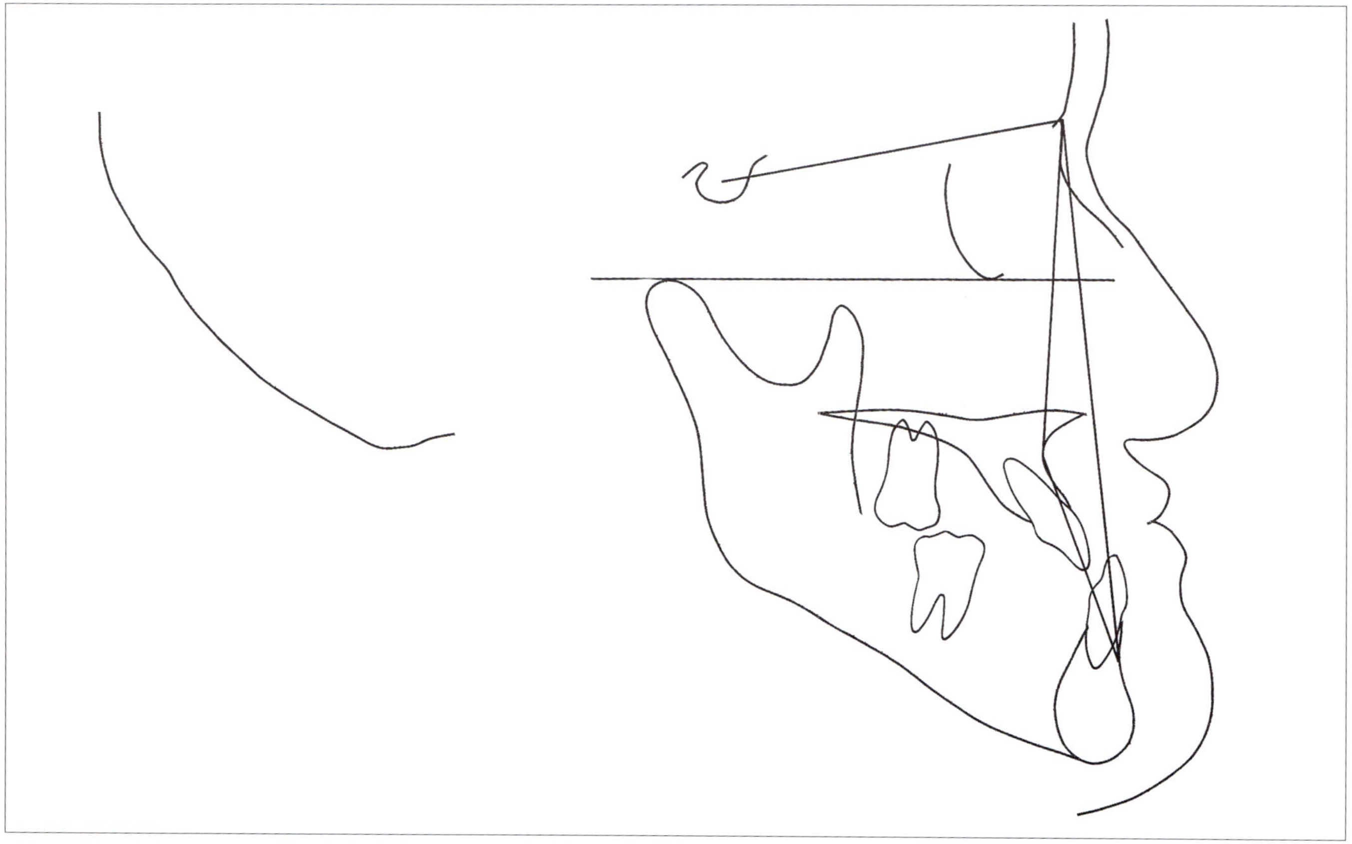

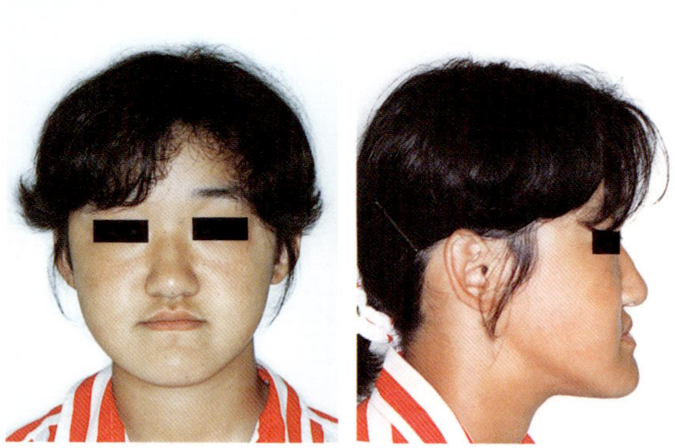

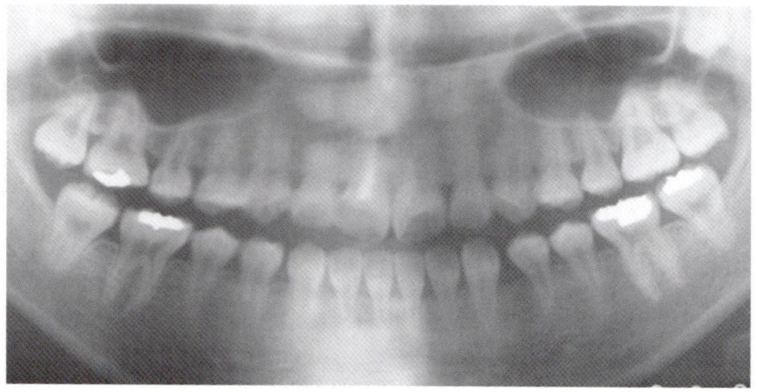

84

治療後

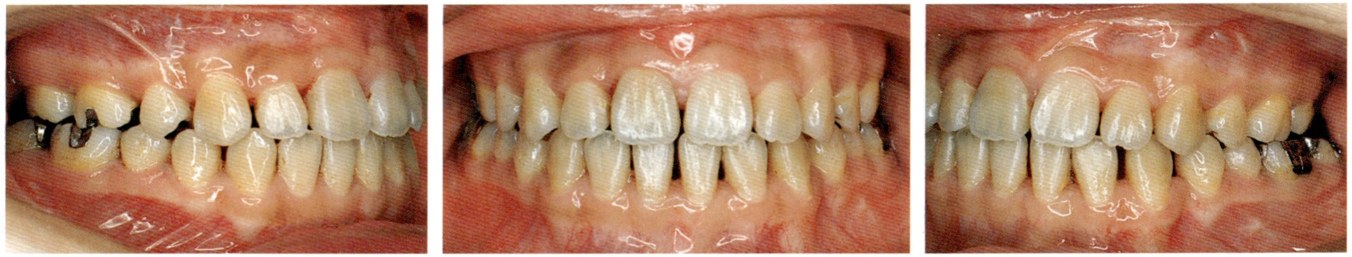

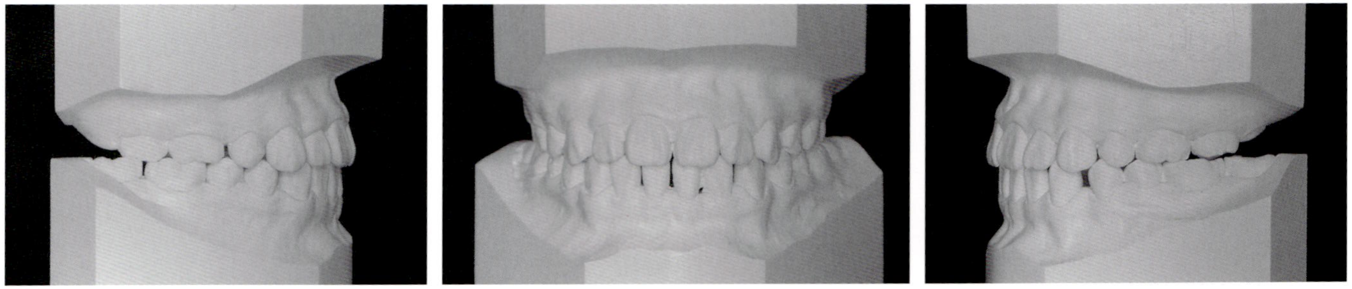

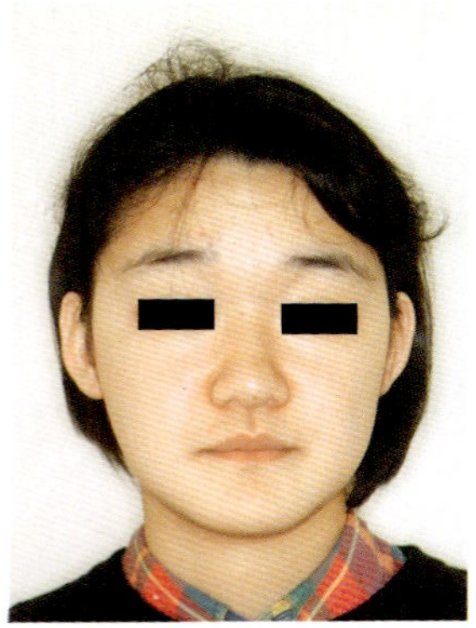

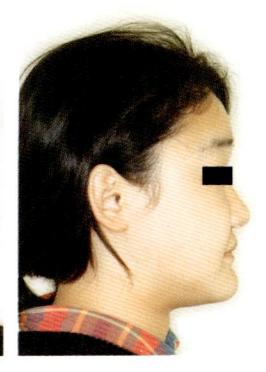

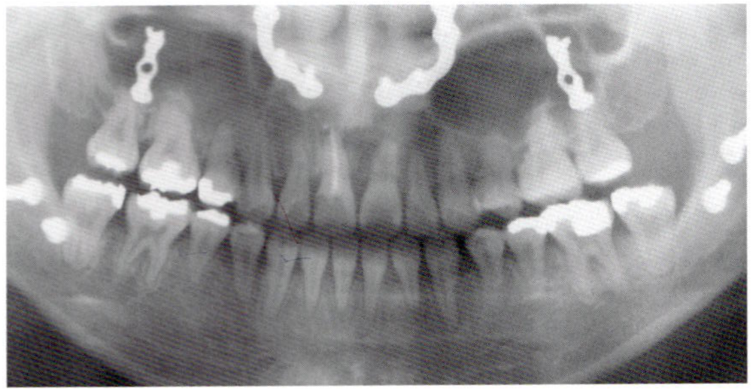

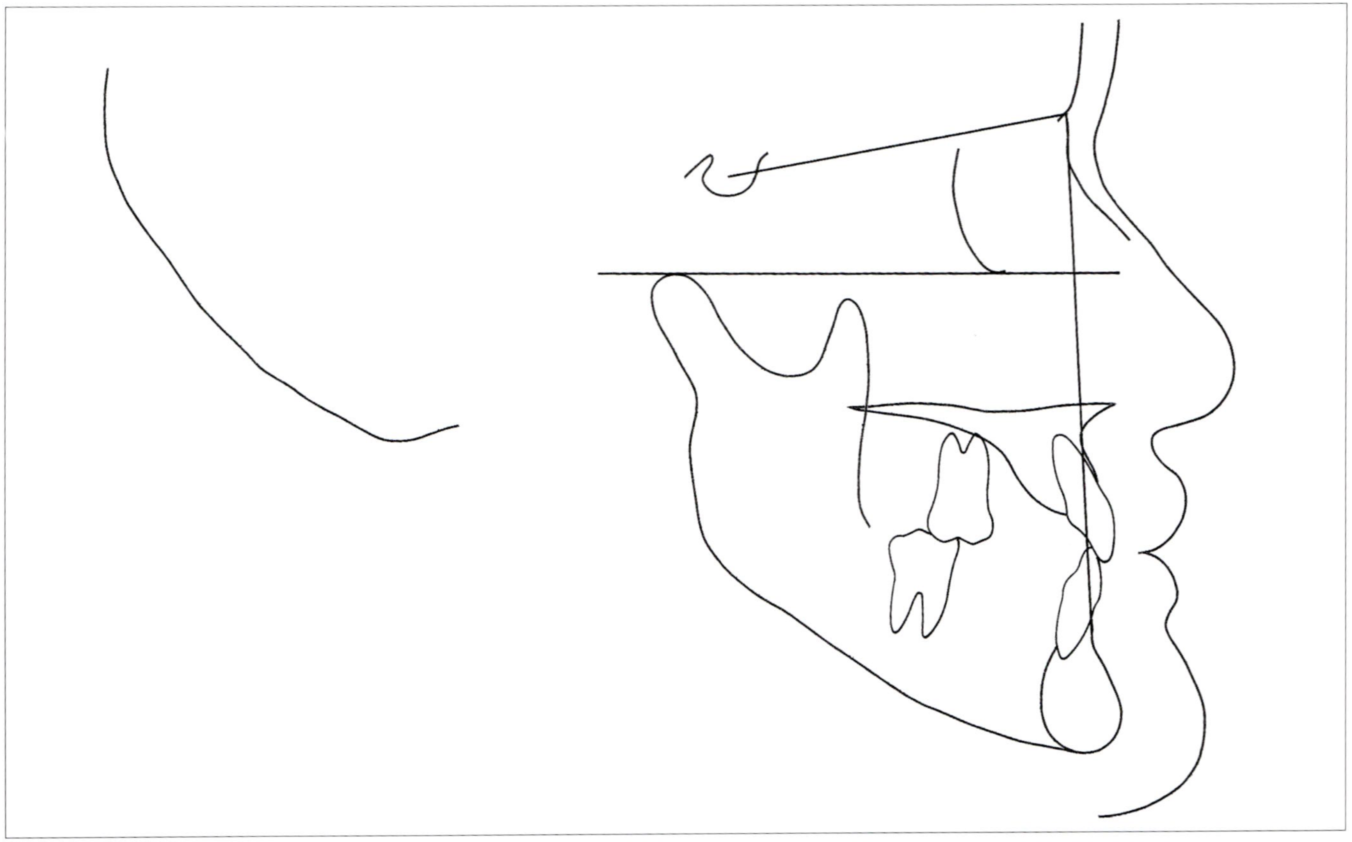

症例 7　下突咬合・上顎後退顎・下突顎・上突歯列

85

	SNA	SNB	ANB	FMA	IMPA	FMIA	U1SN	OP	II
16y0m	76.0	85.0	-9.0	28.0	71.0	81.0	115.5	9.0	134.0
19y7m	82.0	82.0	0.0	27.0	79.0	74.0	99.5	7.5	144.0

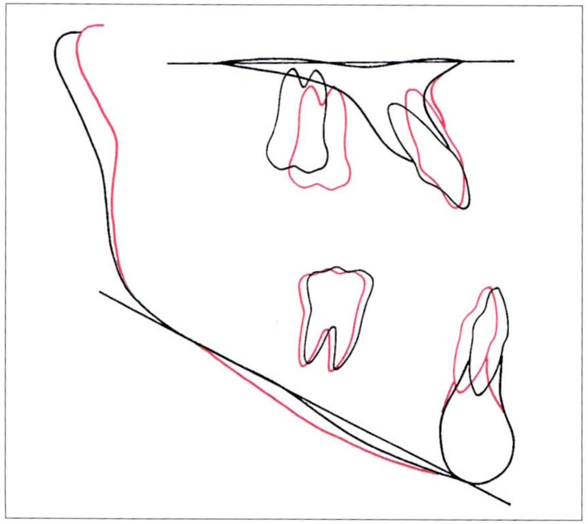

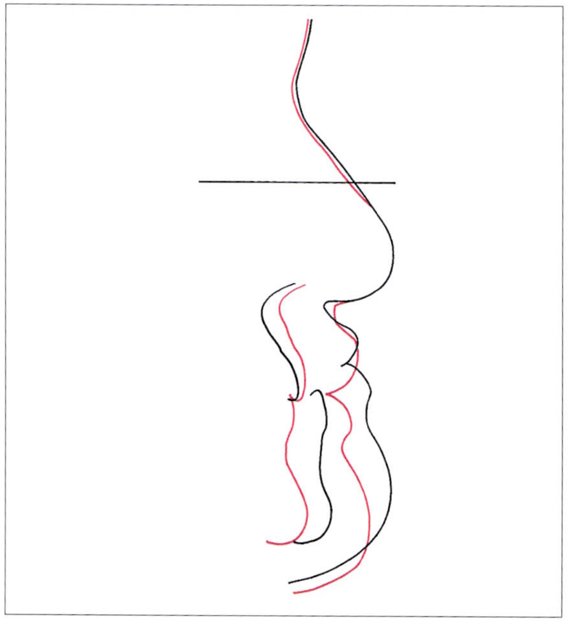

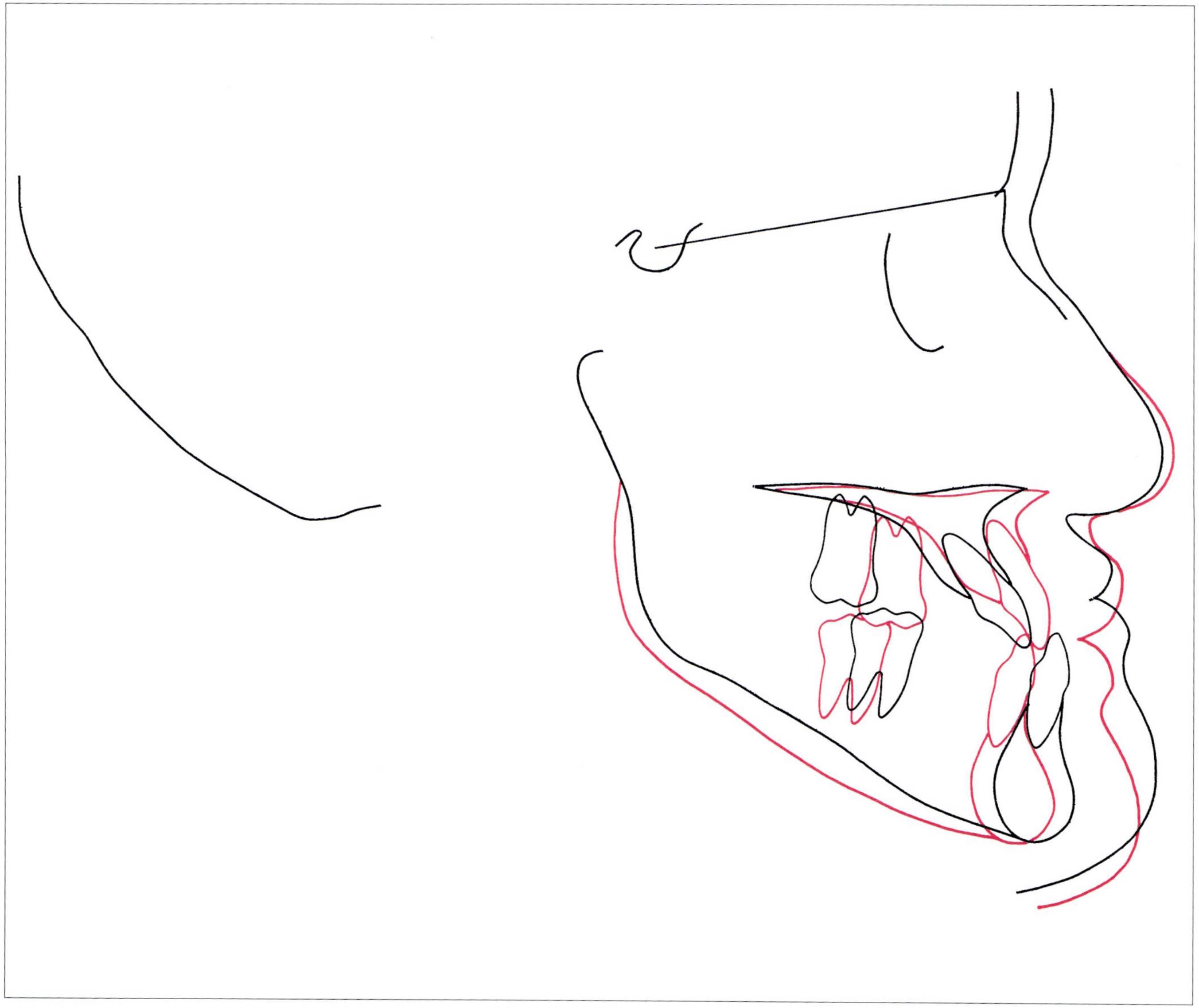

前後比較

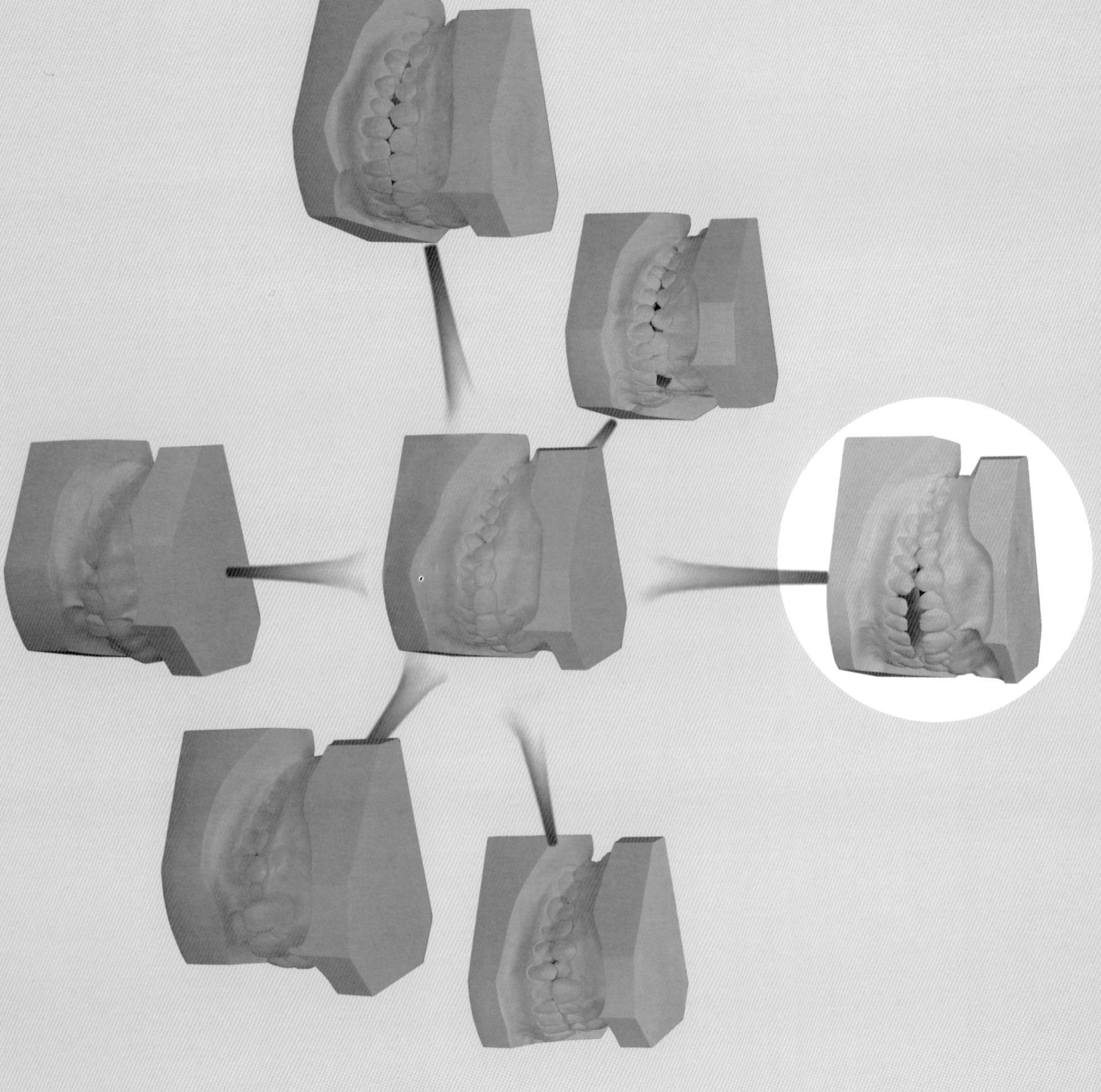

開咬合 Open bite

我々の分類では、上顎歯列と下顎歯列との対向関係における不正に対しては、上突咬合や下突咬合のように、語尾に"咬合"の語句を付して不正の形を表す用語としている。開咬合は従来の開咬合とまったくの同義語であるが、上に述べた理由で開咬を開咬合と呼び替えて替える。なお、いわゆる骨格性開咬と呼ばれるような、垂直方向の顎性の不正に対してはあえて呼称を与えていない。これは、垂直方向での顎の長短が必ずしも不正と結びつくものではないという事実に基づくが、臨床的には長顔(long face)、短顔(short face)などの形態的特徴として認識される場合が多く、あえて不正としての用語を付与するのは相応しくないと考えるからである。

開咬合の定義は"中心咬合位における上下歯牙の接触関係が欠如した状態"とした。すなわち、垂直的な異常に限らず水平的な歯牙接触の欠如した状態も開咬合に含まれる。これは、臨床的にはどちらの場合も舌や口唇など軟組織の機能的な関与が疑われるという理由による。軟組織が関与するために、開咬合は他の不正咬合に比べて概して治療の難しいものが多く、術後の安定性に不安がつきまとう。生活指導や舌のトレーニング、あるいは簡単な習癖除去装置の装着だけで、比較的簡単に開咬合が改善されることもあるが、一方で、どのような手段を講じても頑として効果の出ないこともあるのも、日常の臨床の中でよく知るところである。開咬合は、手技の熟達だけでなく、広く包括的な知識と経験を必要とされる不正咬合であるといえよう。

成因、形態、治療法、保定のあり方などによって多種多様な症例が考えられるが、ここではごく一般的な開咬合のケース3例を呈示した。

(重間登喜男)

症例 8
開咬合・上突顎・下後退顎・両突歯列

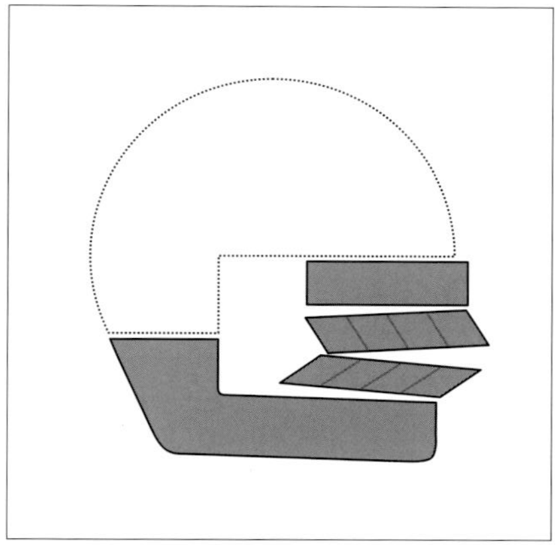

初診時年齢	性別	Overbite	Overjet	Angle分類	抜歯部位	動的治療期間	症例の特徴
18y8m	女性	-5.0mm	0.0mm	Class I	$\frac{4|4}{4|4}$	2y1m	両突歯列

- ●顔貌所見　口元は突出し、口唇閉鎖時にオトガイ筋の緊張が認められる。
- ●口腔内所見　$\frac{3|3}{3|3}$が垂直的に開咬合状態にある。1は萌出障害により埋伏している。
- ●X線所見　上顎は前方位をとり下顎は後方位にあるため、上下顎の前後的なズレは大きい。下顎は開大しており、下顔面高が高い。
- ●治療方針　前後的、上下的な顎のズレを伴う開咬合。前歯部被蓋改善のため$\frac{4|4}{4|4}$の抜歯が必要と判断した。固定の保護と大臼歯のvertical controlを目的としてhigh pull headgearを使用する。
- ●結果と考察　骨格的不正を伴う両突歯列の開咬合。上顎前歯が後退し、上下顎大臼歯の固定が保たれ、咬合の改善が得られた症例。

症例 8　開咬合・上突顎・下後退顎・両突歯列

89

治療前

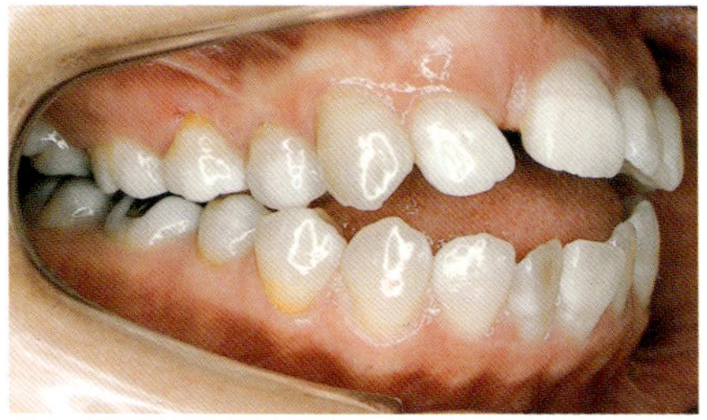

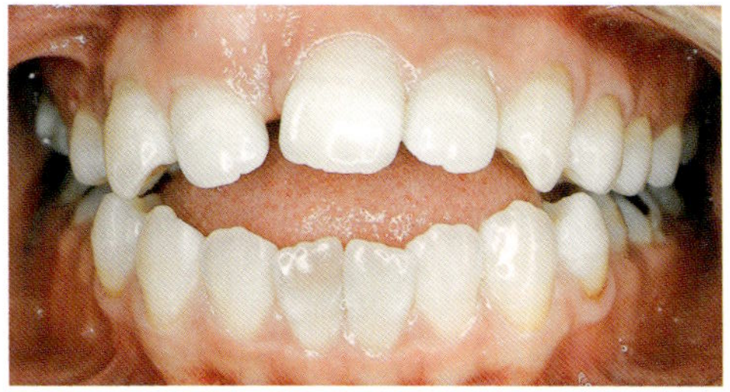

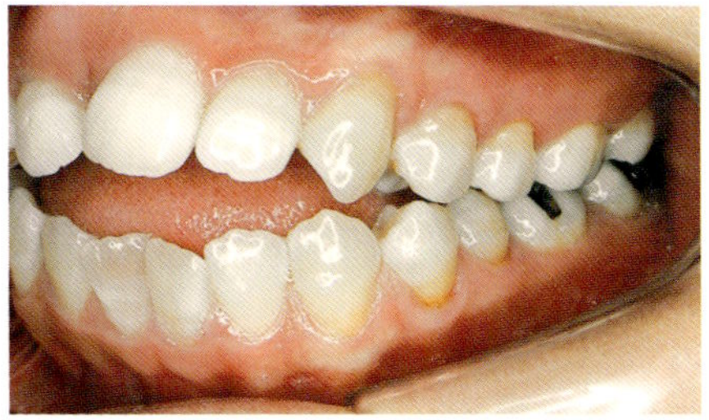

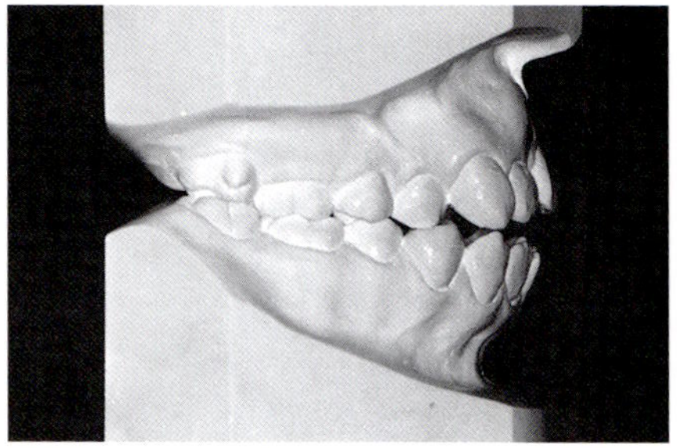

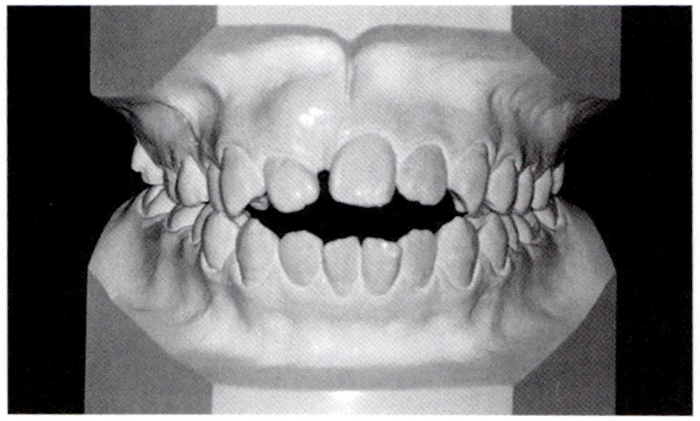

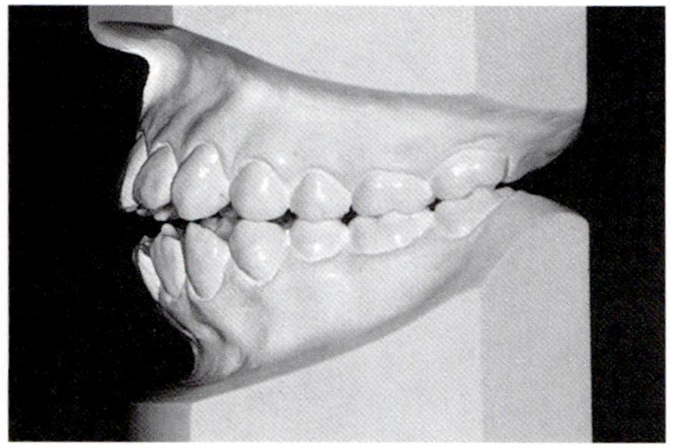

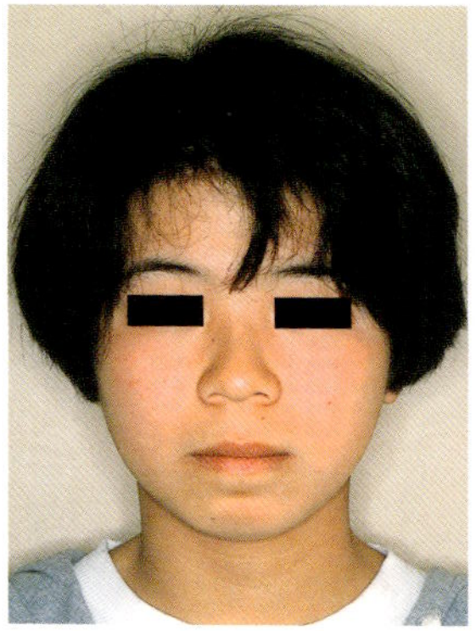

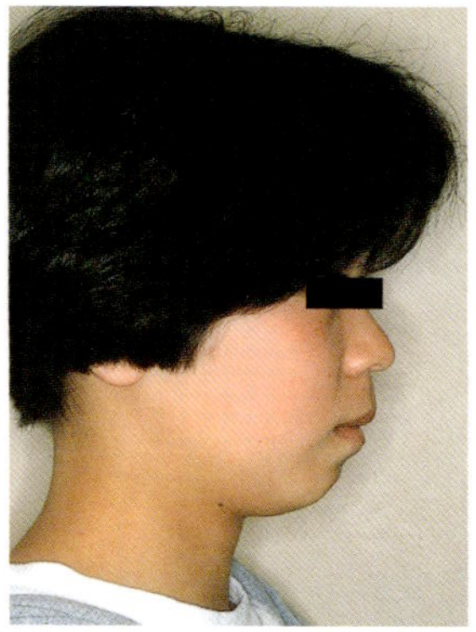

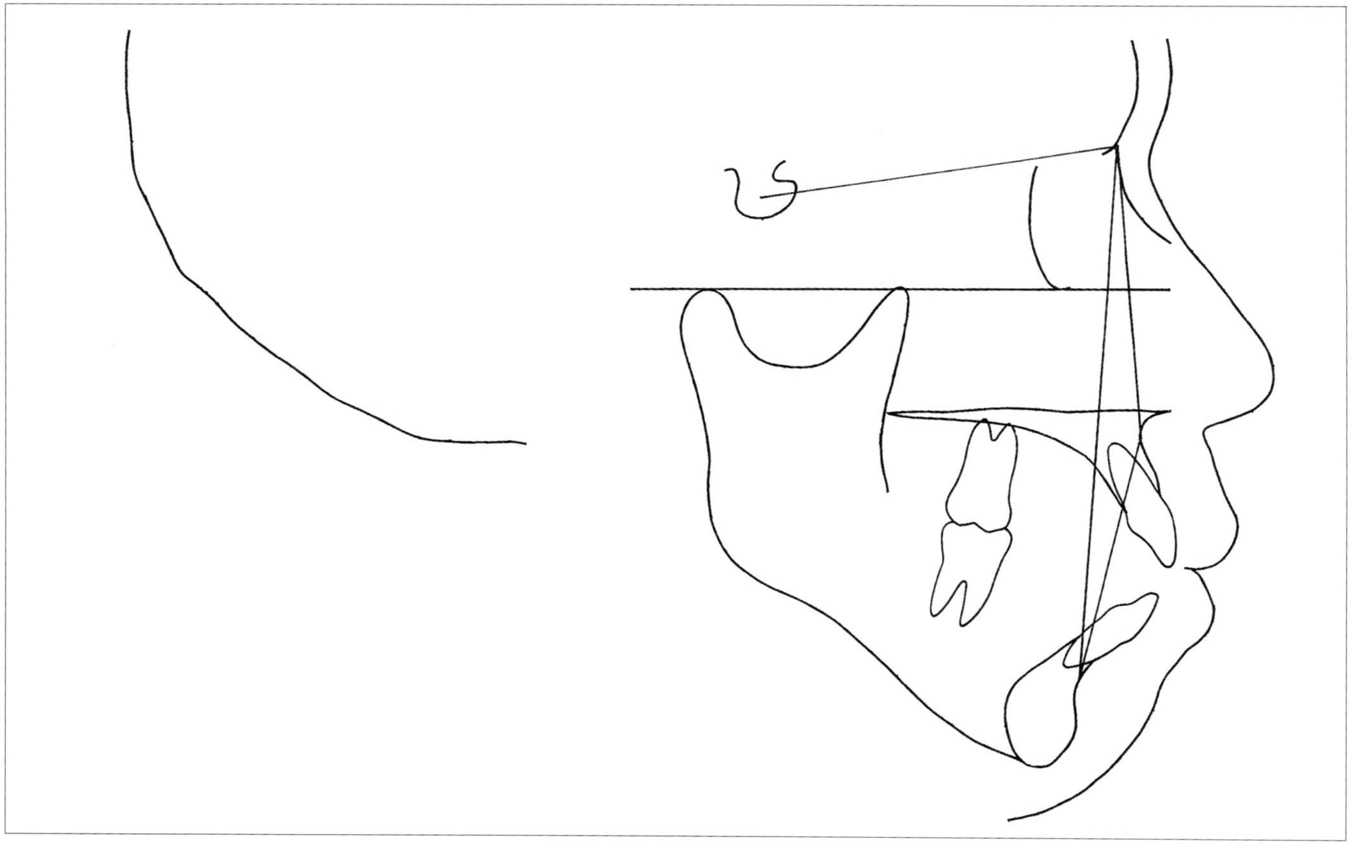

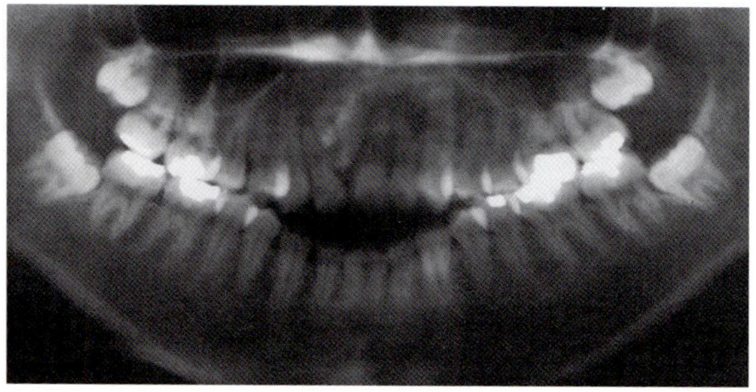

治療後

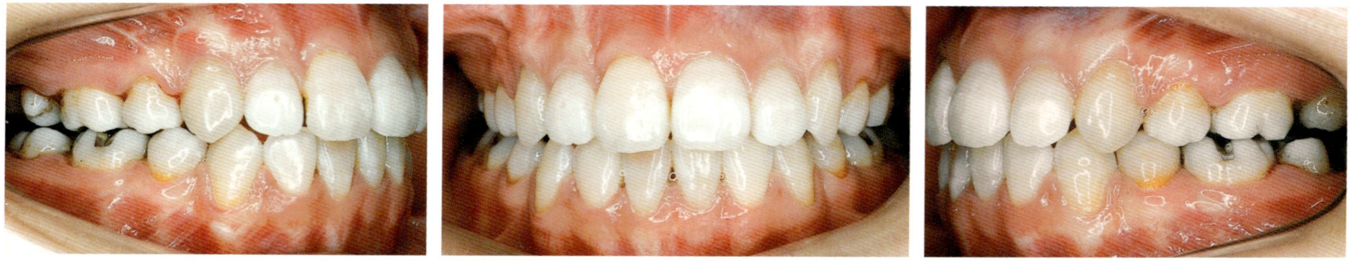

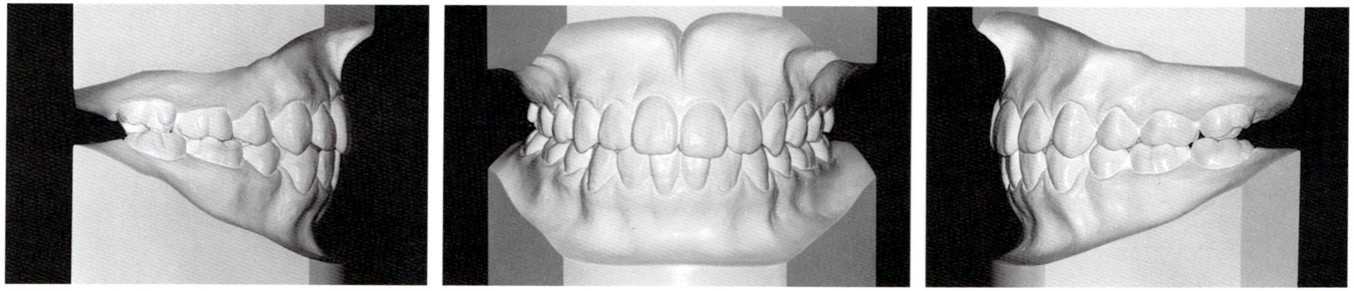

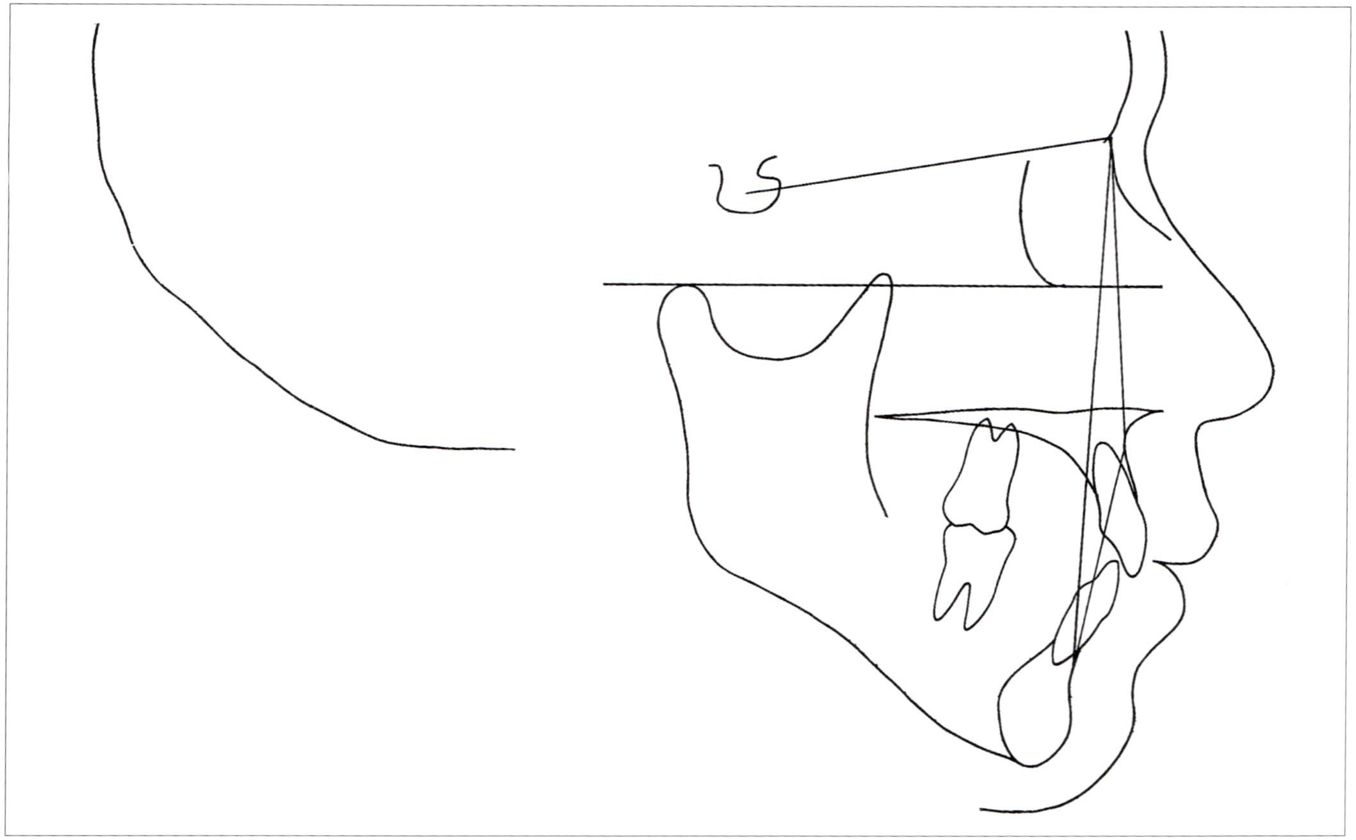

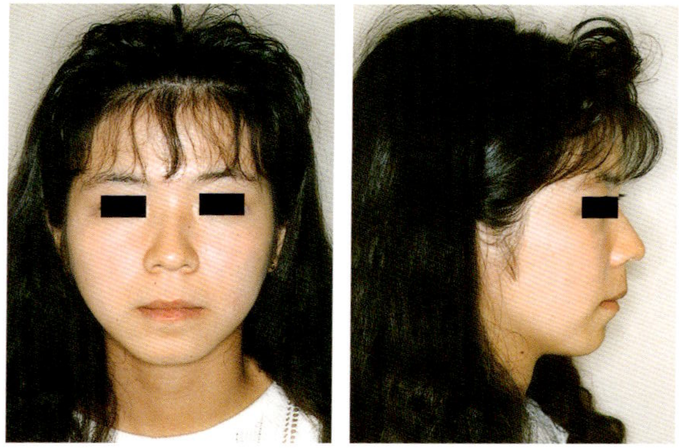

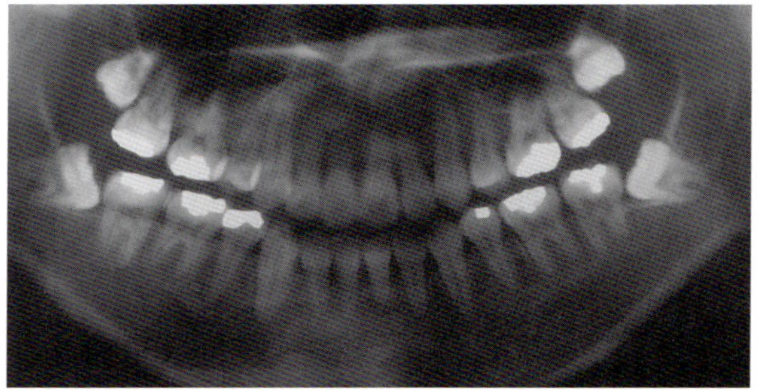

症例 8　開咬合・上突顎・下後退顎・両突歯列

前後比較

	SNA	SNB	ANB	FMA	IMPA	FMIA	U1SN	OP	II
18y8m	86.5	77.5	9.0	34.5	105.5	40.0	107.0	15.5	103.0
21y0m	85.0	77.5	7.5	33.0	88.0	59.0	94.0	15.5	136.0

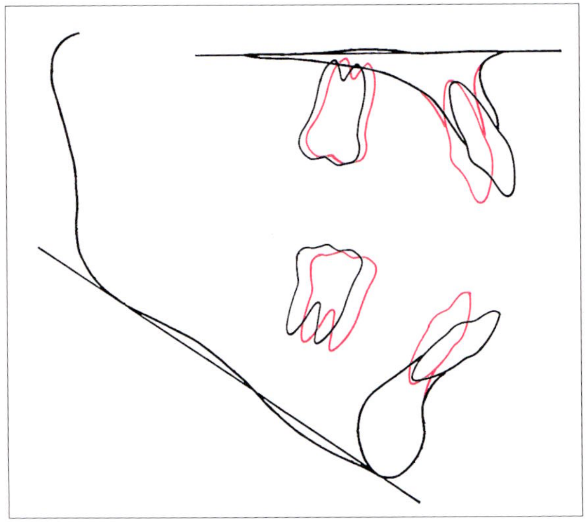

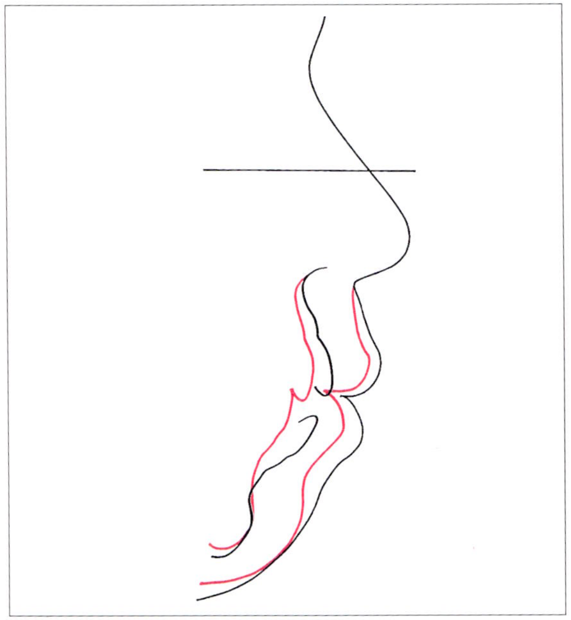

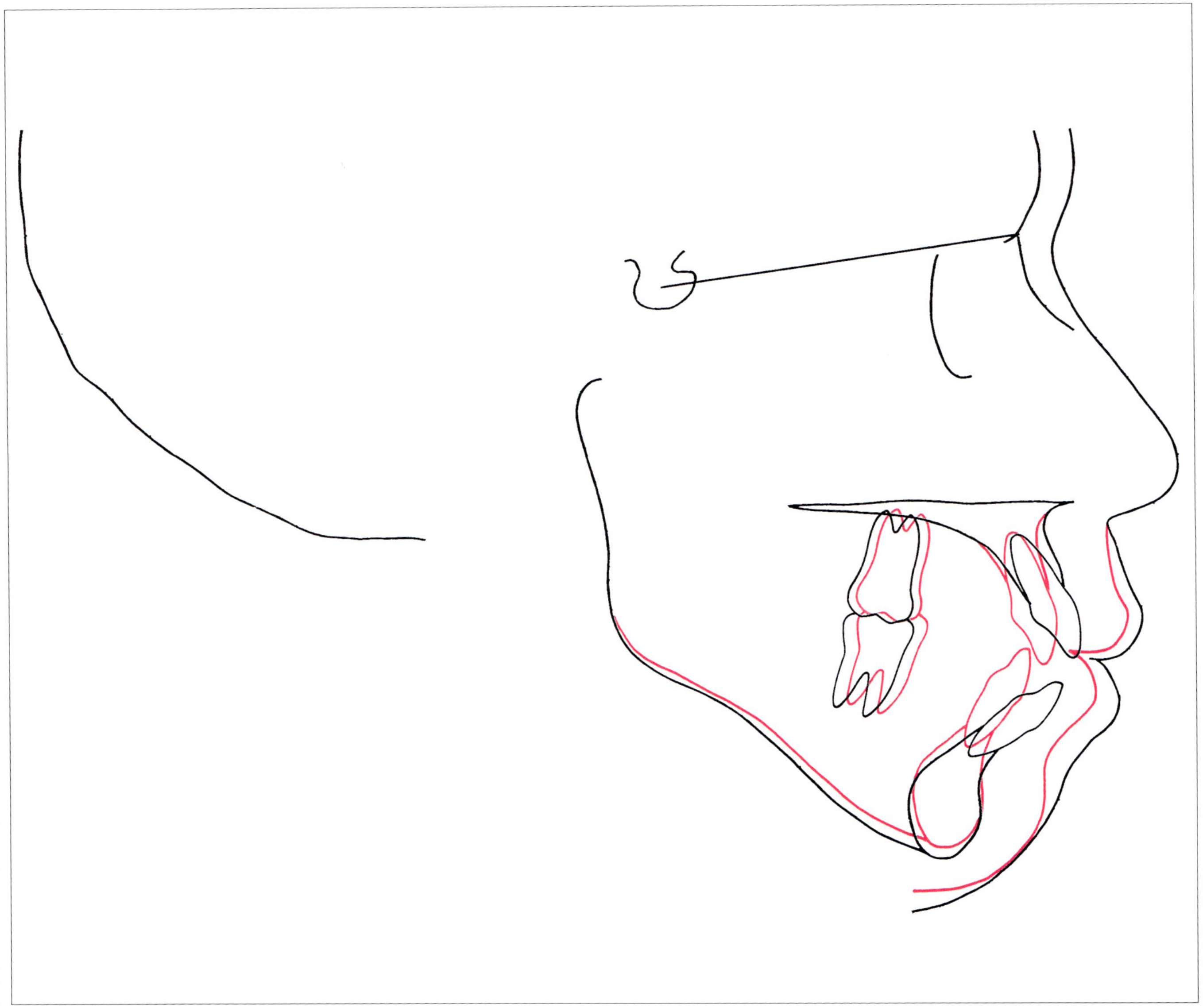

症例 9 開咬合・下後退顎

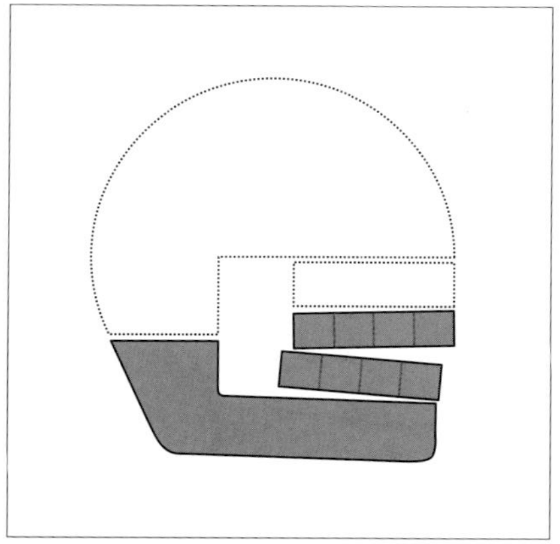

初診時年齢	性別	Overbite	Overjet	Angle分類	抜歯部位	動的治療期間	症例の特徴
20y10m	女性	-5.0mm	3.0mm	Class II	84|48 4|5	2y2m	骨格性開咬合・叢生歯列弓

● 顔貌所見
オトガイ部は後退しており，下顔面高が高い．口唇閉鎖時に口腔周囲筋の緊張，特に下口唇の伸展が認められる．

● 口腔内所見
第一大臼歯と第二大臼歯のみが咬合し，他の部位は開咬合を呈している．上顎は狭窄し，萌出余地不足のため 3｜3 が低位唇側転位している．下顎歯列弓形態はほぼ整っているが前歯，小臼歯に叢生を認める．

● X線所見
顔の奥行きに対して，高さが優位で，特に下顔面高が高い骨格性の開咬合である．下顎骨は下顎枝が短く後方位にある．上顎骨は奥行きが短く，palatal plane が前上方へ傾斜している．2｜2 は下顎に萌出で，8｜8 の存在が確認できる．

● 治療方針
叢生および前歯部被蓋改善のため小臼歯の抜歯が必要であるが，7｜が修復歯であることと左側の II 級関係が強いことから 84｜48 4｜5 の抜歯を選択した．固定の保護を目的として headgear を装着する．下顎の counter clockwise rotation と上下顎前歯の舌側移動および挺出により咬合と口唇の形態が改善した．

● 結果と考察

症例9　開咬合・下顎後退顎

治療前

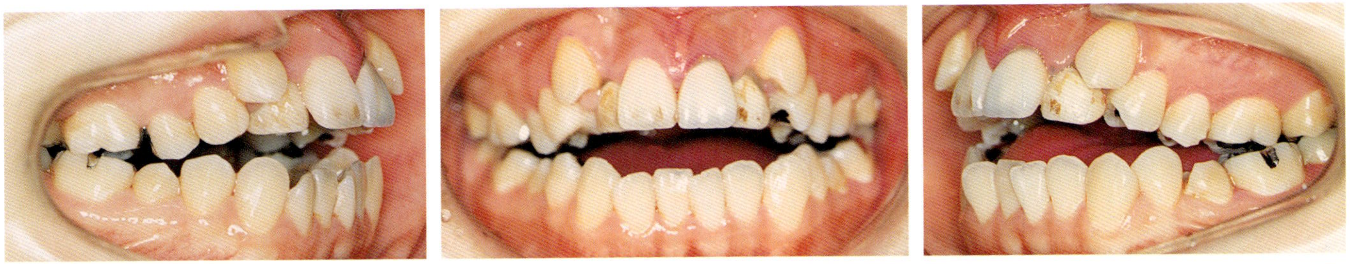

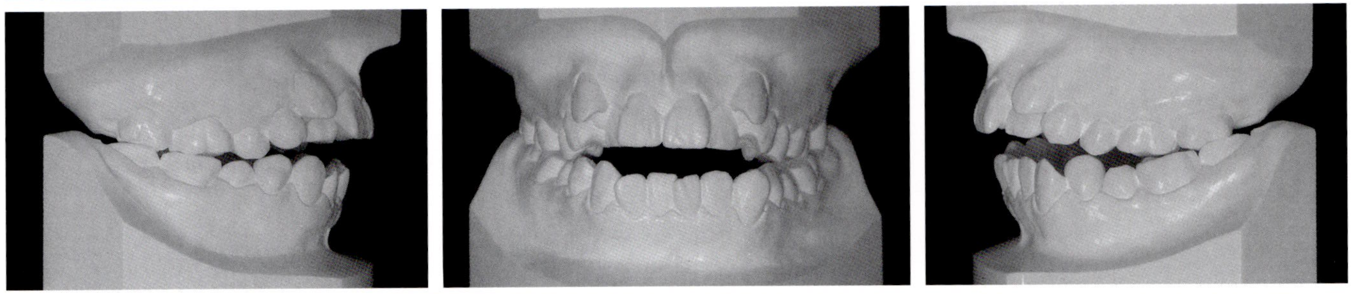

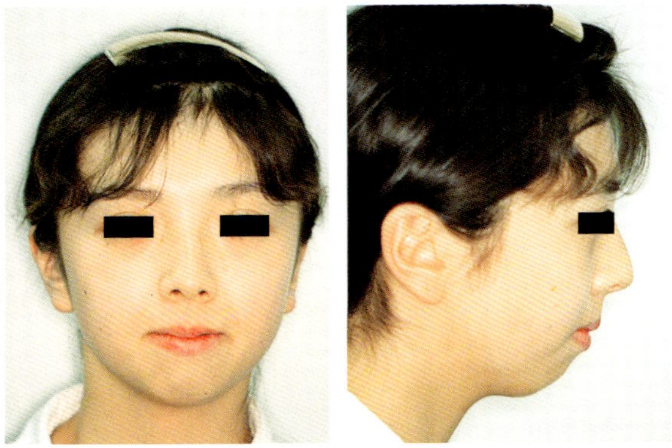

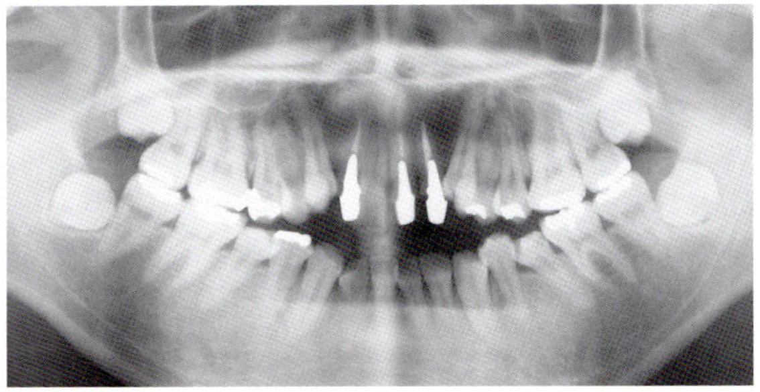

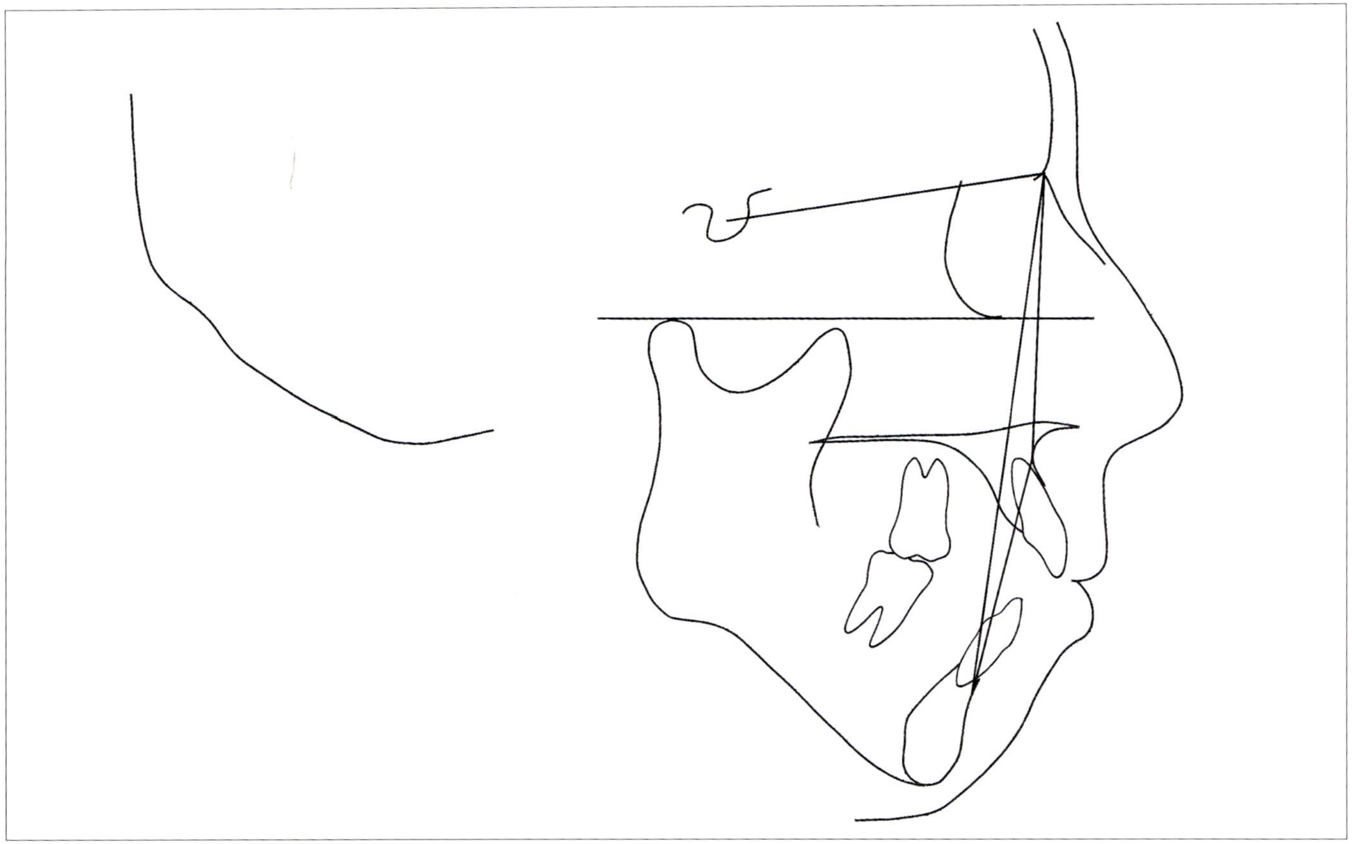

治療後

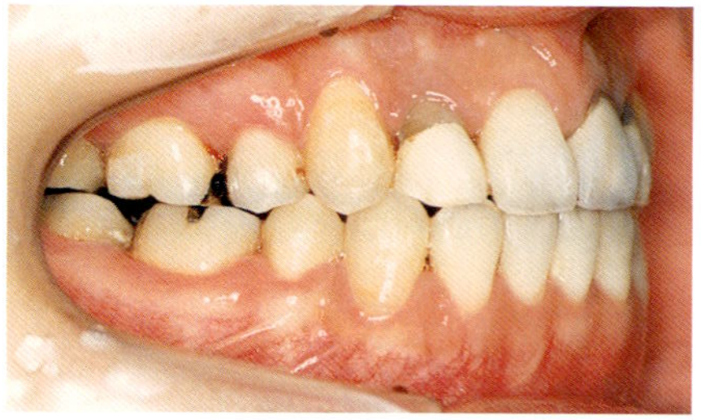

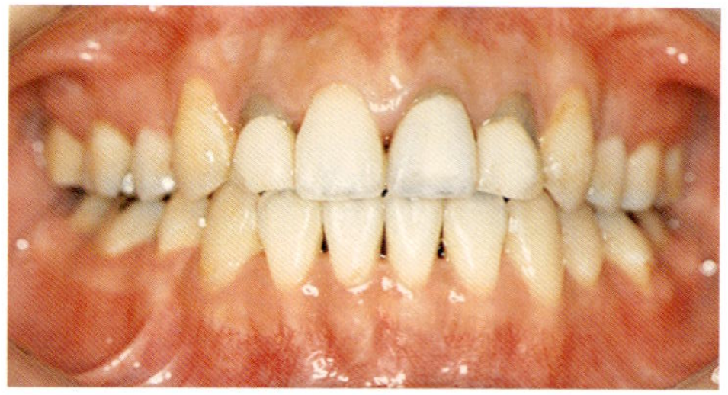

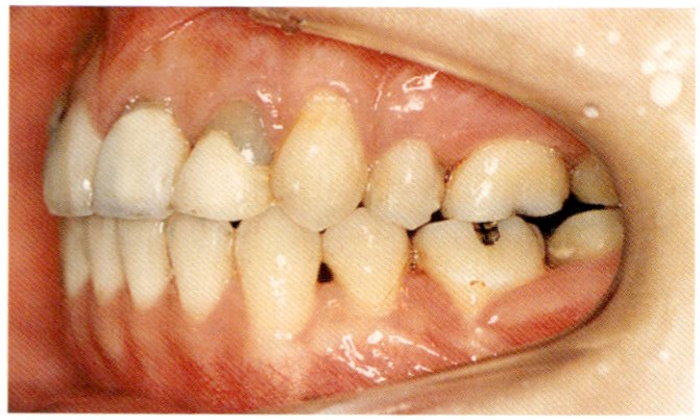

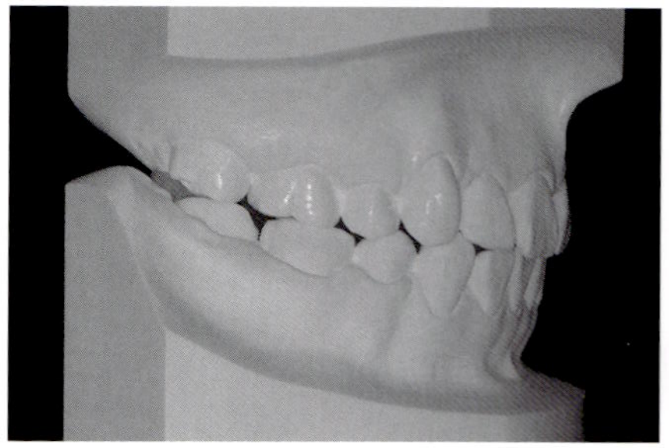

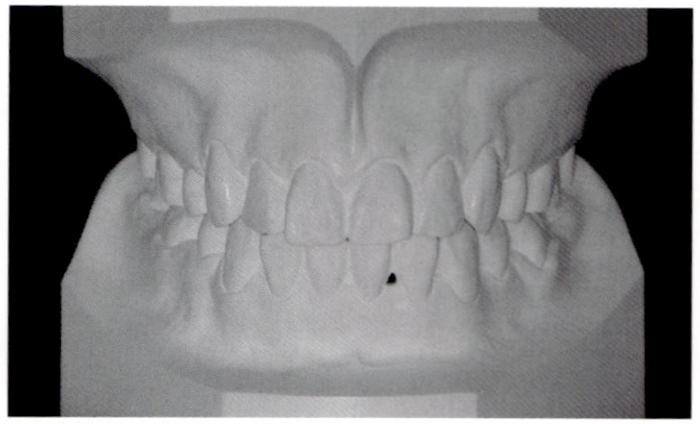

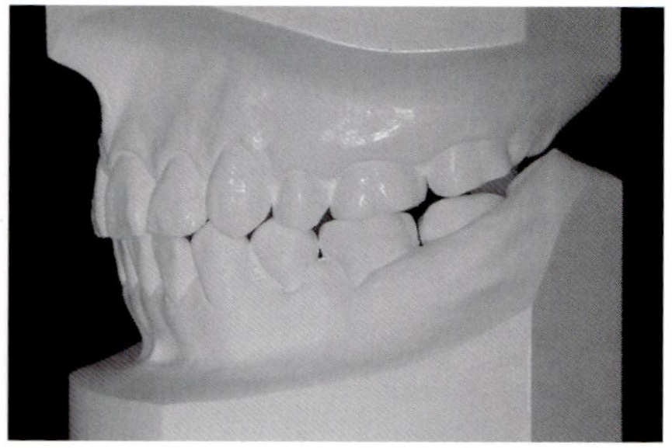

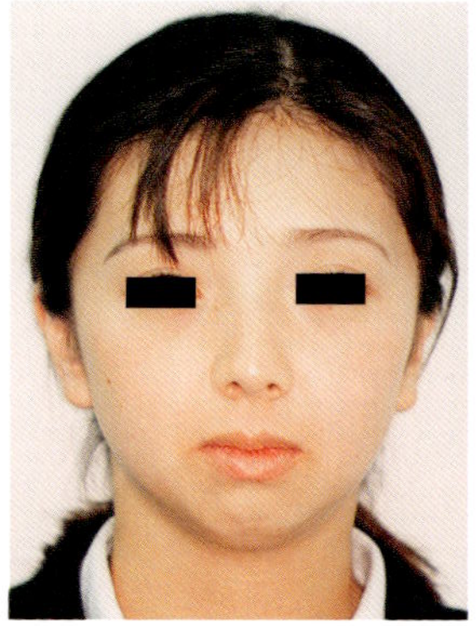

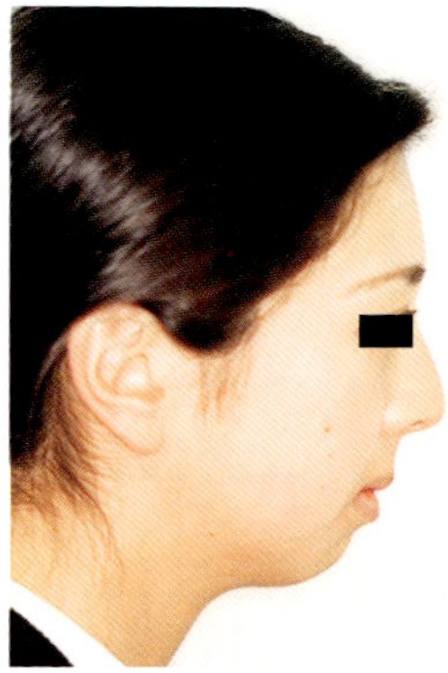

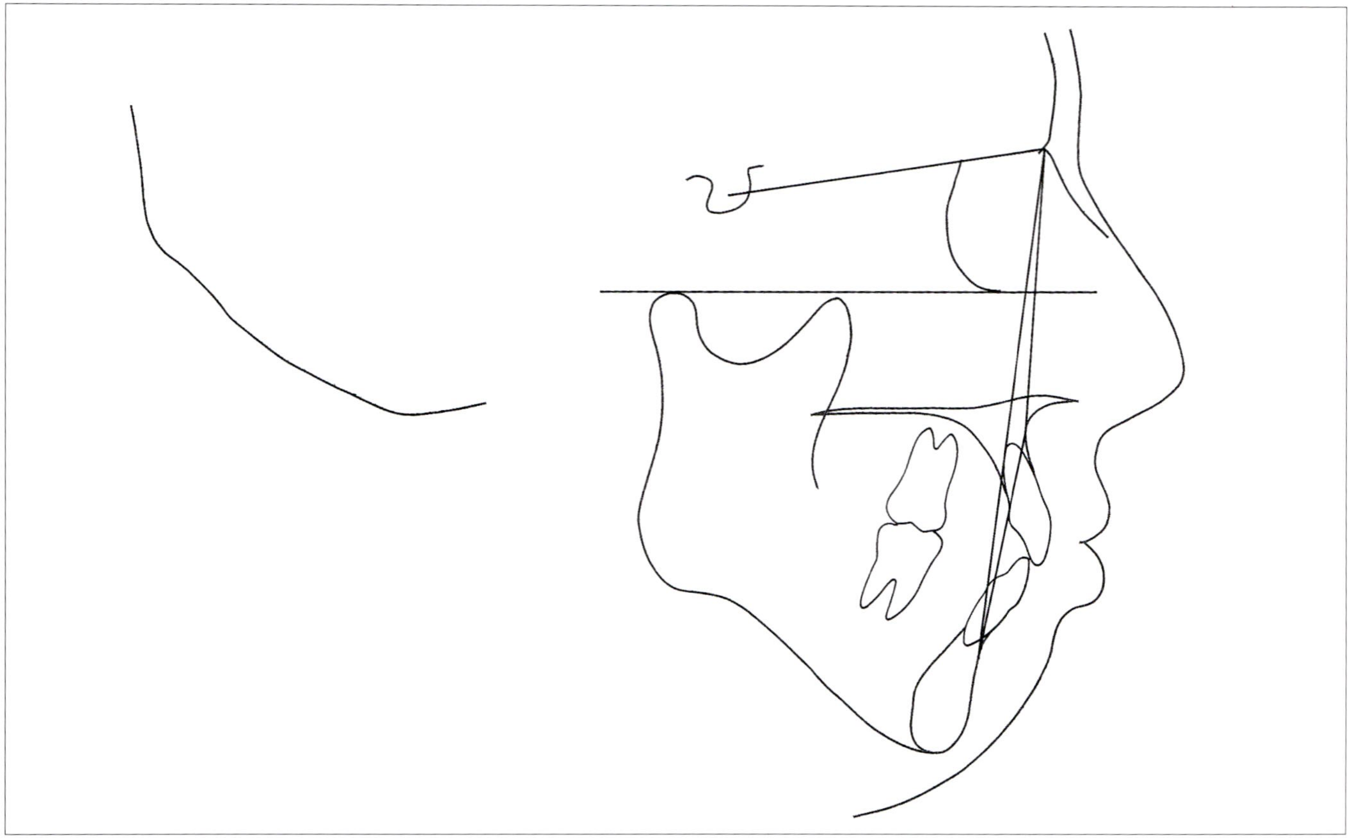

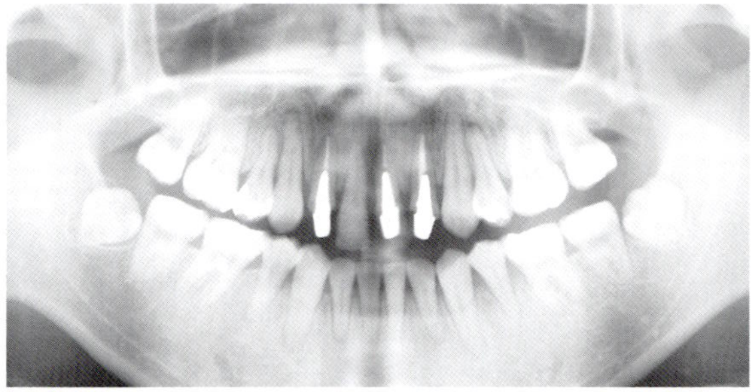

症例 9　開咬合・下顎後退

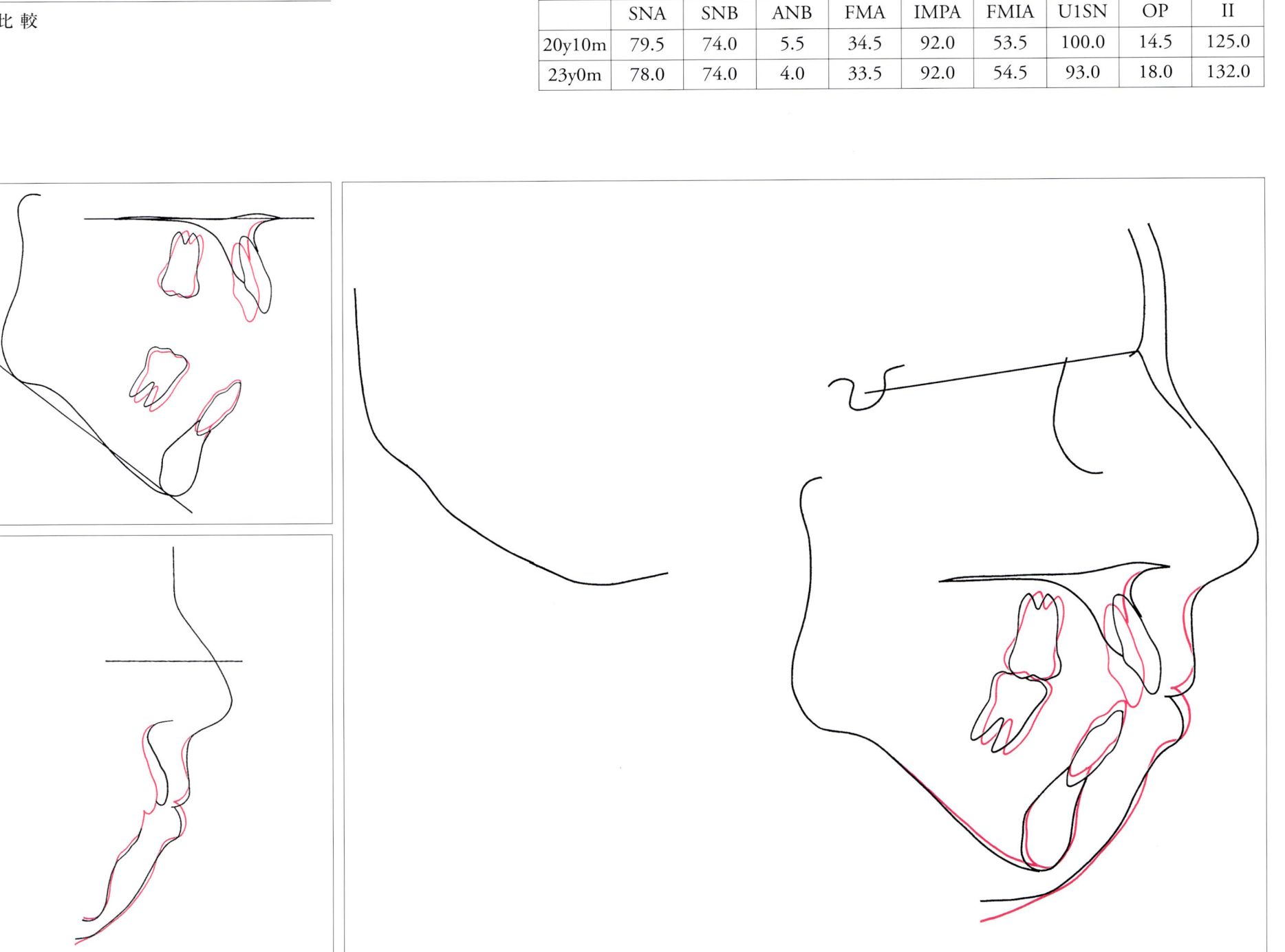

前後比較

	SNA	SNB	ANB	FMA	IMPA	FMIA	U1SN	OP	II
20y10m	79.5	74.0	5.5	34.5	92.0	53.5	100.0	14.5	125.0
23y0m	78.0	74.0	4.0	33.5	92.0	54.5	93.0	18.0	132.0

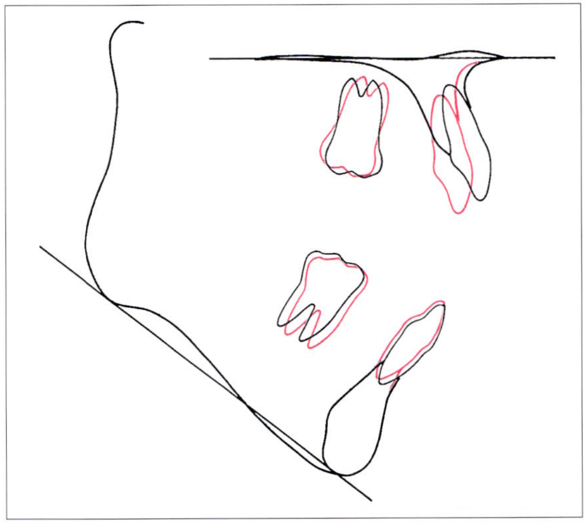

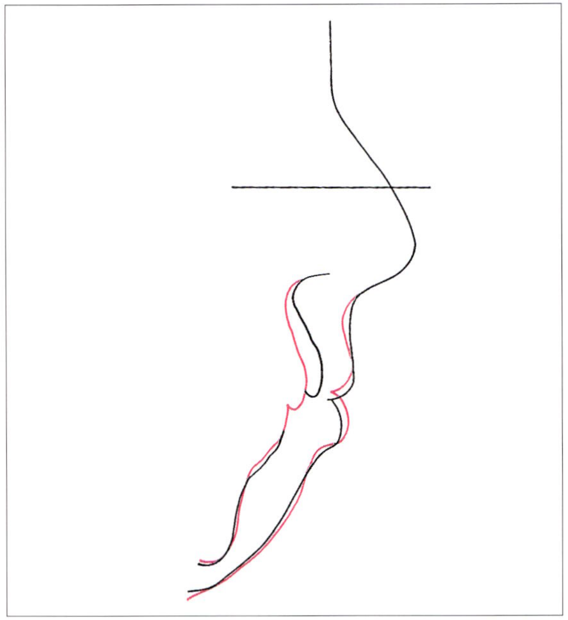

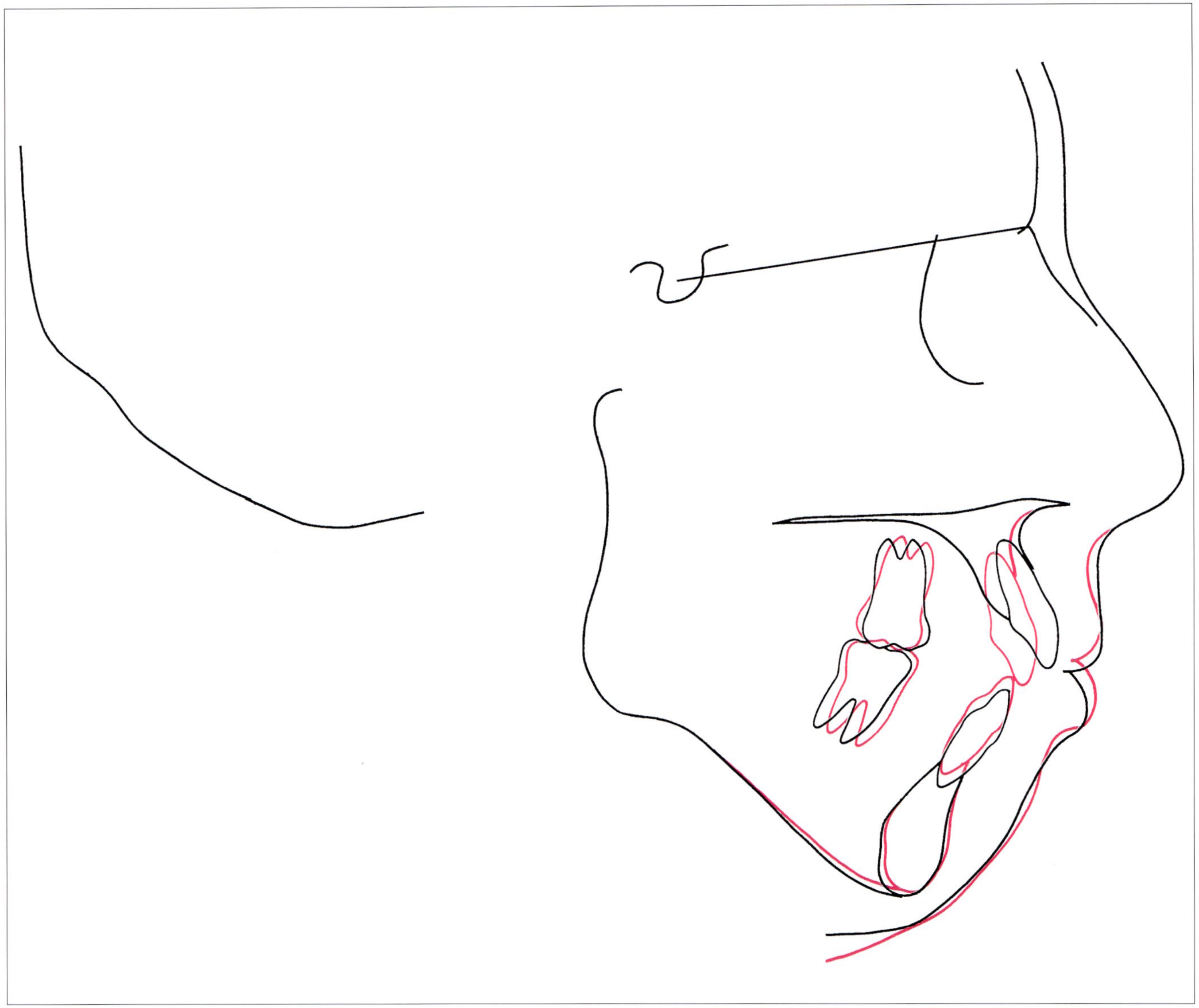

症例10
開咬合

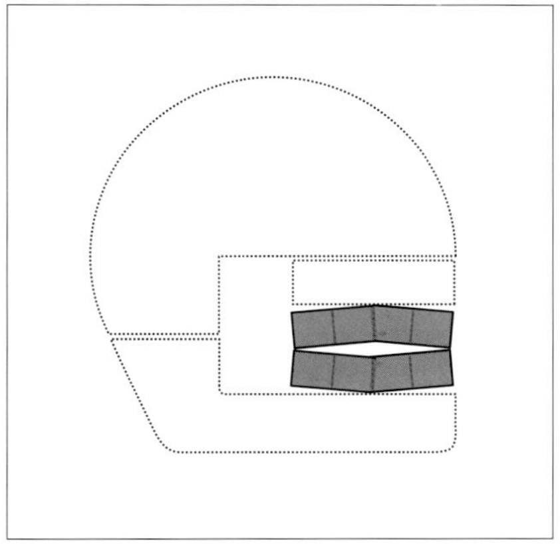

初診時年齢	性別	Overbite	Overjet	Angle分類	抜歯部位	動的治療期間	症例の特徴
11y10m	女性	0.5mm	3.0mm	Class I	4|4 4|4	2y1m	側方部開咬合

- 顔貌所見　正貌はほぼ左右対称である。側貌は下顎面高が高く convex type で、オトガイ部は後退し上下口唇はやや突出している。口唇閉鎖に伴う口腔周囲筋の目立った緊張は認められない。
- 口腔内所見　側切歯から第一大臼歯近心まで咬合していない両側性の側方部開咬合である。上下顎前歯部は叢生状態を呈する。低位舌、舌癖を認める。口腔衛生状態は不良で、重度の歯肉炎である。
- X線所見　顎の奥行きに対して、中顔面、下顔面ともに高さ優位な症例である。1\|1 根尖部に逆性の埋伏過剰歯2歯を認める。
- 治療方針　Space discrepancy の解消と咬合の確立のため 4\|4 4\|4 を抜歯する。口腔筋機能療法を併用する。
- 結果と考察　側方部開咬合症例である。治療後咬合は安定しており、硬組織の形態変化に軟組織の機能が適応したものと考えられる。

症例10　開咬合

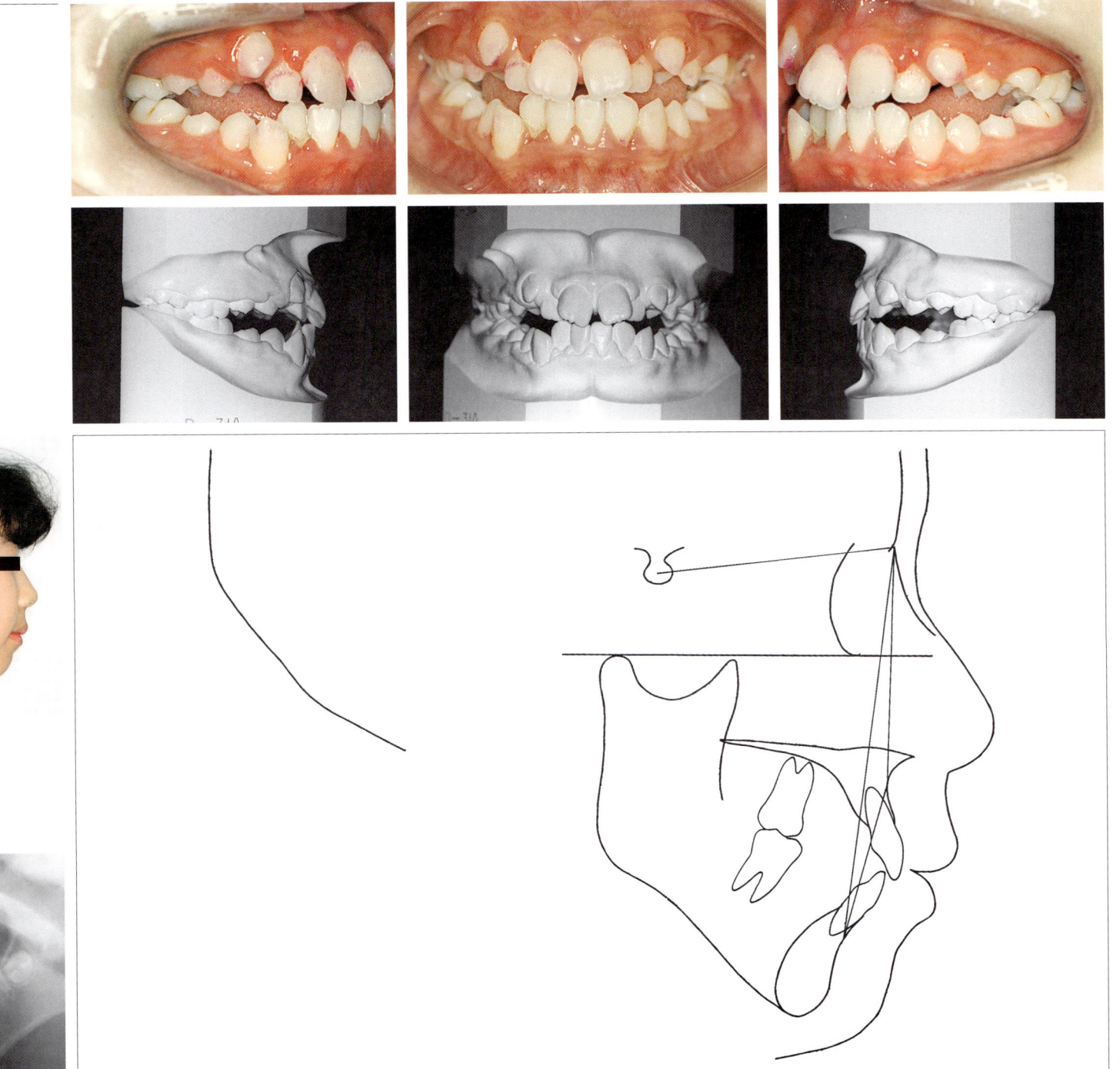

治療前

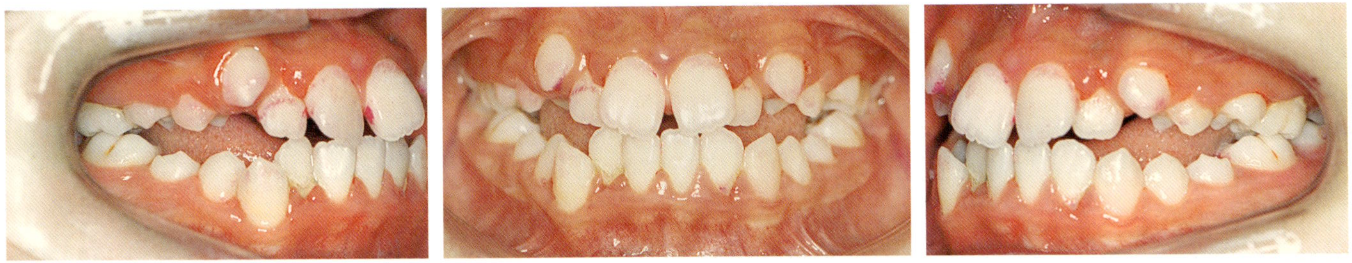

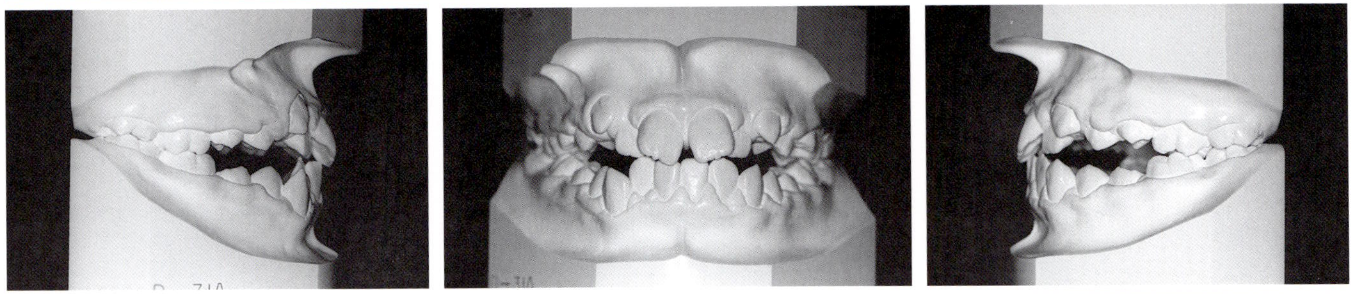

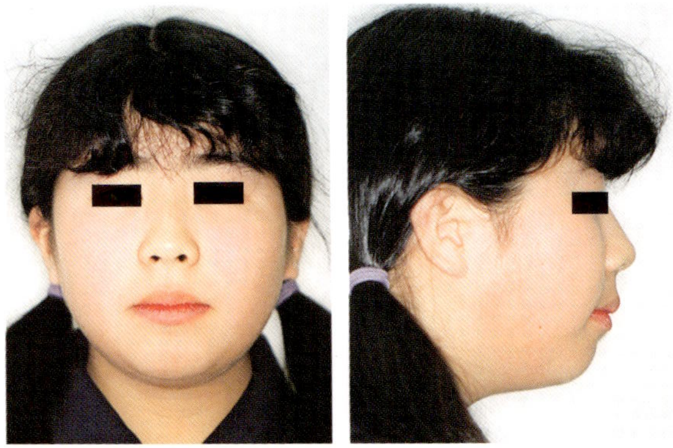

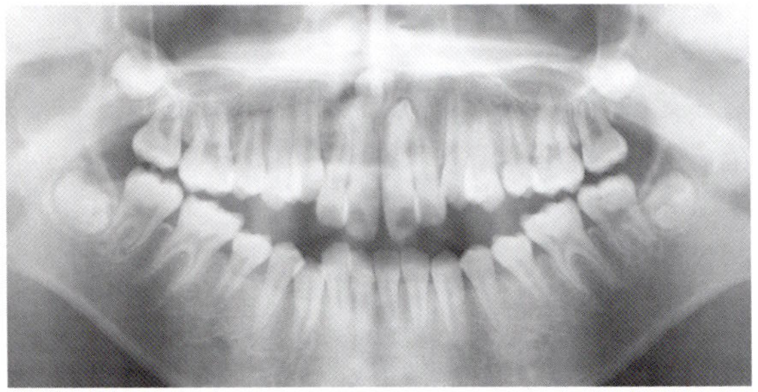

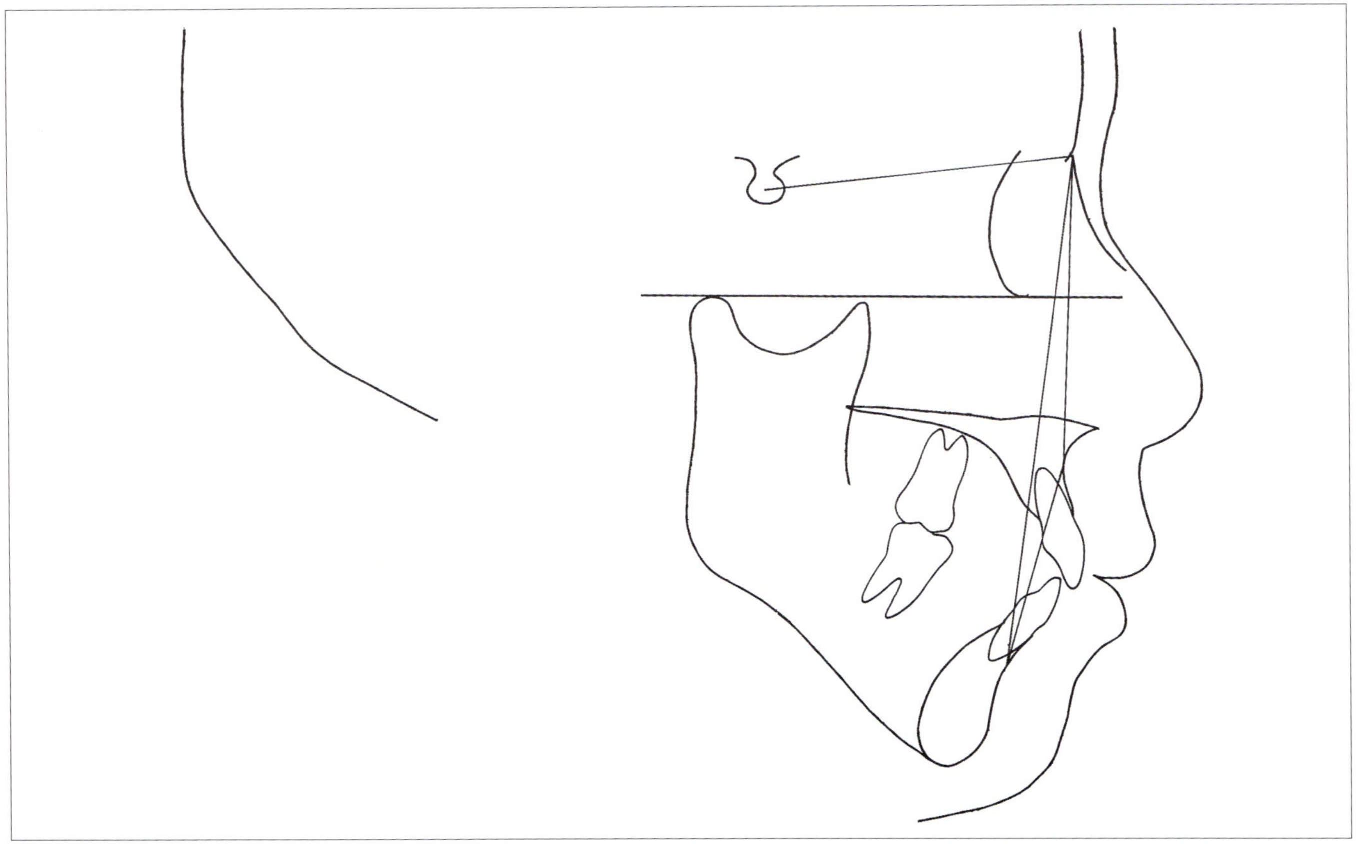

治療後

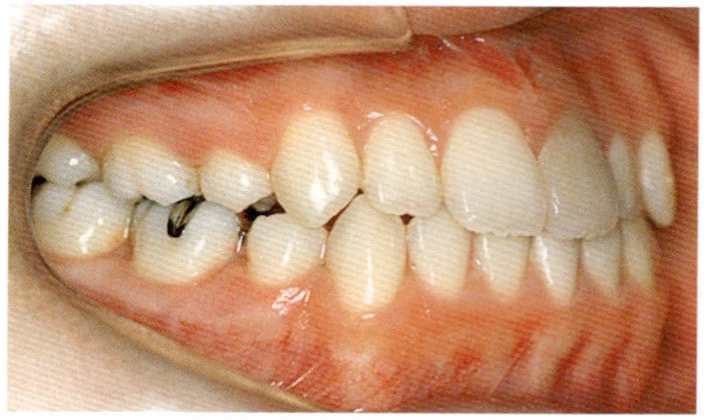

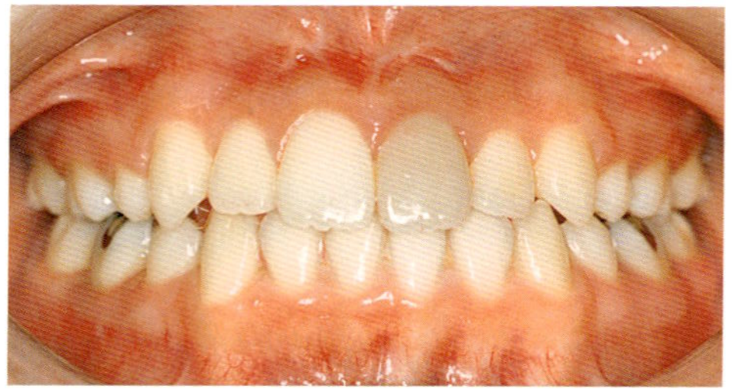

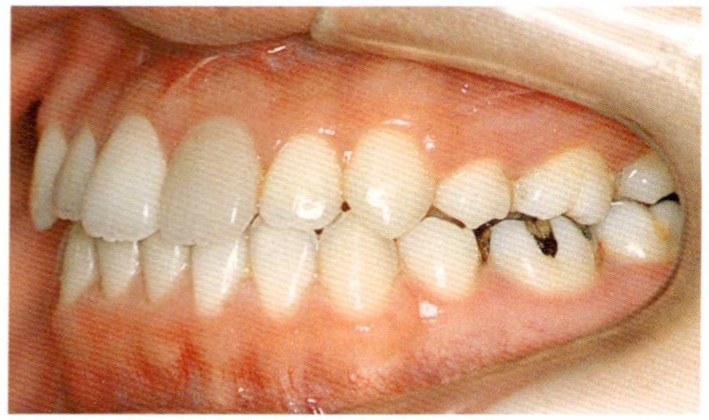

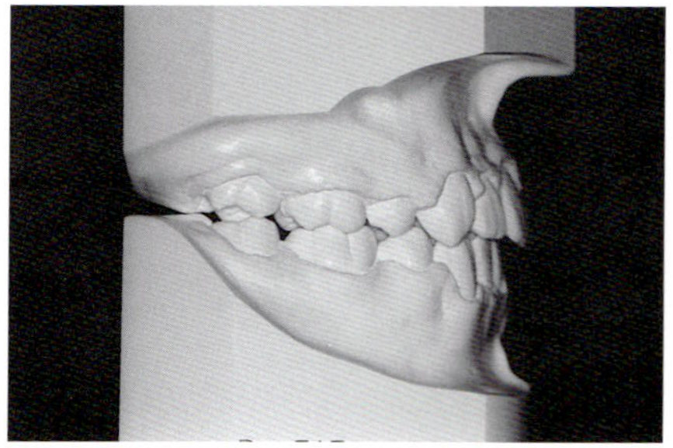

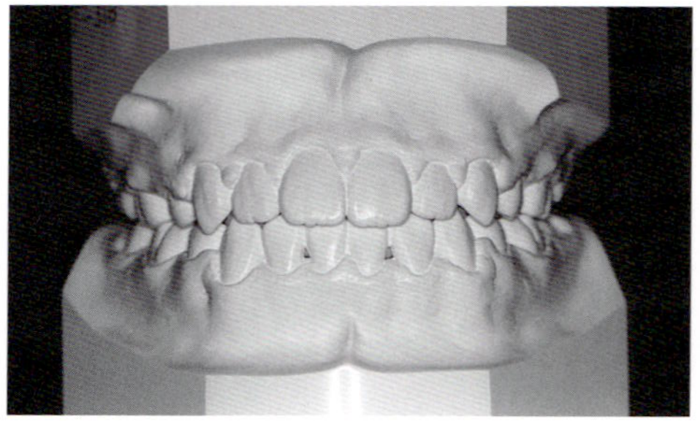

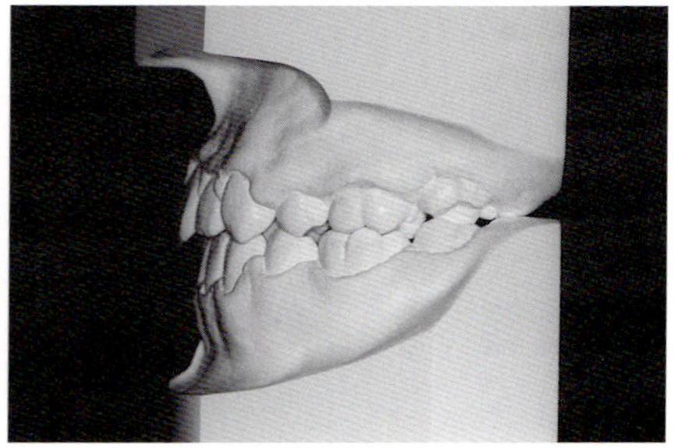

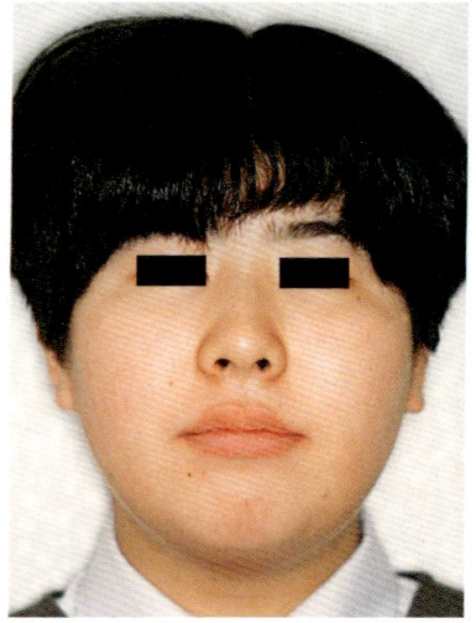

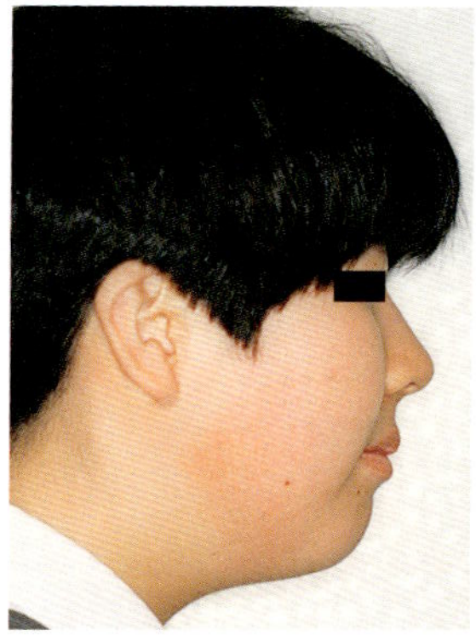

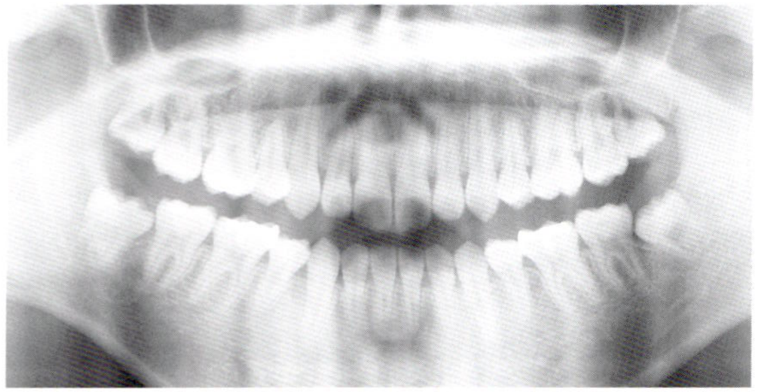

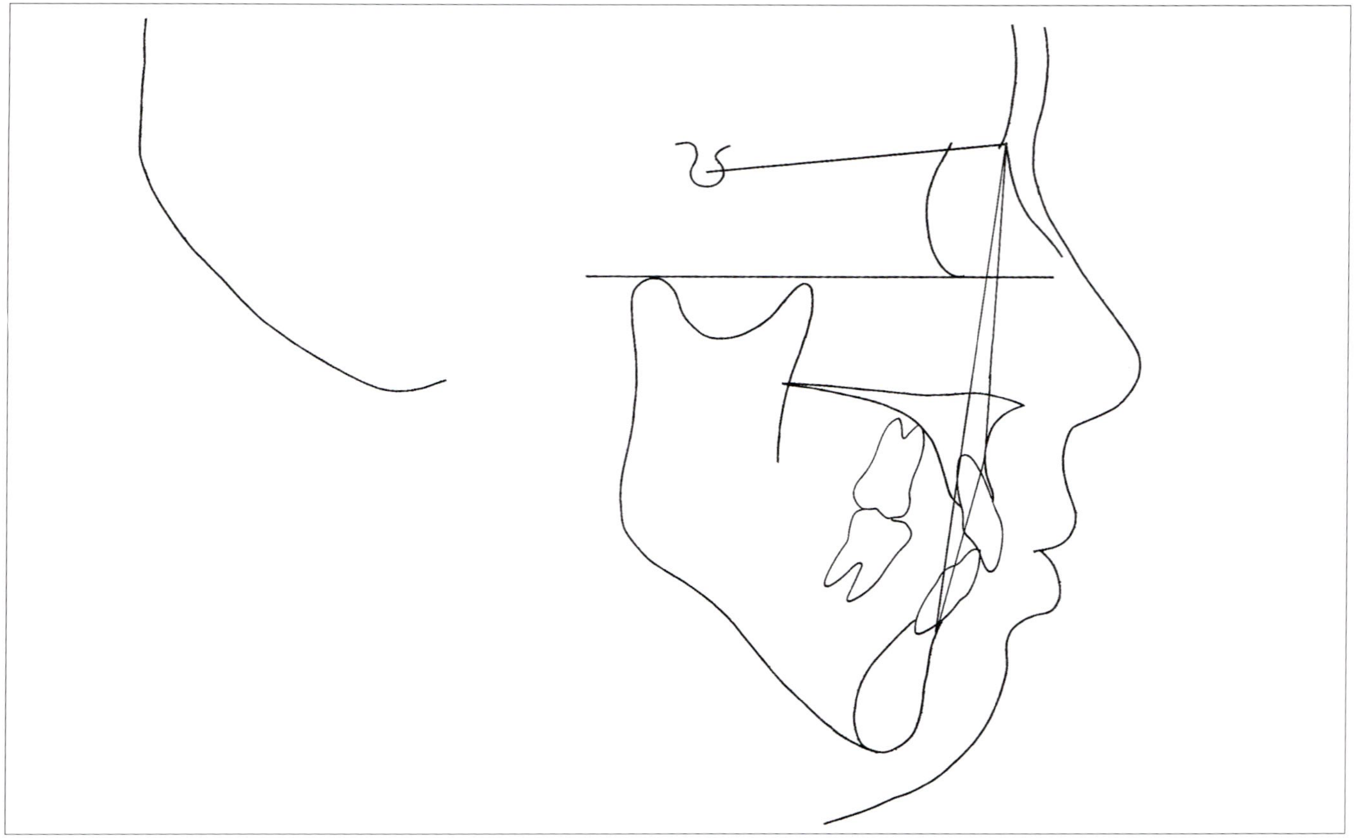

症例10　開咬合

前後比較

	SNA	SNB	ANB	FMA	IMPA	FMIA	U1SN	OP	II
11y10m	81.5	76.0	5.5	41.5	89.0	49.5	99.0	22.0	124.0
14y9m	81.0	76.5	4.5	41.5	86.5	52.0	98.0	24.0	128.0

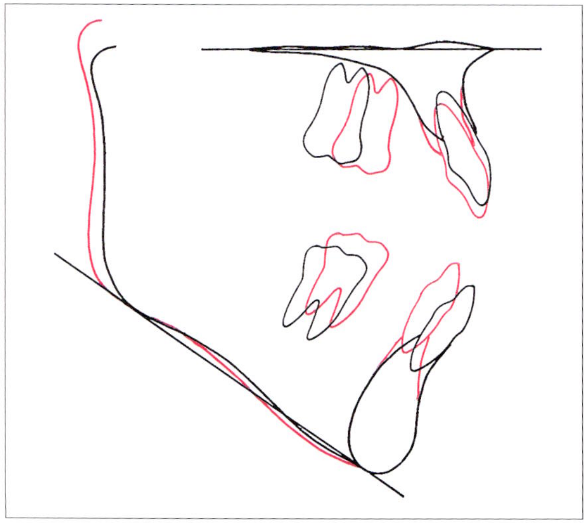

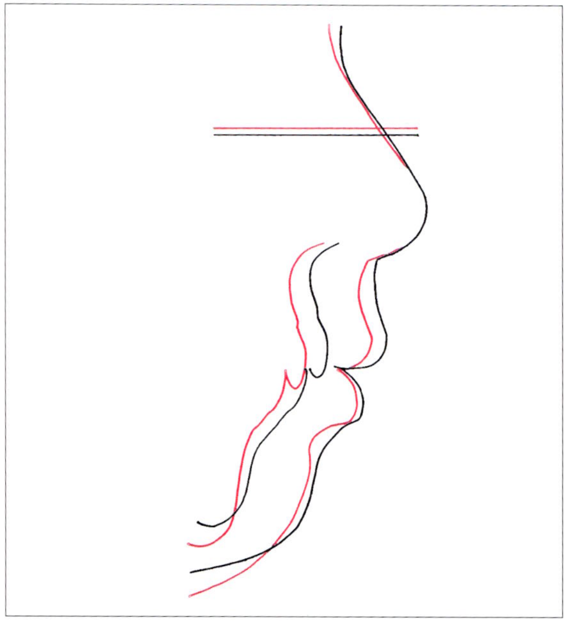

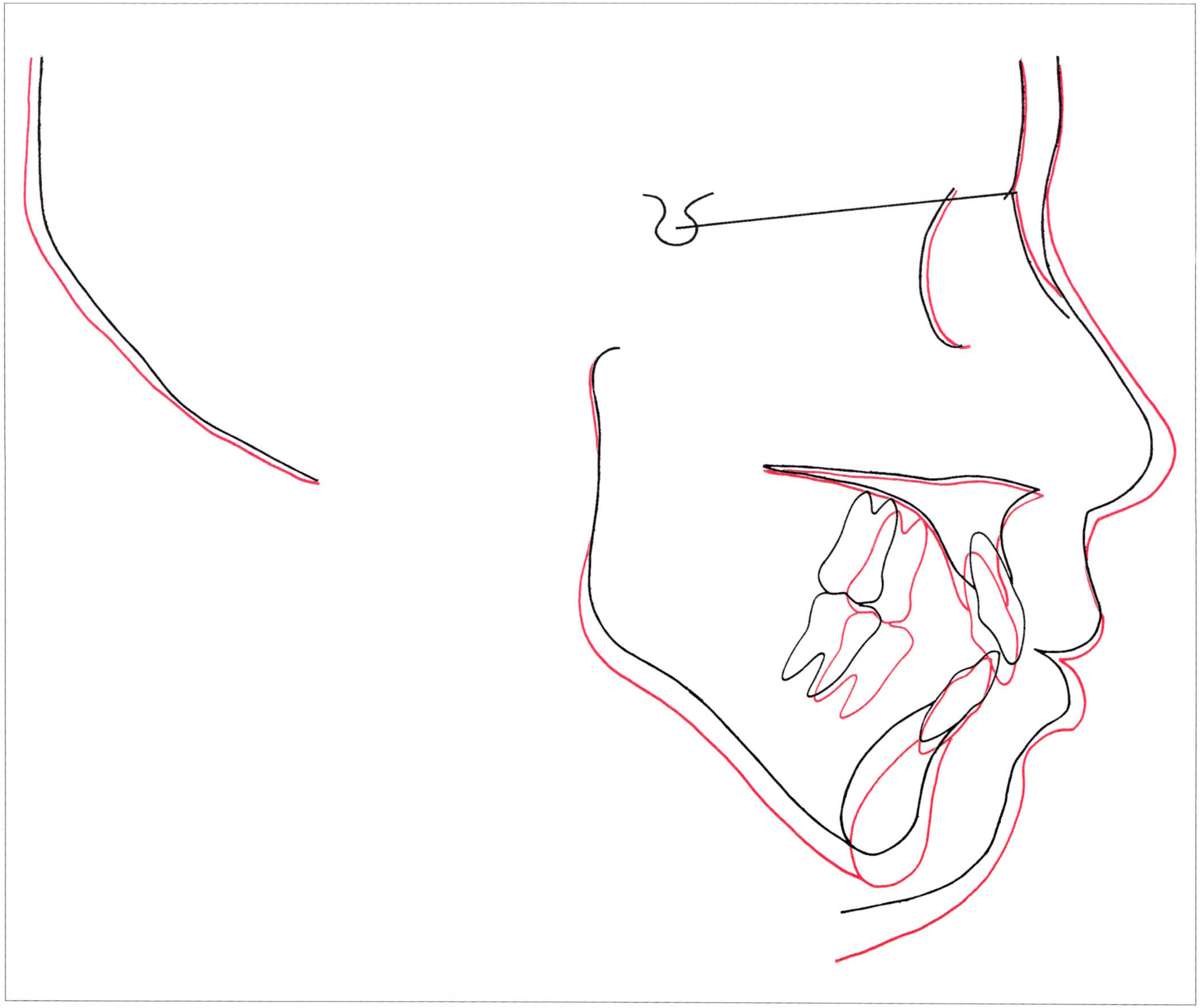

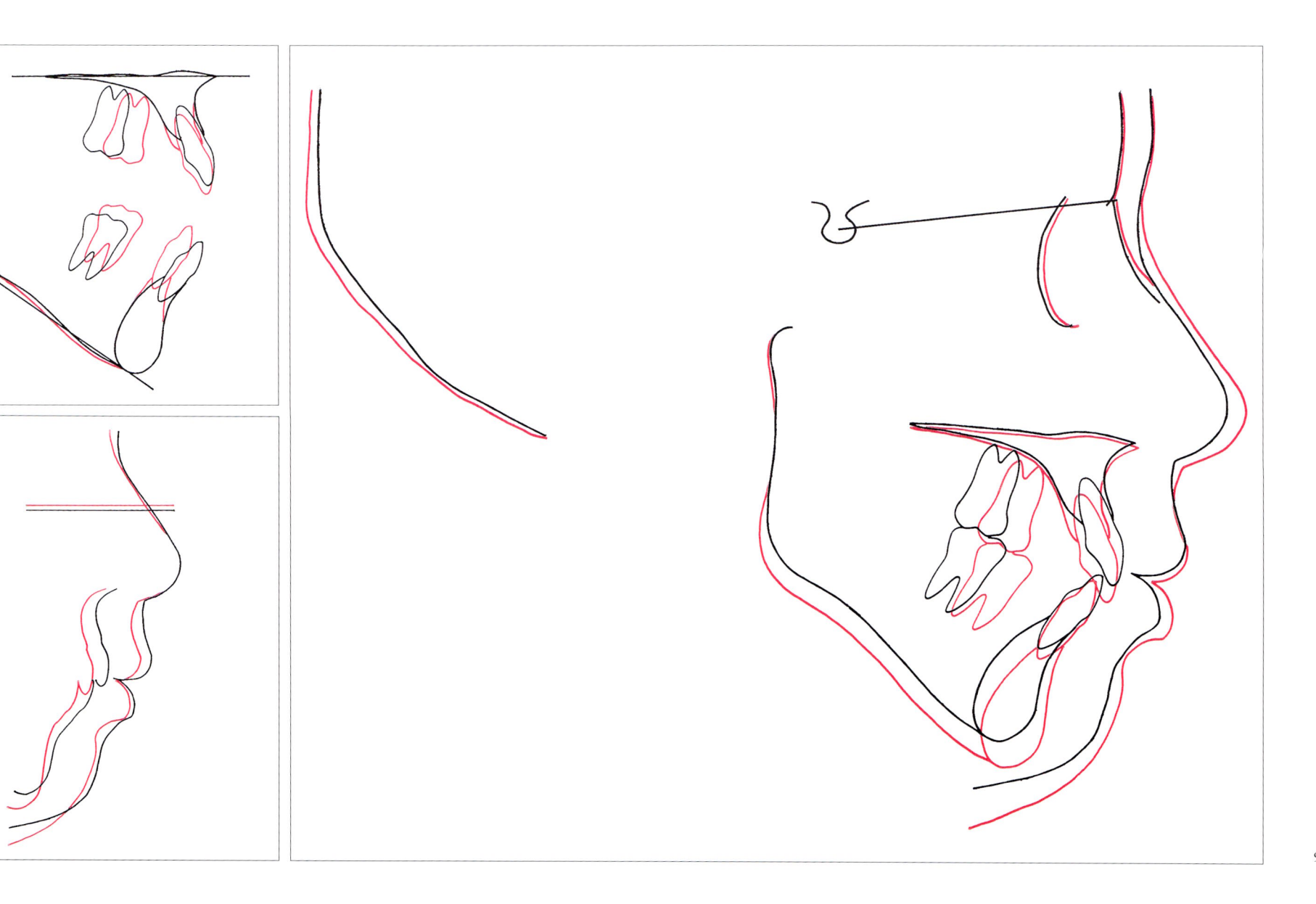

症例11

開咬合・交叉咬合・偏位咬合・偏位顎

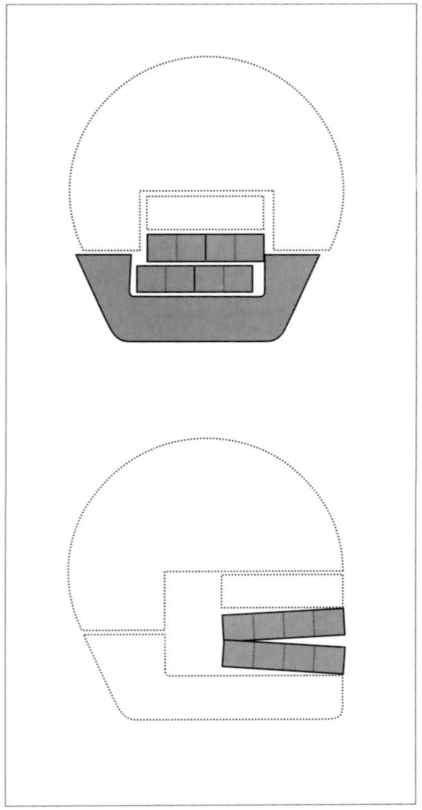

初診時年齢	性別	Overbite	Overjet	Angle分類	抜歯部位	動的治療期間	症例の特徴
16y3m	女性	-8.0mm	0.0mm	Class I	2|	2y4m	外科・|2欠如歯・2|矮小歯

- ●顔貌所見　下顎面高が高く、口唇閉鎖時にオトガイ筋の緊張が認められる。正面観では下顎の右側への偏位が認められる。
- ●口腔内所見　第一大臼歯から前方が開咬合を呈しており、2|は先天欠如、2|は矮小歯である。下顎正中線が右側へ3mmほど偏位している。
- ●X線所見　下顎角が開大し、nasal floorが前上がりで下顎面高が高い。
- ●治療方針　骨格的要因の強い開咬合であり外科的矯正治療の適応症と判断した。2|を抜歯し、下顎枝矢状分割法を併用して治療を行うこととした。
- ●結果と考察　下顎面高が高く、偏位顎であったことから外科的処置を併用して咬合の改善を図った症例.

(明海大学在職中の症例)

症例11　開咬合・交叉咬合・偏位咬合・偏位顎

治療前

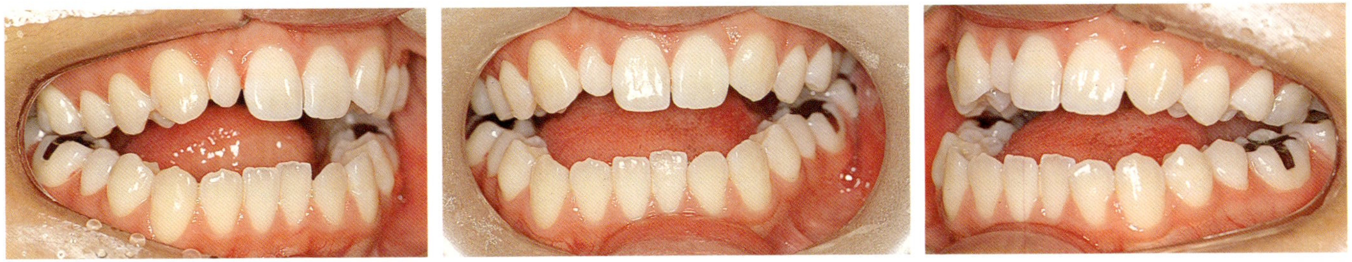

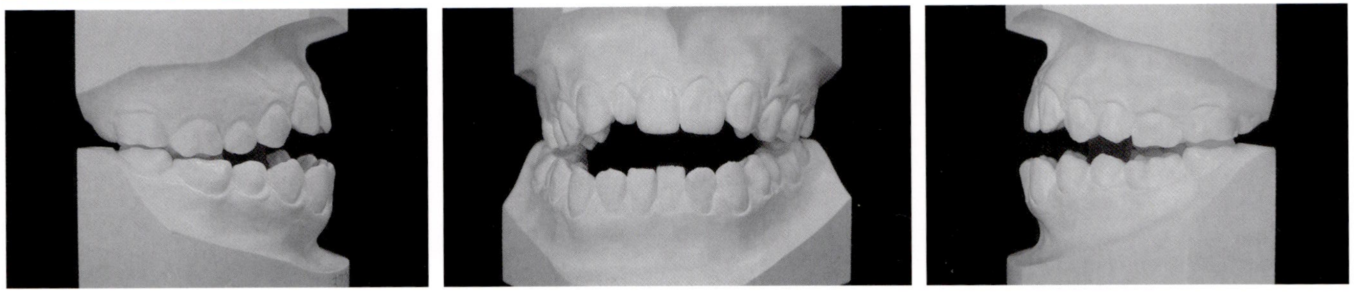

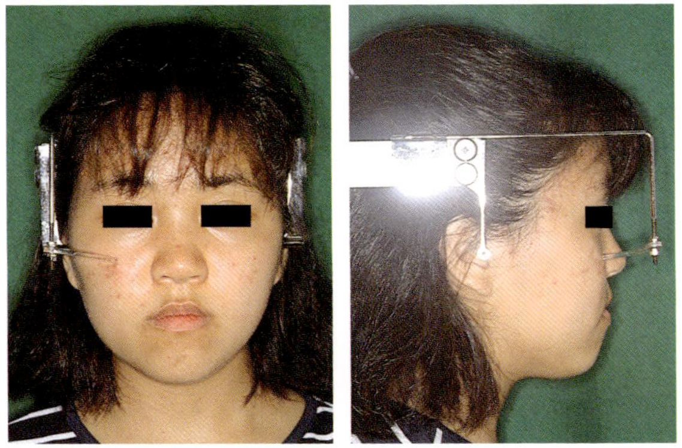

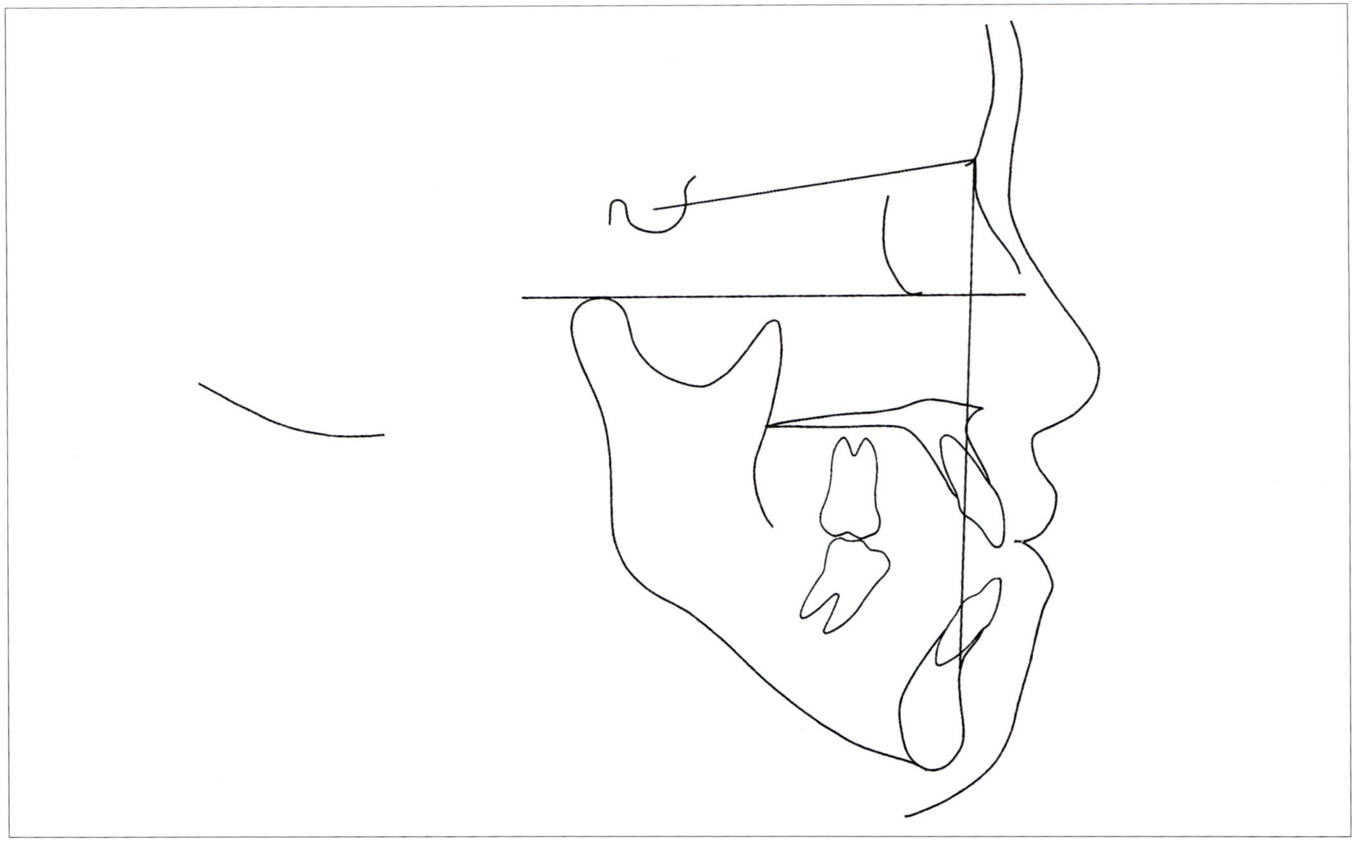

外科処置前

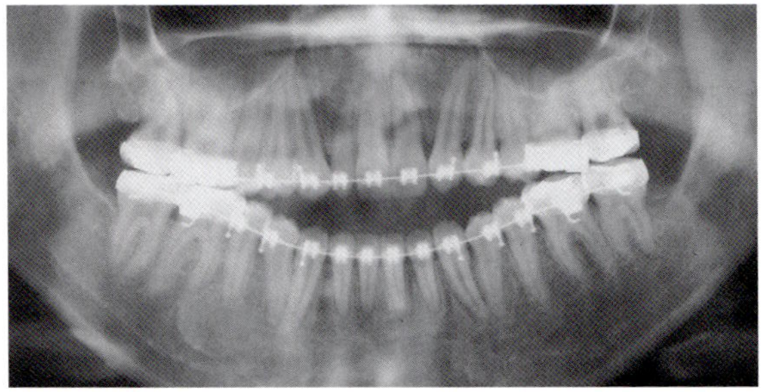

治療後

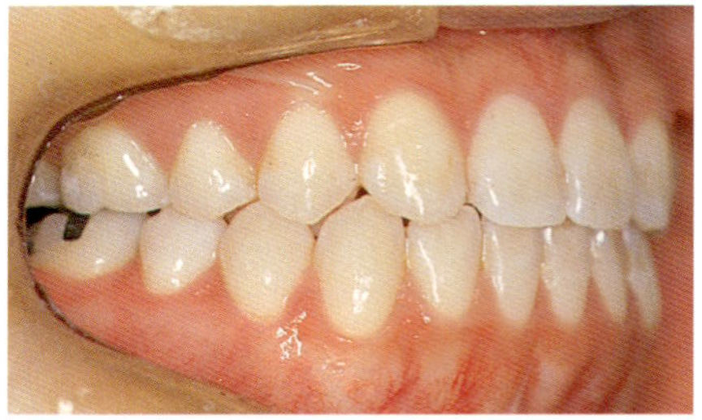

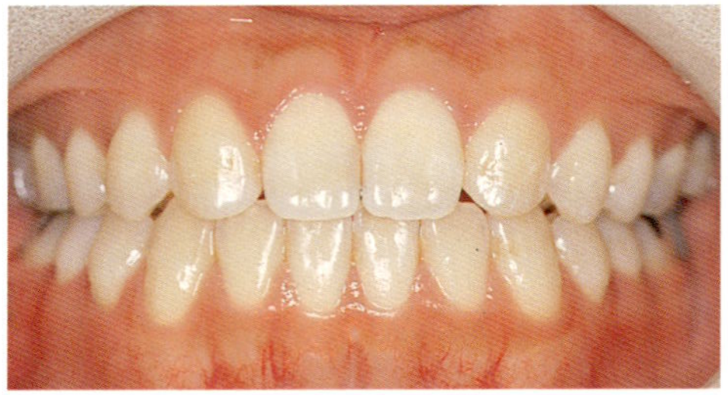

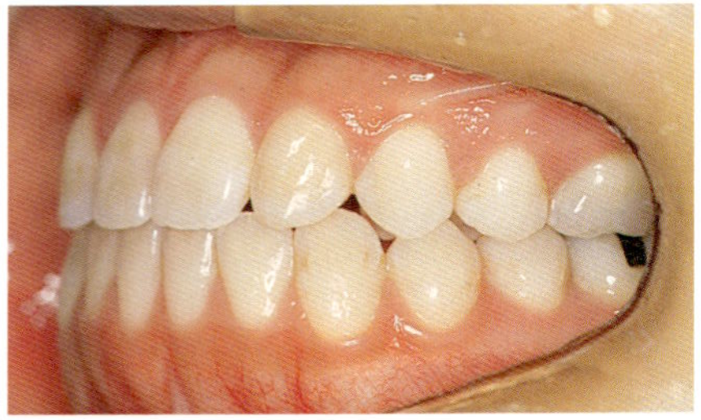

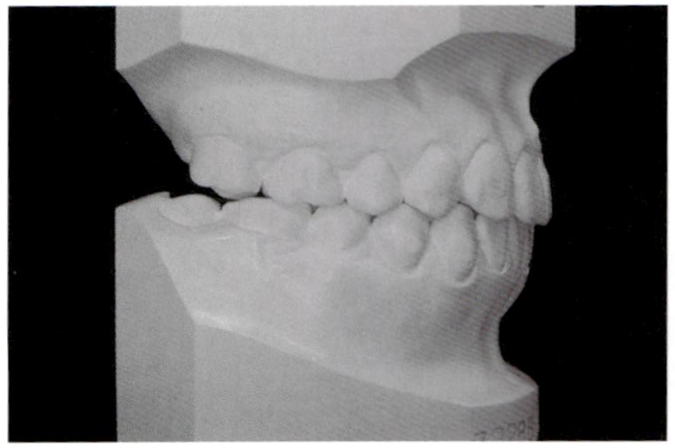

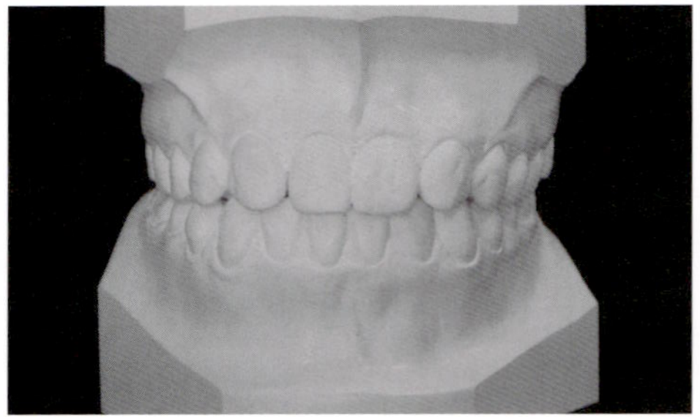

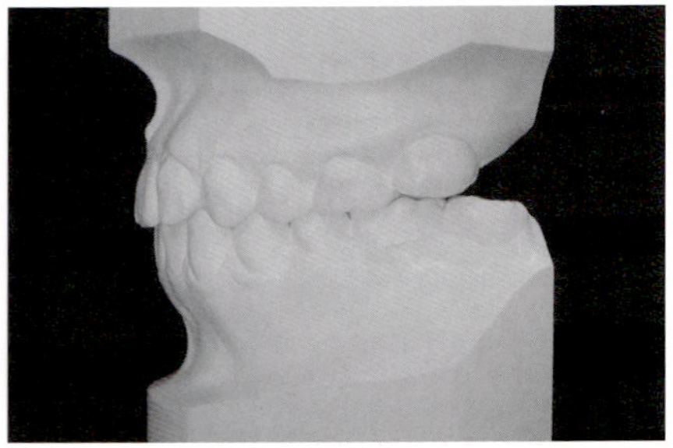

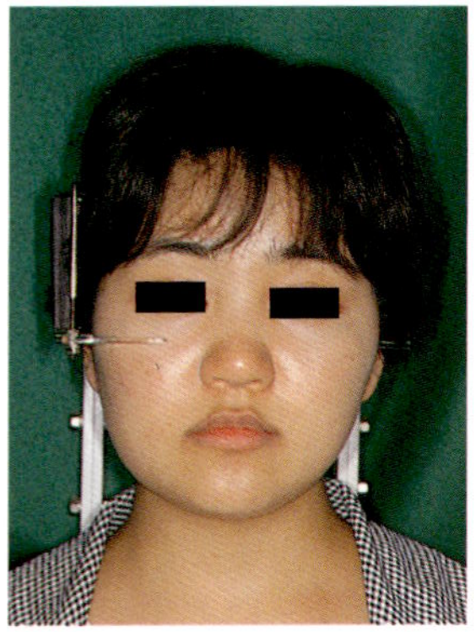

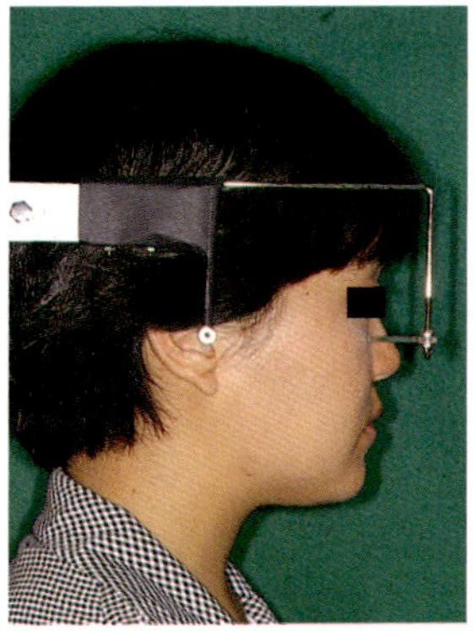

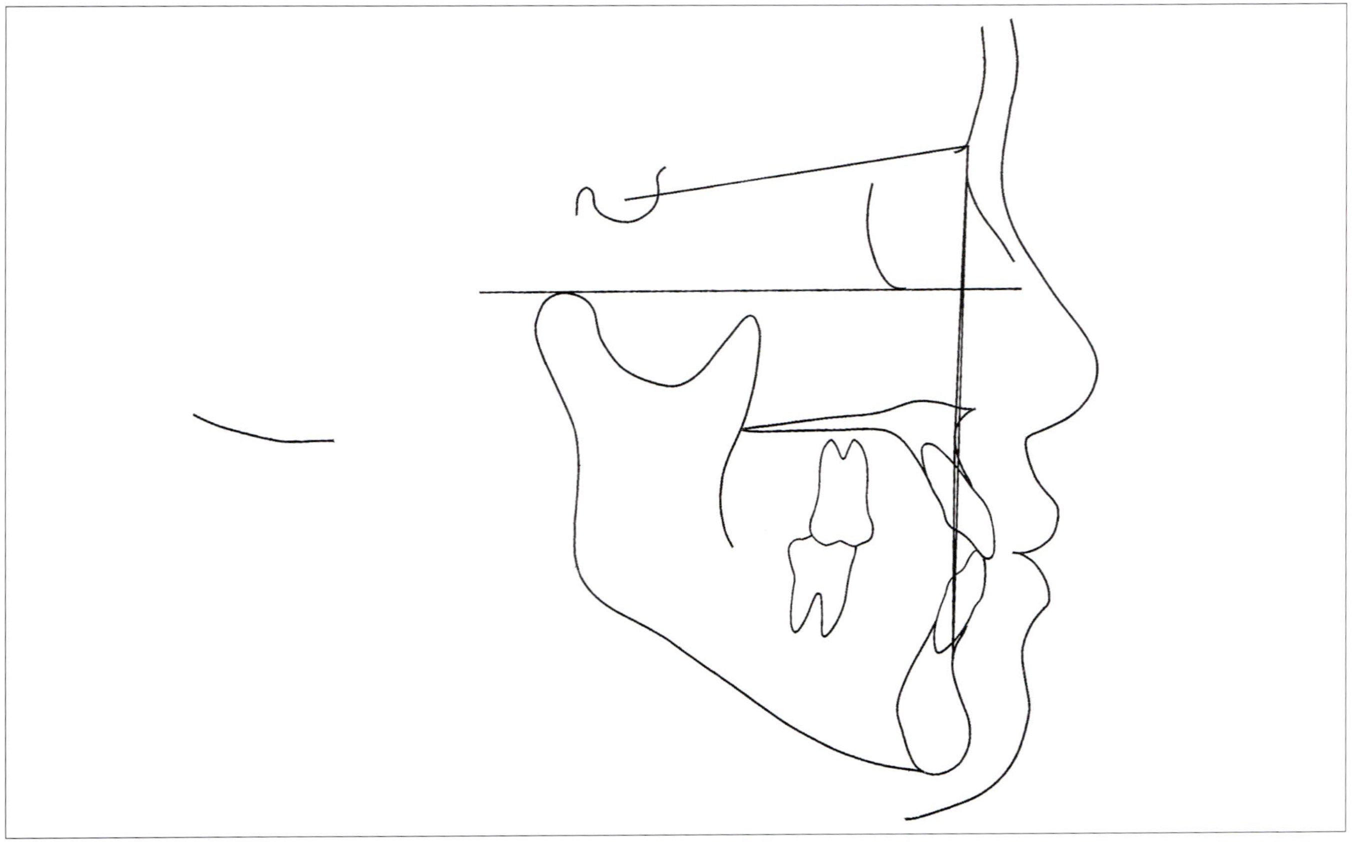

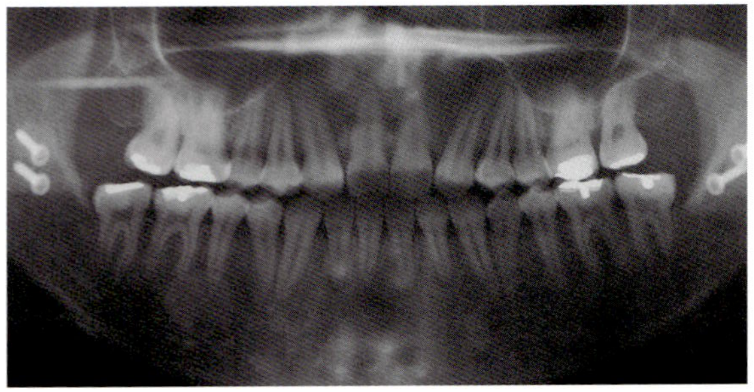

症例 11　開咬合・交叉咬合・偏位咬合・偏位顎

	SNA	SNB	ANB	FMA	IMPA	FMIA	U1SN	OP	II
16y3m	79.0	79.0	0.0	34.0	92.0	54.0	106.0	10.0	119.0
20y0m	79.0	79.5	-0.5	28.5	85.0	66.5	109.0	6.5	129.0

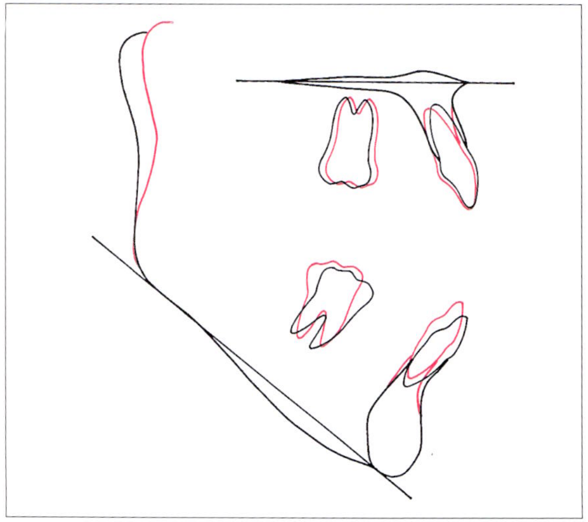

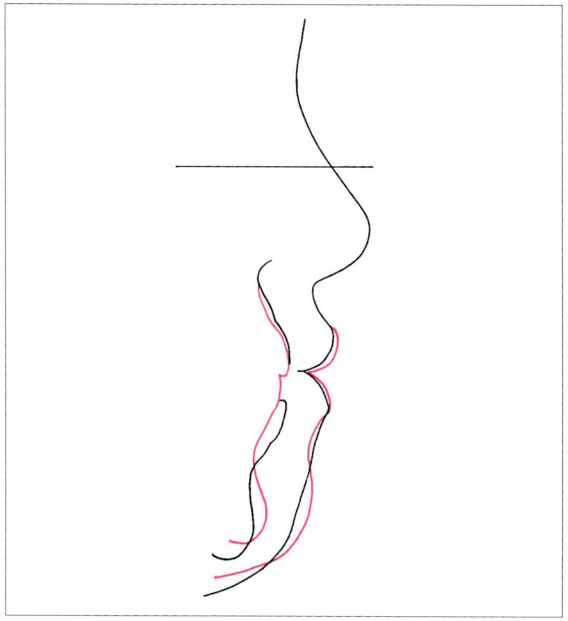

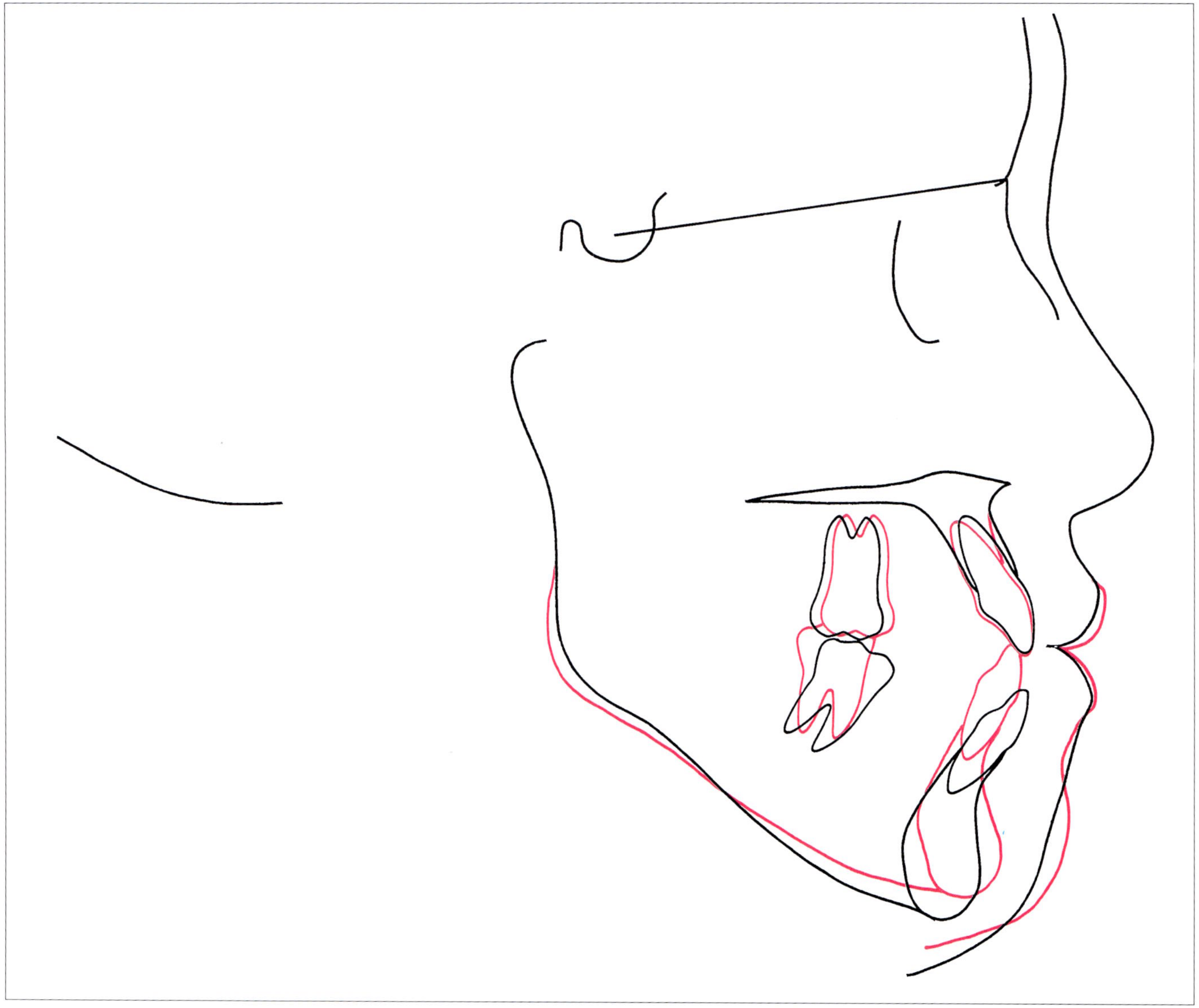

前後比較

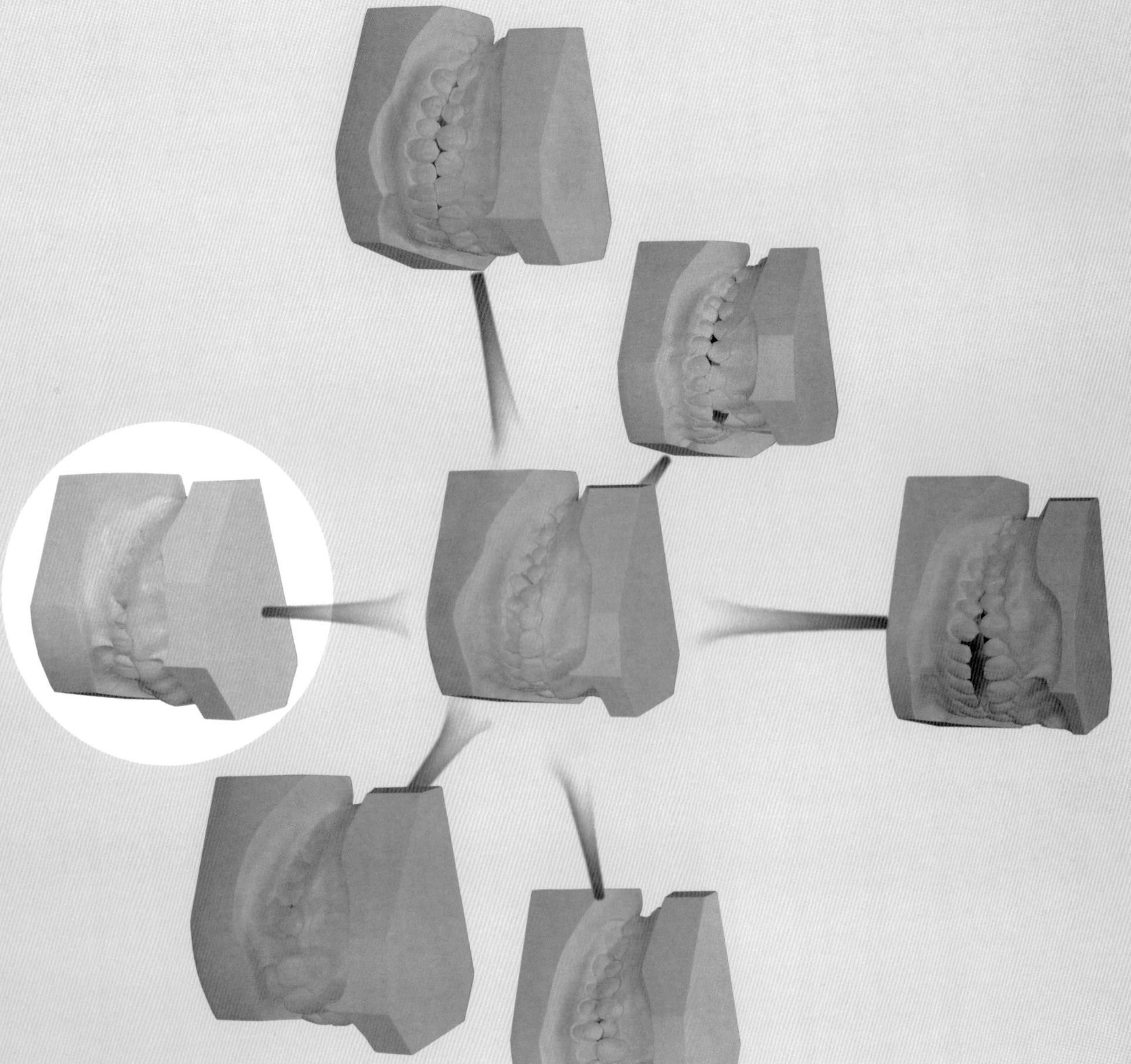

過蓋咬合 Deep bite

過蓋咬合という用語は、今回の分類上の呼称としてその意味と内容に十分な妥当性があることから、呼び替えることなく従来どおり過蓋咬合とした。上顎歯列と下顎歯列との垂直（上下）的対向関係における不正には、overbite がマイナス（−）になる開咬合と overbite があり過ぎる（++）過蓋咬合とがある。一般に過蓋咬合の多くは、被蓋が深すぎることだけで要治療とみなされることは少なく、上突咬合やいわゆる Angle Class II div. 2 の不正咬合などに随伴した不正として捉えられることが多いと思うが、ここでは overjet に関係なく、被蓋の深すぎるものを過蓋咬合と呼ぶので、下突咬合であっても上下的には過蓋咬合であり、また前歯部だけでなく臼歯部の被蓋が深すぎれば、それもその部の過蓋咬合ということになる。

被蓋が深くなる要因を単純にいえば、オクルーザルストップがないために歯牙が挺出してその部の歯群を形成することで、下顎歯列弓では一般に Spee の彎曲が強くなることである。過蓋咬合を改善する機序は多様で、使用する装置のメカニズムや術者の被蓋に対する考え方によって対応は異なるが、ここでは典型的な2例を呈示した。

過蓋咬合の治療メカニズムは "歯牙を圧下すること" と考えるほど単純ではない。もちろん、垂直（上下）方向の不正であるから、高位にある歯牙の圧下は重要な移動方法ではあるが、実際の臨床に当たっては、成長発育や上下顎の前後関係、下顎骨の形態、歯軸の傾斜、抜歯部位の有無や抜歯部位などを複合的に考慮して治療のシステムを組み立てる。いわゆる Angle Class II div. 2 に代表される過蓋咬合は、前下顔面高が短い short face であることが多く、この種のケースは固定源が比較的強固であることやその顔貌から、なるべく非抜歯での治療を勧める向きが一部にあるようだが、画一的な考え方に固守することなく、柔軟に対応することが望まれる。

（重間登喜男）

症例12

過蓋咬合・下後退顎・両後退歯列

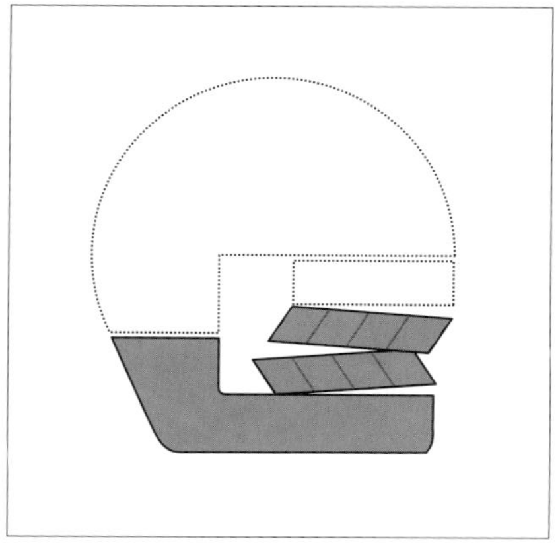

初診時年齢	性別	Overbite	Overjet	Angle 分類	抜歯部位	動的治療期間	症例の特徴
19y6m	男性	11.0mm	2.0mm	Class II div. 2	74|47 5|5	3y0m	両後退歯列

- ●顔貌所見　口唇部は引き締まった感じで, 特に下口唇部において強い張りがある。正貌では左右非対称で右側の顎角がより張っている。

- ●口腔内所見　著しい過蓋咬合で, 3̲|3̲の唇側転位が著明である。上下歯列対向関係の前後的なズレが大きい。5̲|は180°捻転している。

- ●X線所見　下顎枝はしっかりしているものの下顎骨体部が小さく, 下顎は上顎に比べて相対的に後方位をとり, かつ下顎の奥行きが短い。上下顎ともに前歯はかなり内傾しており, 明らかな後退歯列である。

- ●治療方針　顕著な Angle Class II div. 2 の形態で, また歯牙と顎の discrepancy も大きい。特に大臼歯対向関係の前後的位置関係のズレが大く治療の困難性が伺える。臼歯の II 級対向関係の改善は小臼歯の抜歯のみでは不可能と判断し, 7̲|4̲|4̲|7̲の抜歯により 6̲|6̲ の遠心移動を行うこととする。8̲|8̲ を 7̲|7̲ の代わりとする。

- ●結果と考察　典型的な両後退歯列, 過蓋咬合の症例である。咬合の挙上は, 上下顎前歯の圧下によりなされているが, 主として下顎前歯の圧下と前傾による。

症例12 過蓋咬合・下後退顎・両後退歯列

107

治療前

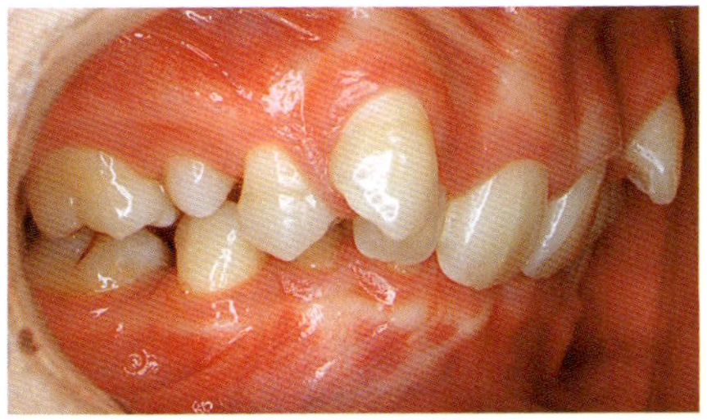

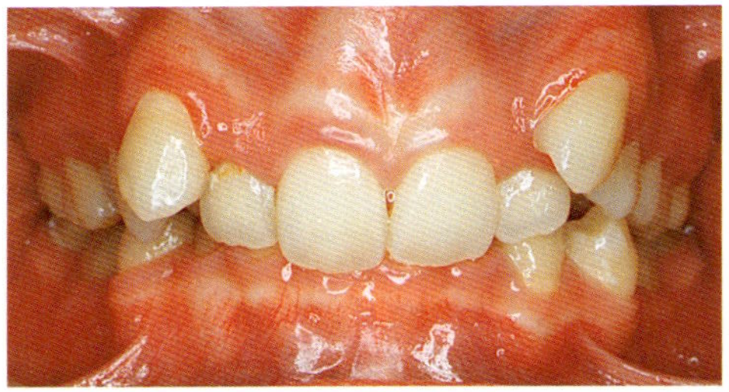

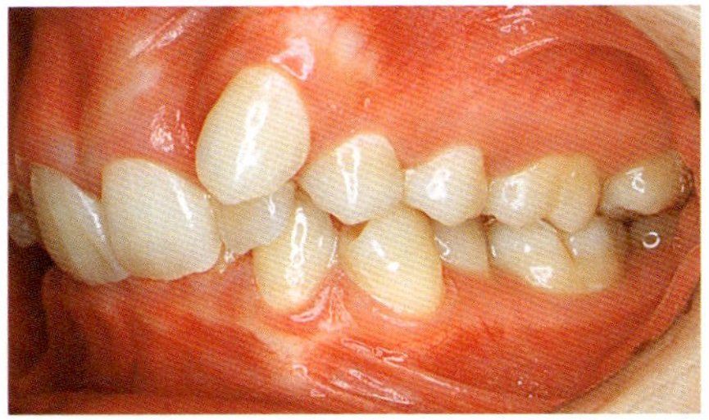

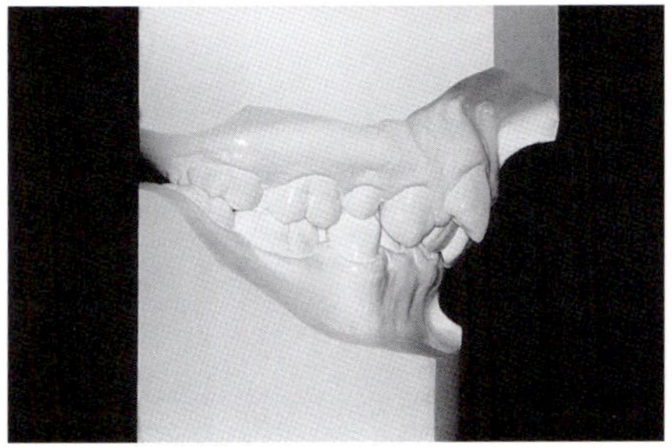

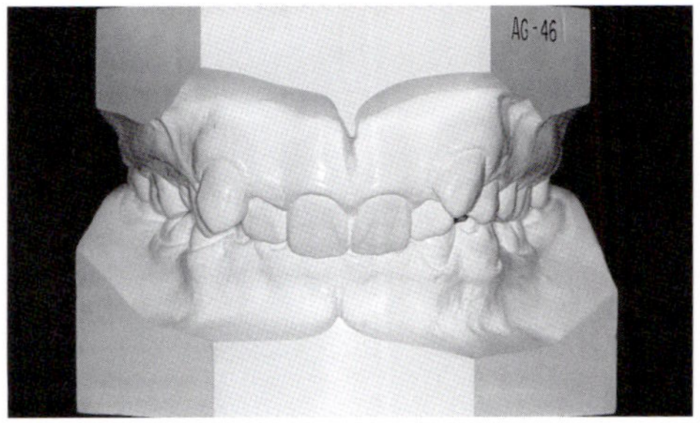

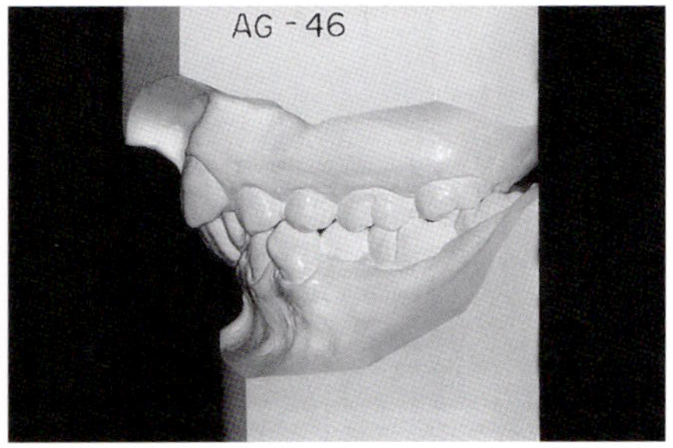

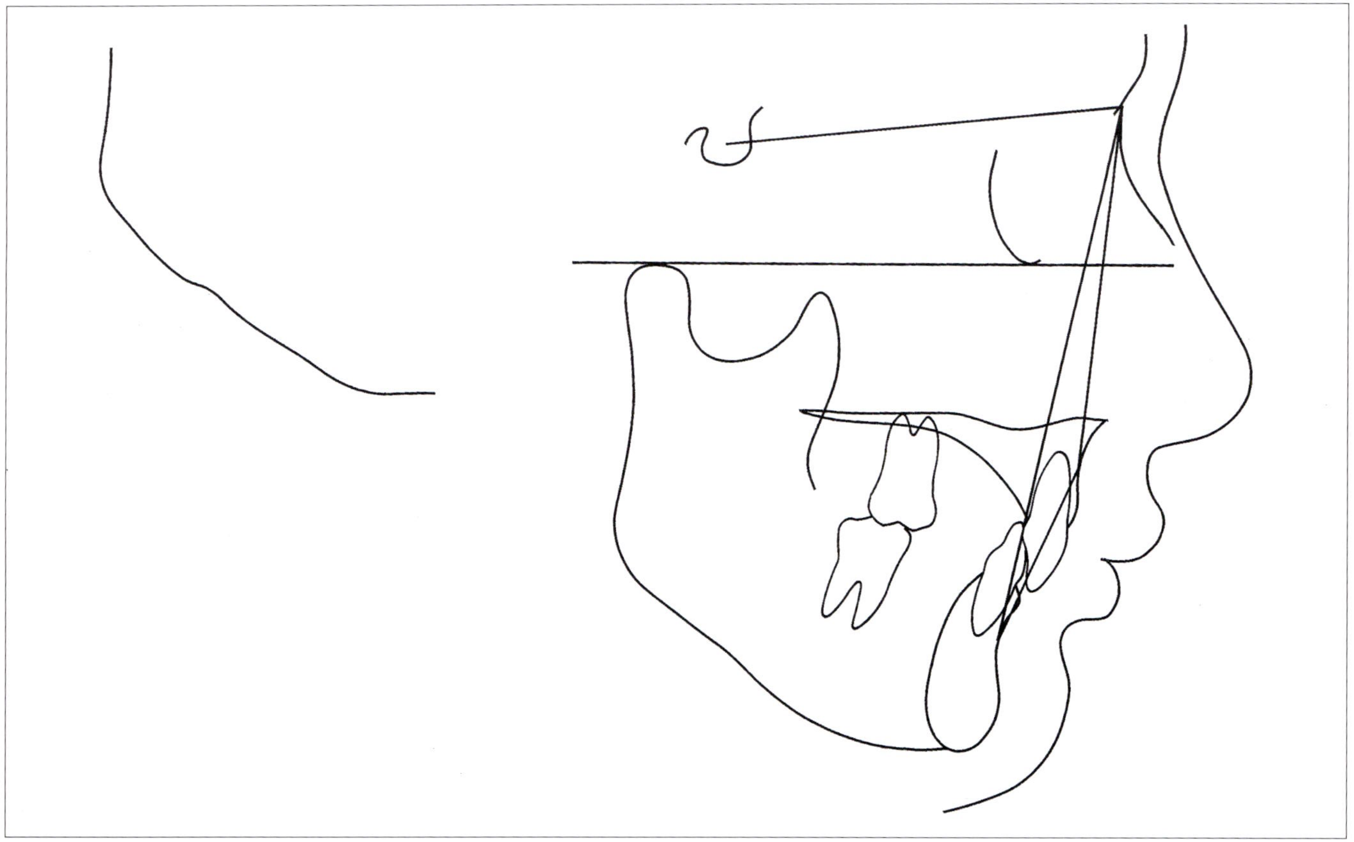

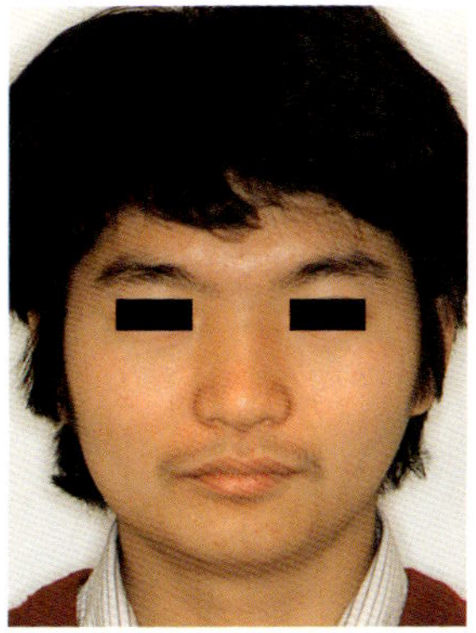

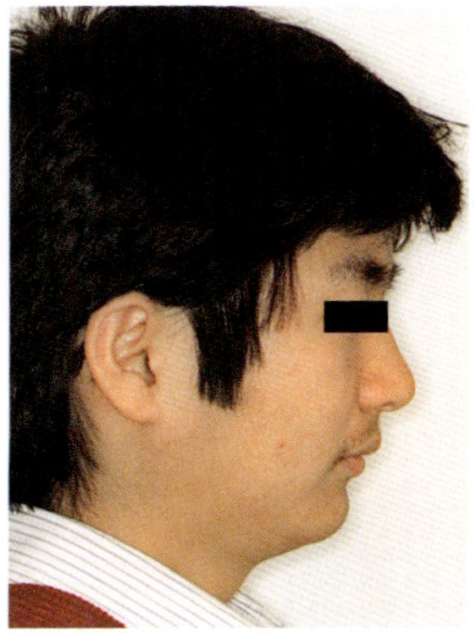

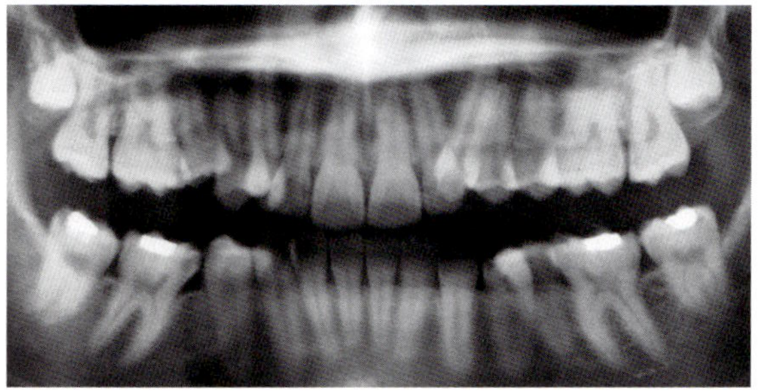

治療後

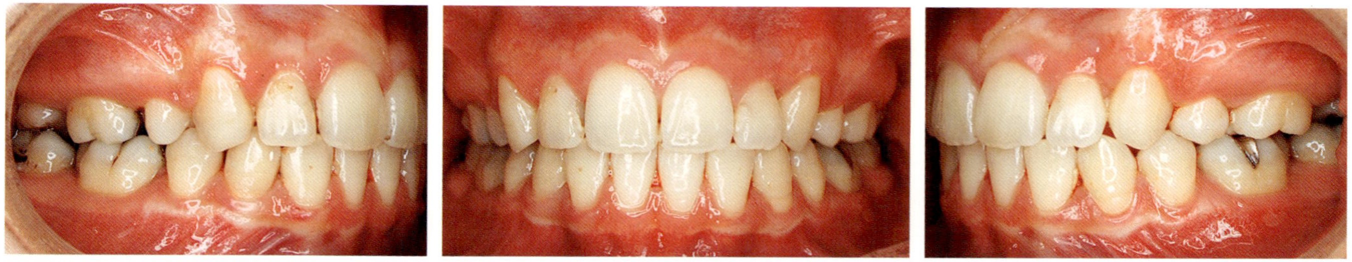

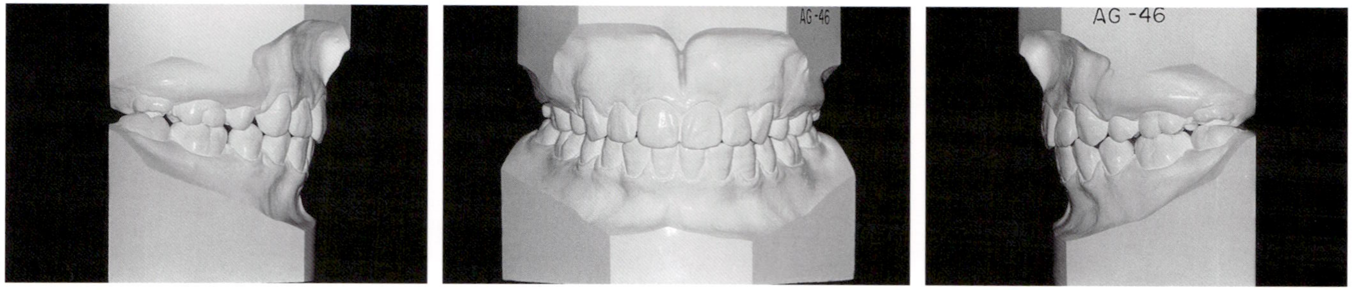

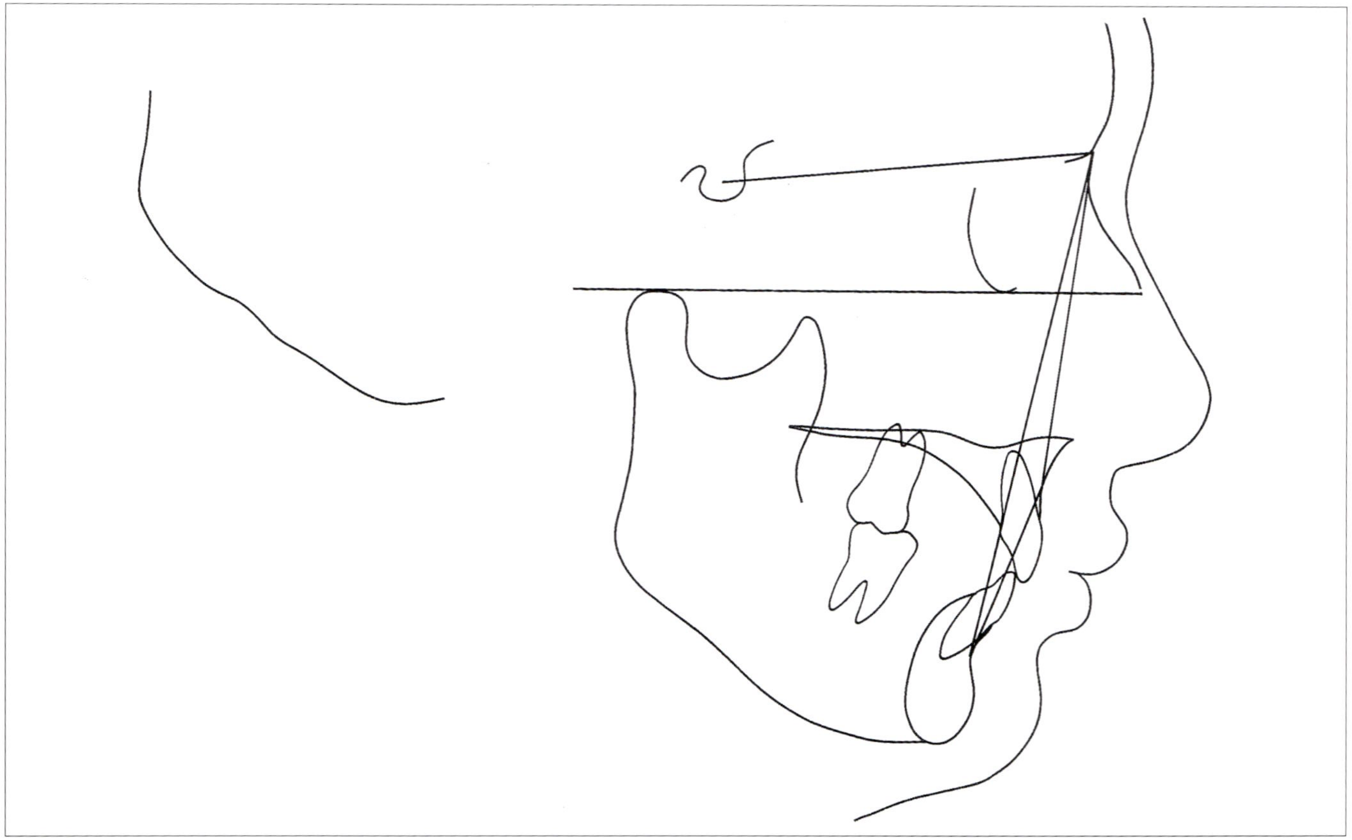

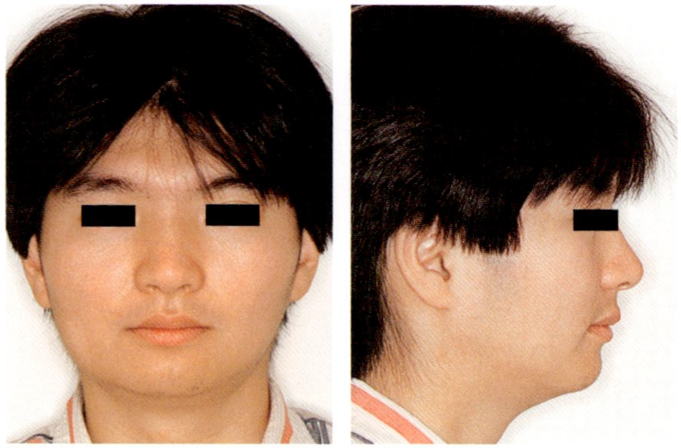

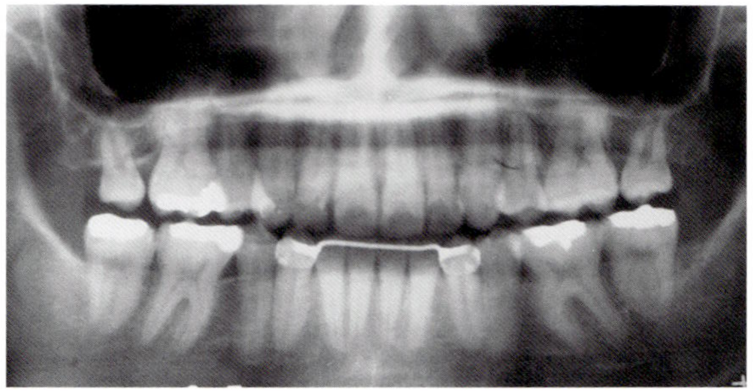

症例12　過蓋咬合・下後退顎・両後退歯列　　　　　　　　　　　　　　　　　　　　　　　109

	SNA	SNB	ANB	FMA	IMPA	FMIA	U1SN	OP	II
19y6m	78.0	71.0	7.0	28.0	81.5	70.5	69.0	10.5	176.0
22y11m	76.0	72.0	4.0	28.0	100.0	52.0	90.0	19.5	136.5

前後比較

症例 13

過蓋咬合・上突咬合・下後退顎・上突歯列

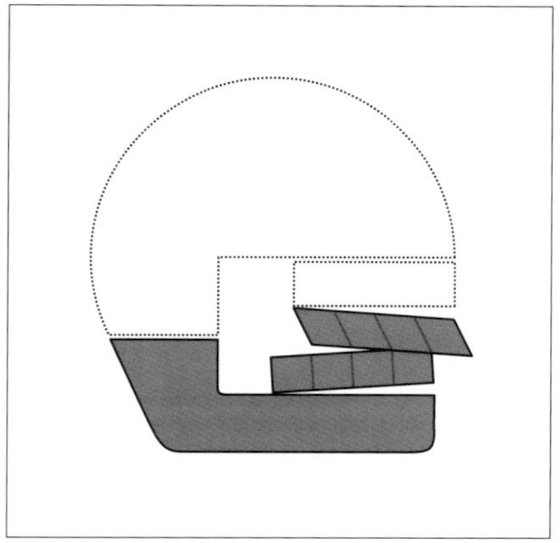

初診時年齢	性別	Overbite	Overjet	Angle 分類	抜歯部位	動的治療期間	症例の特徴
9y11m	男性	9.0mm	11.0mm	Class II	$\frac{4|4}{5|4}$	第一期 2y 0m 第二期 1y10m	上突咬合・過蓋咬合

● 顔貌所見　下顎後退型でかつ overjet が大きいため下唇の咬唇癖が認められる。

● 口腔内所見　Overbite 9.0mm, overjet 11.0mm で、臼歯関係は Angle Class II。上顎は前歯の唇側傾斜が著しい。下顎に乳歯が残存している。咬合時，下顎前歯は上顎前歯の舌側歯頸部歯肉にあたる。

● X線所見　下顎骨体長が短いことから、下顎は頭蓋に対して後方位をとっている。下顎小臼歯の位置が後方にあり、$\frac{8|8}{8|8}$の存在が認められる。6は近心傾斜し、小臼歯の萌出余地が不足している。上顎大歯の萌出余地も不足している。

● 治療方針　治療時期を二期に分け、犬歯萌出までの間に前歯部の overjet, overbite を改善し、下唇が上顎前歯の舌側に入らないようにする。側方歯群萌出完了後、小臼歯を抜歯し、edgewise 装置にて仕上げの治療を行う。

● 結果と考察　上突咬合，過蓋咬合の症例。顎発育と抜歯スペースを利用した歯牙移動により歯列の前後的対向関係が改善し，それに伴って咬合も挙上している。

症例13 過蓋咬合・上突咬合・下後退顎・上突歯列

111

治療前

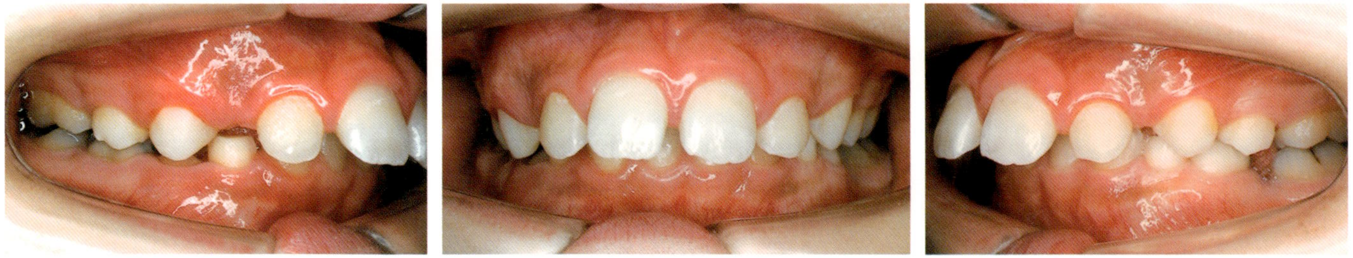

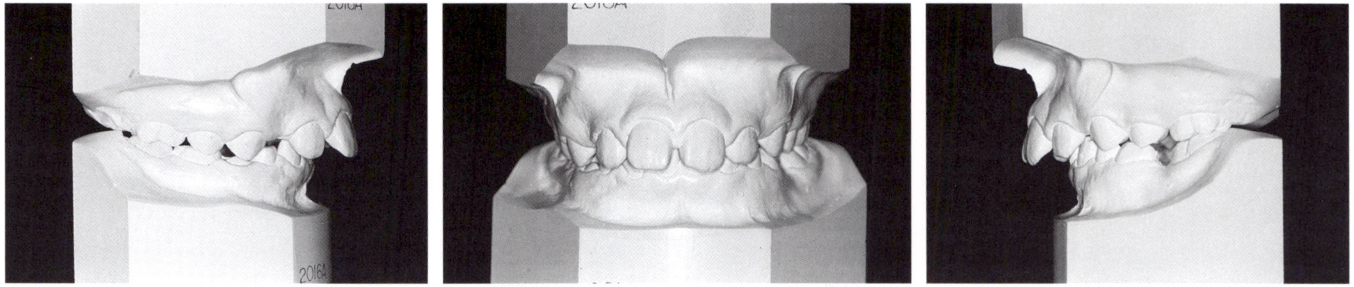

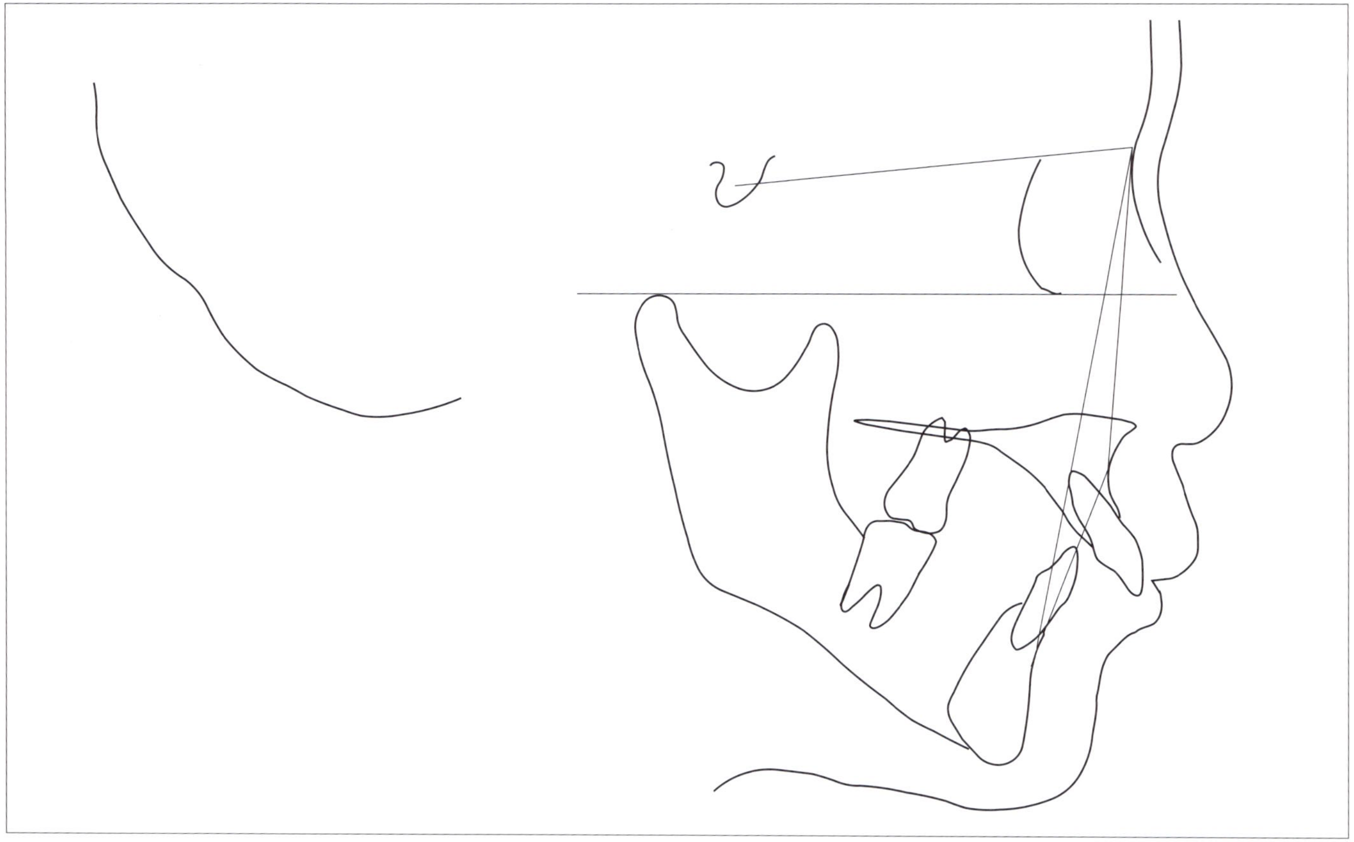

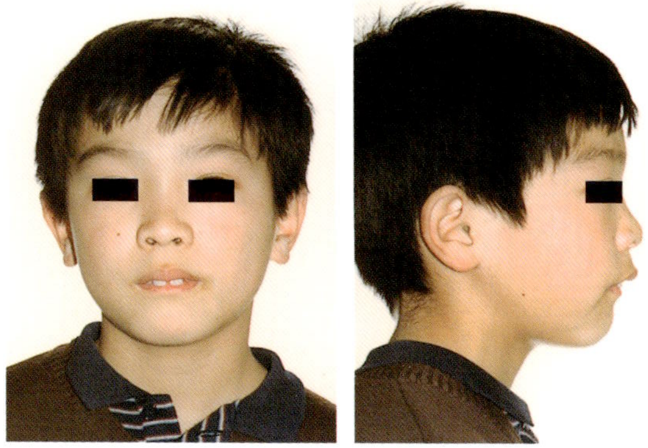

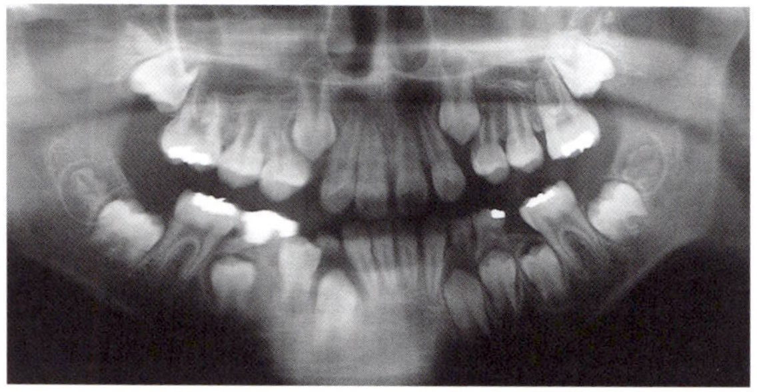

治療後

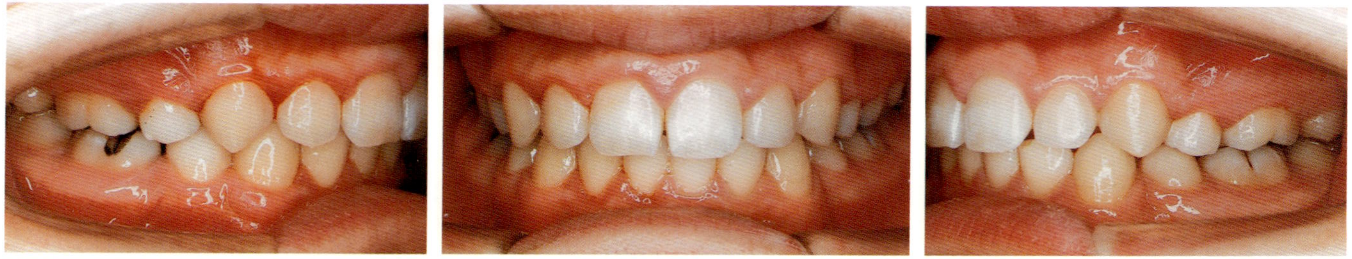

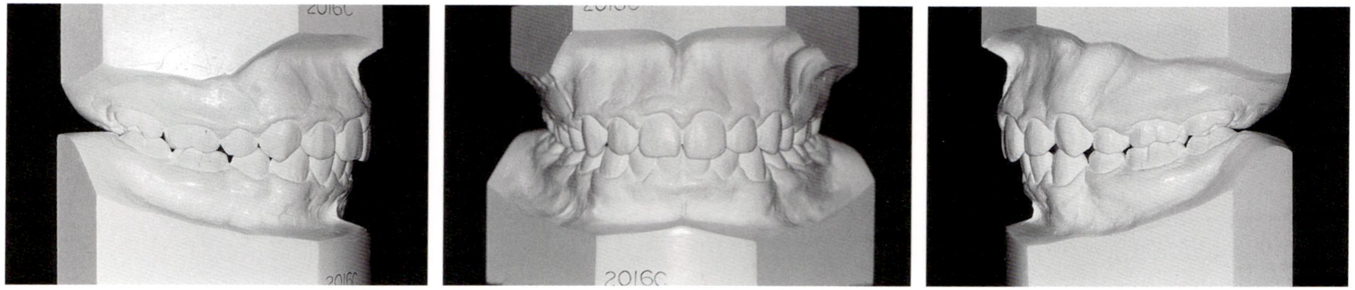

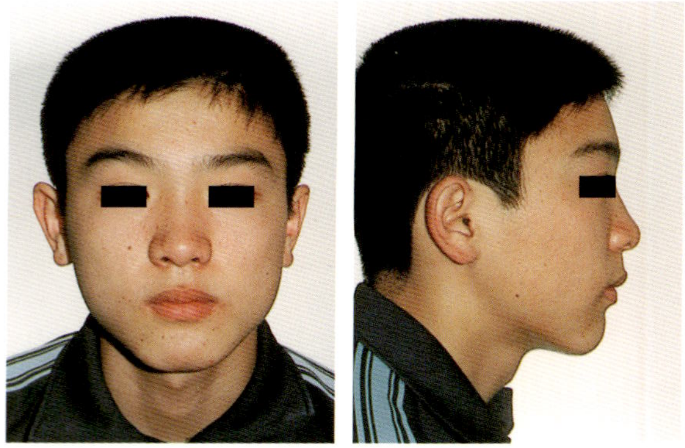

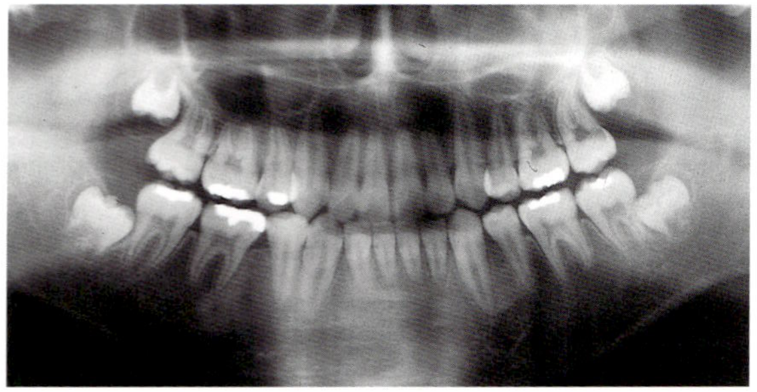

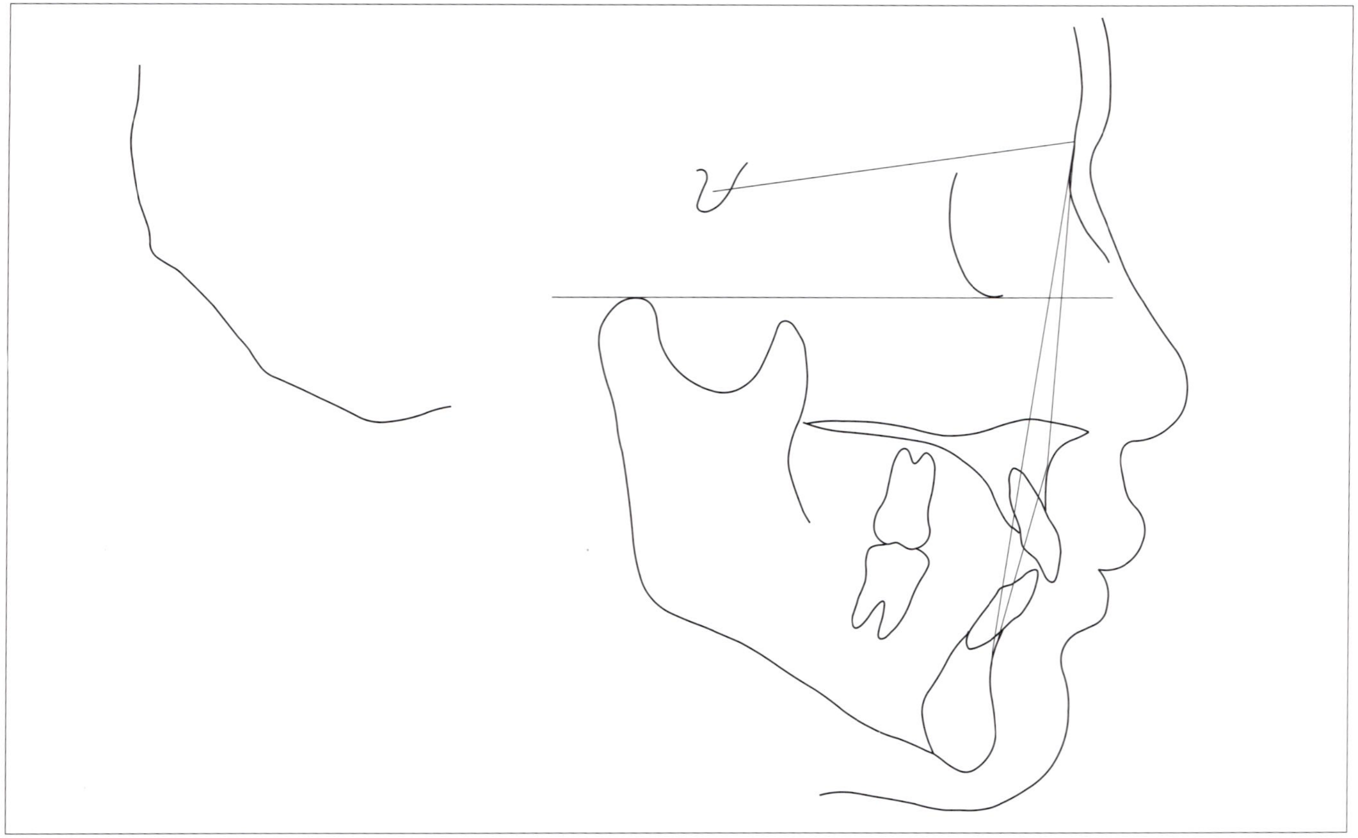

症例 13　過蓋咬合・上突咬合・下後退顎・上突歯列　　　　　　　　　　　　　　　　　　　　　　　　　113

	SNA	SNB	ANB	FMA	IMPA	FMIA	U1SN	OP	II
9y11m	79.0	74.0	5.0	31.0	92.0	57.0	115.0	13.0	121.0
14y4m	77.0	73.0	4.0	28.0	104.0	48.0	102.0	13.0	125.0

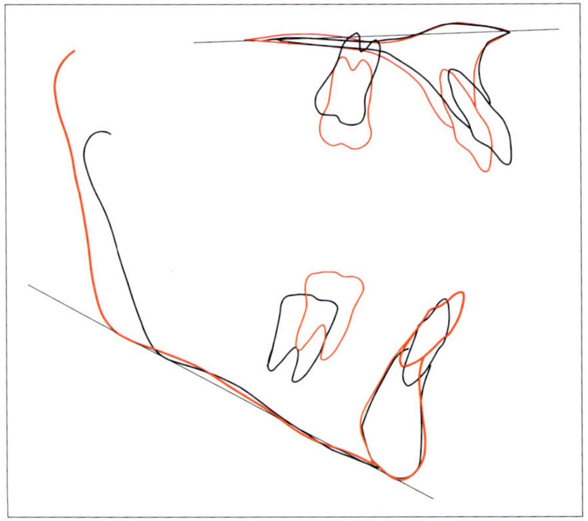

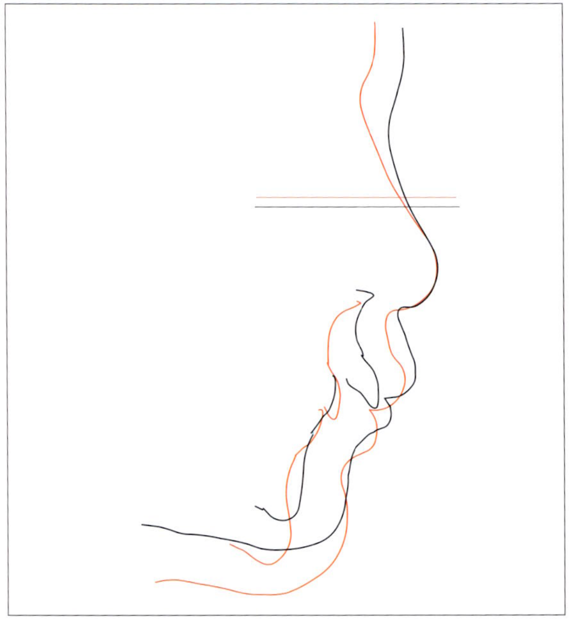

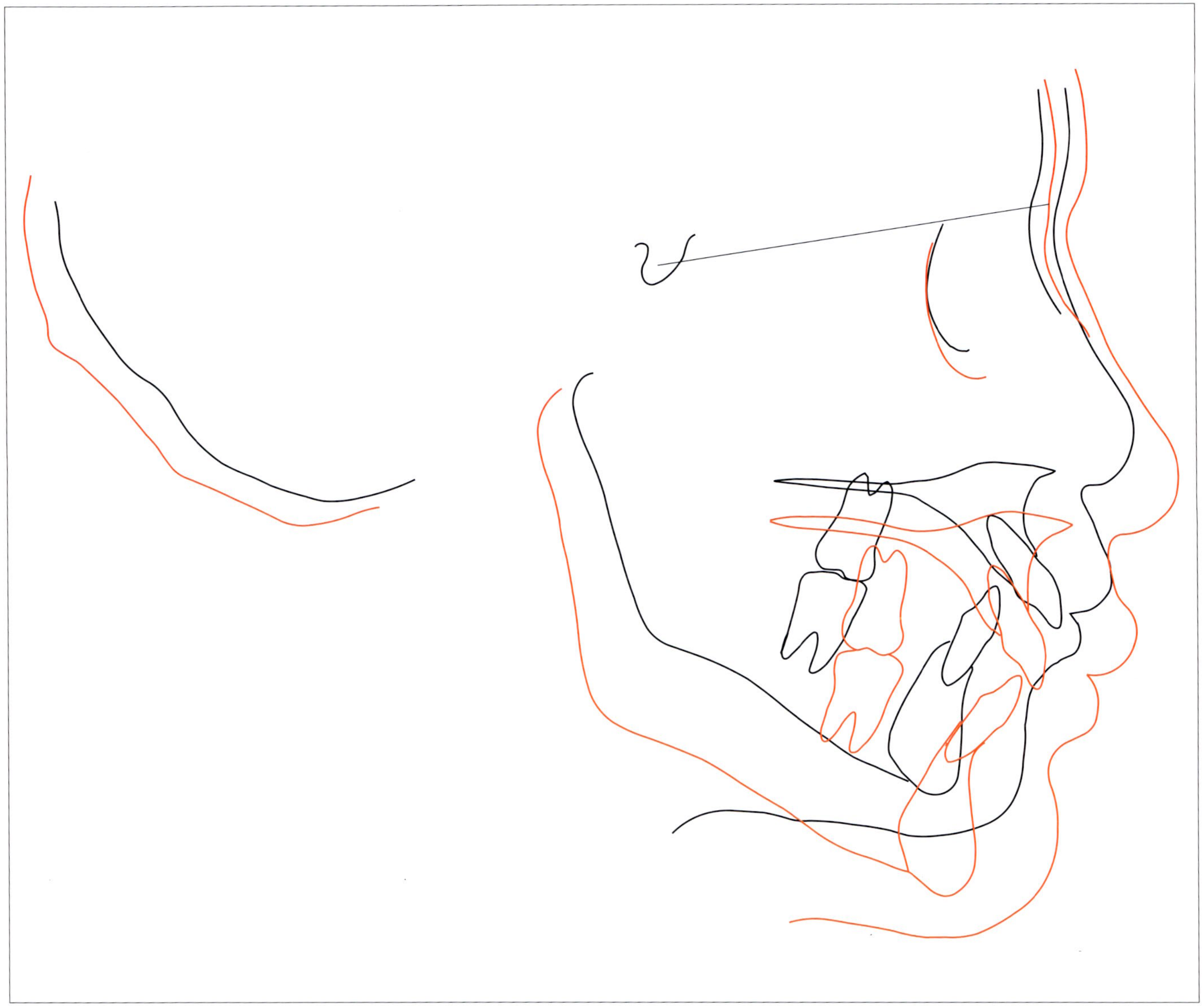

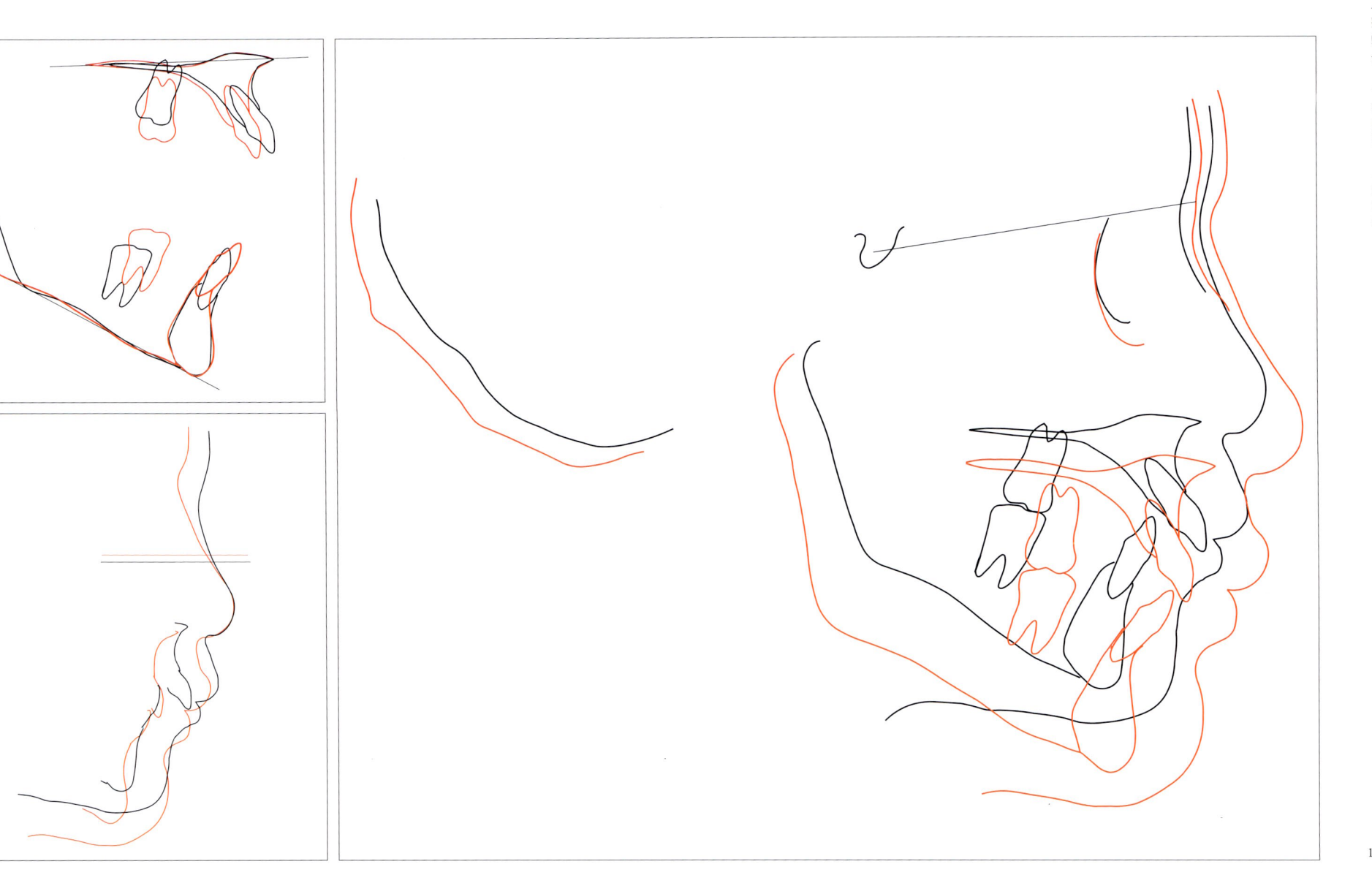

前後比較

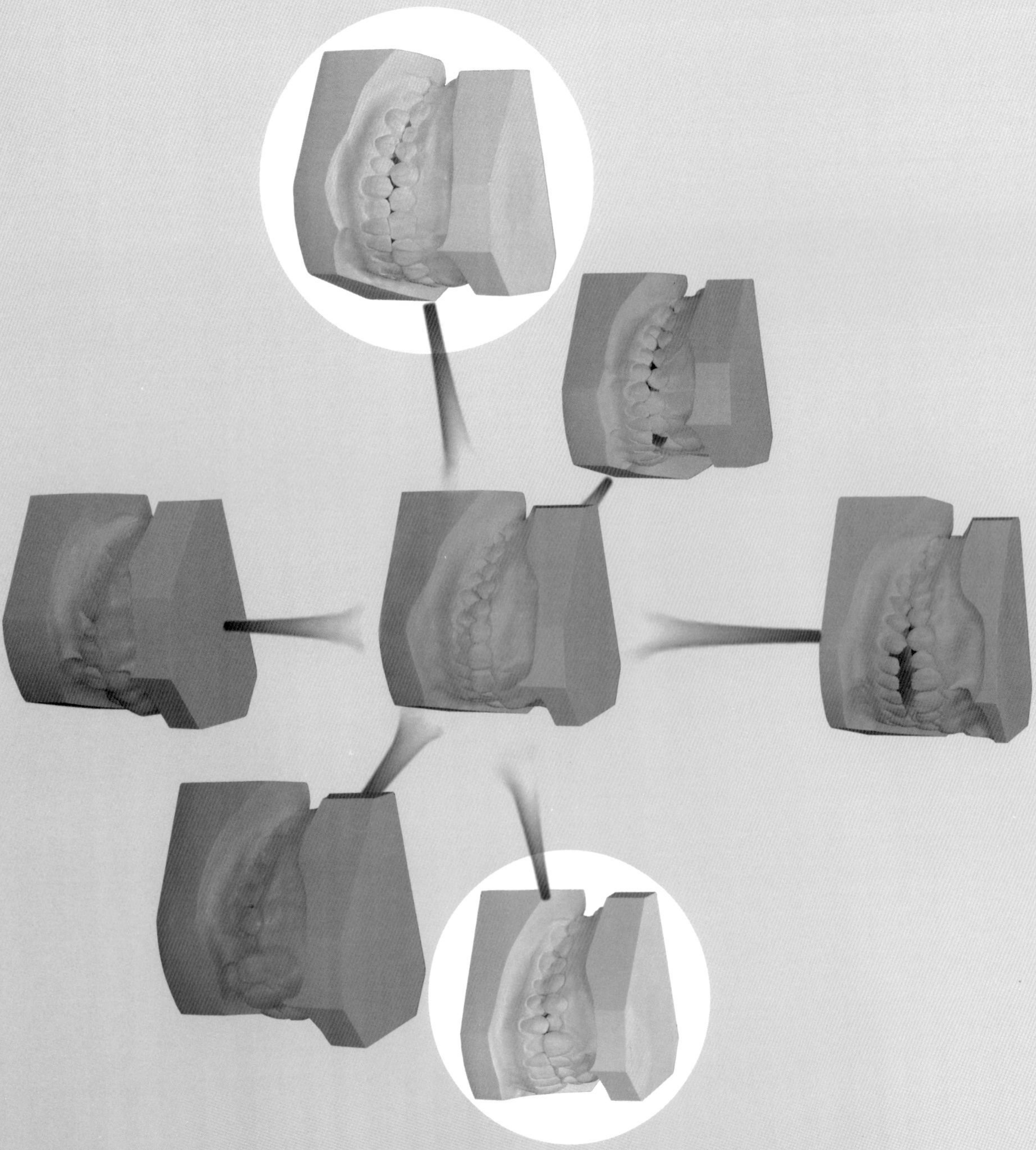

交叉咬合・偏位咬合　Cross bite・Diverted bite

従来、咬合状態の左右方向のズレに関して最も頻繁に用いられてきた用語は、「交叉咬合」あるいは「交叉咬合」である。歴史的に見てこの用語の解釈は様々であるが、一般に交叉咬合は、"上顎歯列弓と下顎歯列弓との対向関係の左右的なズレにより、歯列弓同士がどこかで交叉している状態"を示す呼称として用いられてきた。しかし、実際の臨床においては、歯列弓同士の交叉がないにも関わらず上下歯列弓の左右方向へのズレあるいはねじれを認めることも多い。

そこで、上下歯列の対向関係を左右方向について評価する場合あるいは用いる呼称として、従来の「交叉咬合」に「偏位咬合」を加えることとした。「交叉咬合」の定義は、従来の解釈に従って"上下歯列の一部が数歯にわたって交叉している状態"とし、「偏位咬合」は"上下顎前歯正中線のズレを伴って上下いずれか、あるいは両方の歯列が左右方向に偏位している状態"を表すものとした。

通常、咬合に左右的なズレを認める症例は、多くの場合前後的あるいは垂直的な不正を包含していることから、治療方針の立案にあたってはこれらの不正に対する総合的な判断を必要とする。また、咬合干渉による機能性のものなのか、顎の構造的なズレ（偏位顎）による骨格性のものなのかの見極めも欠かせない。骨格性の偏位が著しい場合には外科的矯正治療により改善を図ることになるが、機能性の偏位、あるいは骨格性の偏位であってもその程度が軽度である場合には矯正治療単独で改善を図ることになる。しかしながら、日常の矯正臨床においては矯正単独で改善を図ることが好ましいと考えられた症例でも、患者の希望をはじめとした種々の理由から、矯正単独で形態的な影響が及ぼせる範囲内で妥協的な改善を図ることがあるのも事実である。

ここでは、矯正単独治療例を2例、交叉咬合のみ観察された症例を1例、混合歯列上頻繁に遭遇すると思われる「交叉咬合」と「偏位咬合」の重複症例を2例、交叉咬合のみ観察された症例を1例、混合歯列期にある交叉咬合を伴わない機能性の偏位咬合症例1例を呈示した。また、下顎の著しい偏位（偏位顎）を伴った交叉咬合・偏位咬合症例1例を、外科的矯正治療例として呈示した。

(斉藤功)

症例 14

交叉咬合・開咬合・下突顎・上突歯列

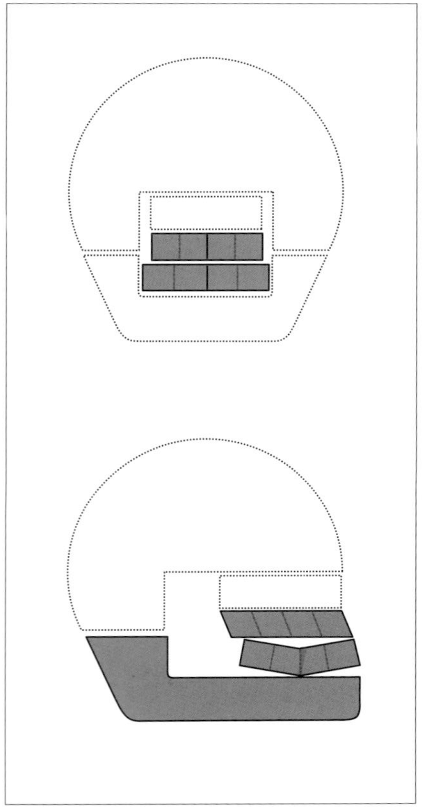

初診時年齢	性別	Overbite	Overjet	Angle分類	抜歯部位	動的治療期間	症例の特徴
21y5m	女性	0.0mm	-1.0mm	Class III	7|8 8|8	1y11m	両側性交叉咬合 正中線の一致

- 顔貌所見

下顔面高が高く、下顎の突出感がある。正貌ではオトガイ部がやや左側に偏位し、非対称である。

- 口腔内所見

Speeの彎曲が強く、側方歯部の開咬合および両側臼歯部の交叉咬合が認められる。上顎前歯の正中線は一致している。⏌は残根状態である。

- X線所見

頭蓋、上顎に対して下顎骨の大きさが優位で、下顎頭の位置も前方にあるため、明らかな下顎前突を呈する。上顎前歯は唇側傾斜している。8|8が存在する。

- 治療方針

顎の状態から、外科矯正を選択した。8|8の状態から、小臼歯の抜歯は必要ないと判断した。⏌残根のため、7|8抜歯とし、8|を⏌の代用歯とする。

- 結果と考察

正中線の偏位を伴わない交叉咬合症例。下突顎を解消するために、外科処置を併用した。

症例14　交叉咬合・開咬合・下突顎・上突歯列

117

治療前

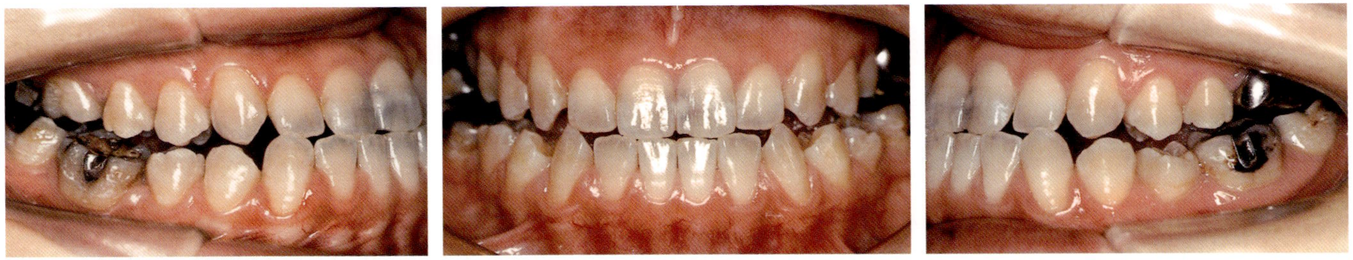

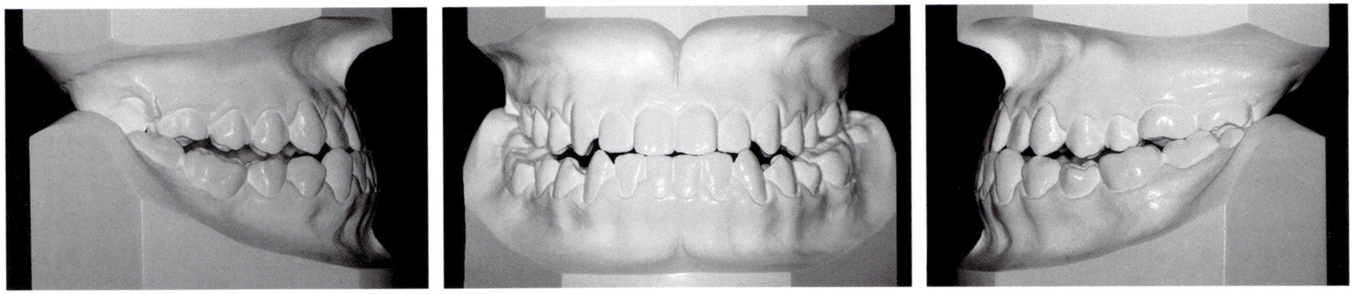

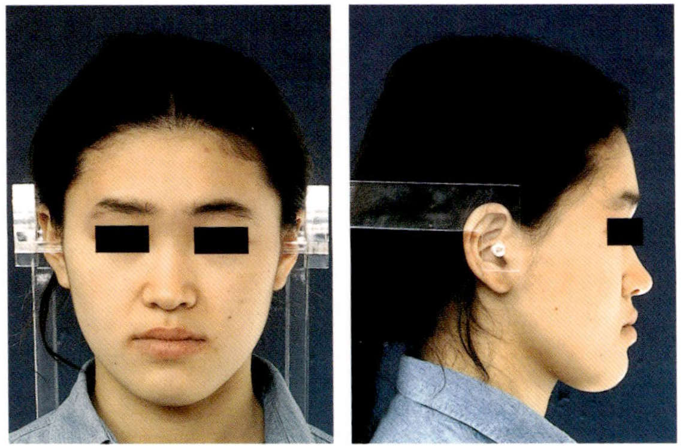

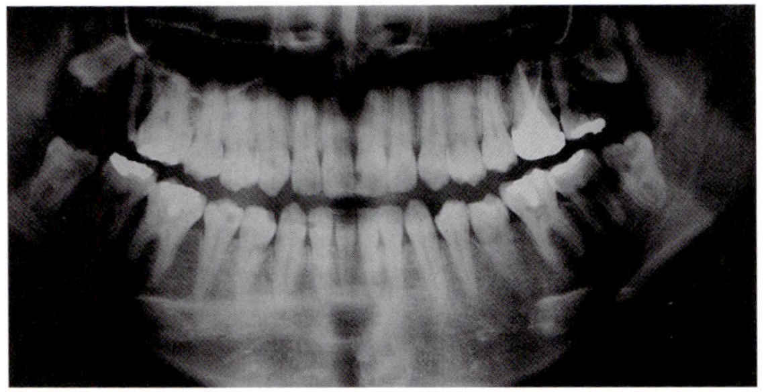

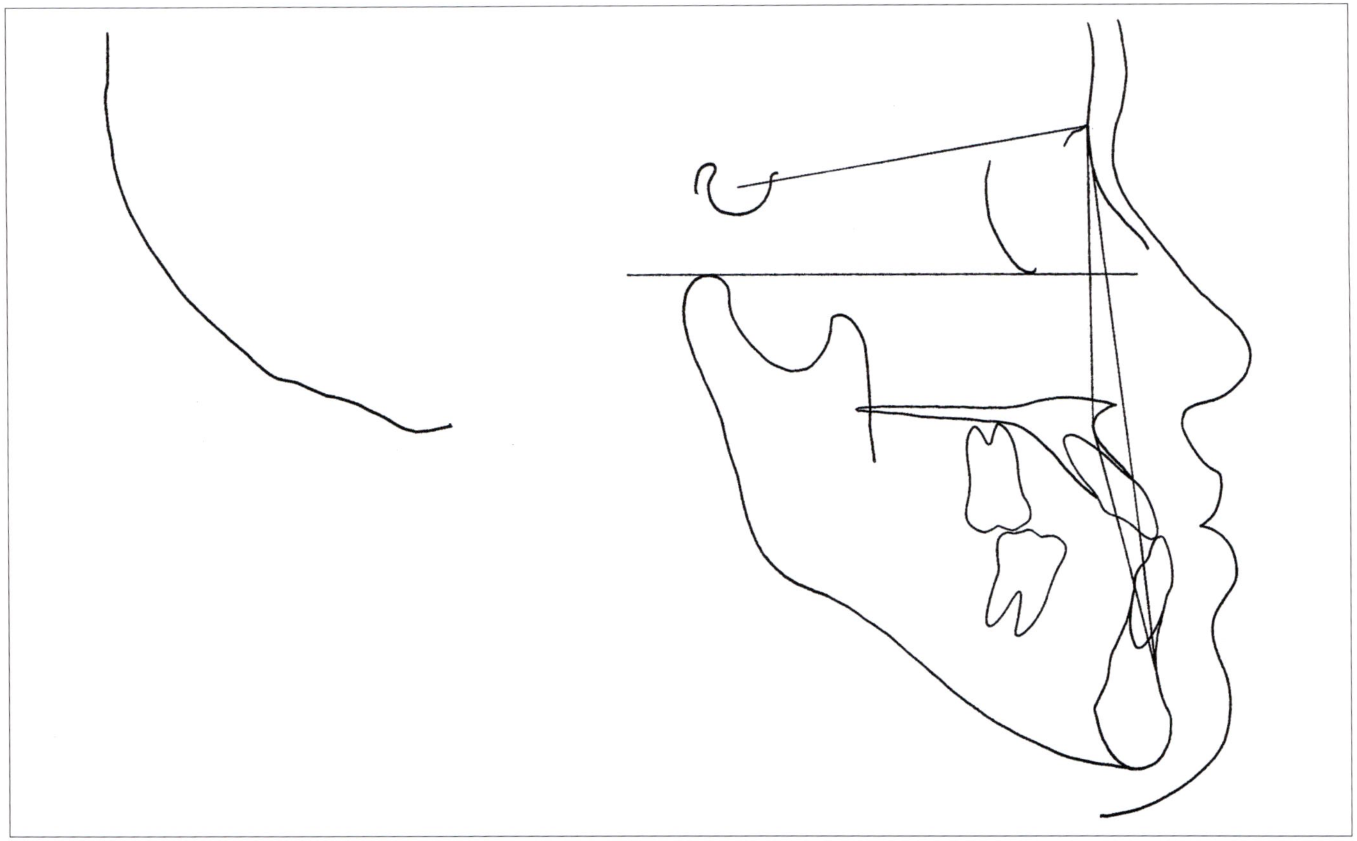

治療後

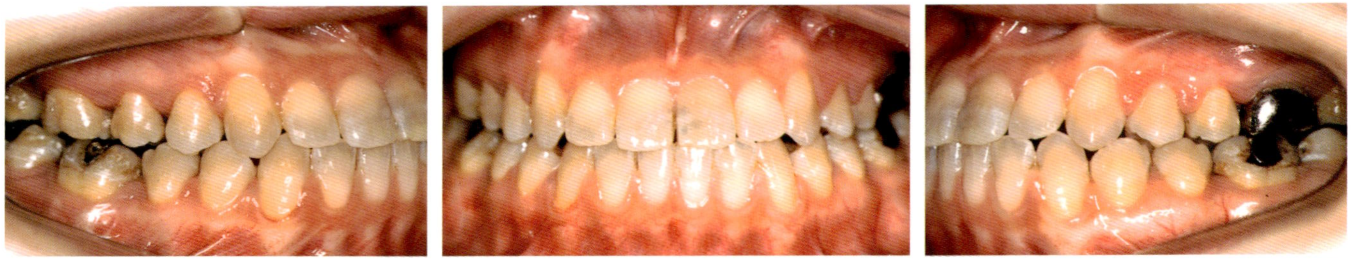

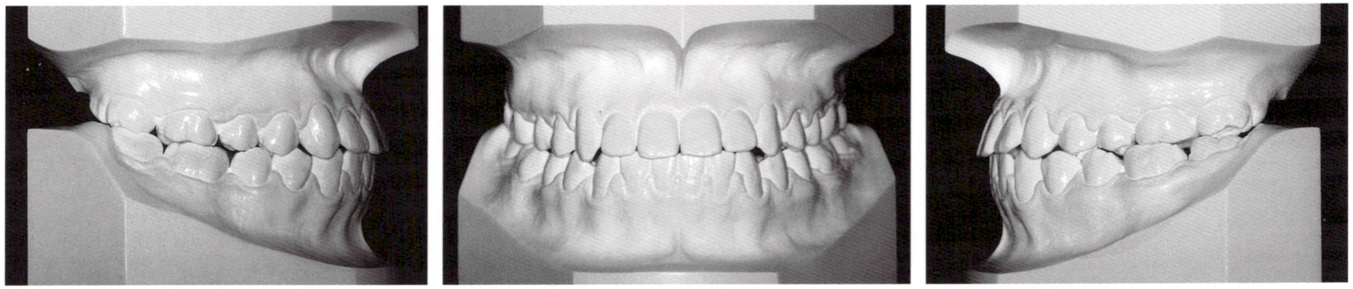

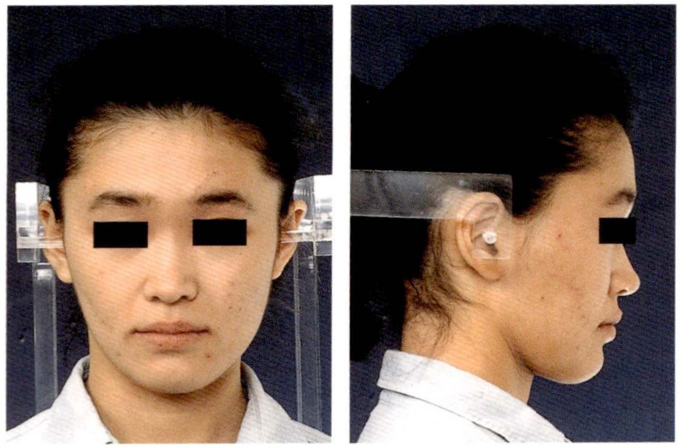

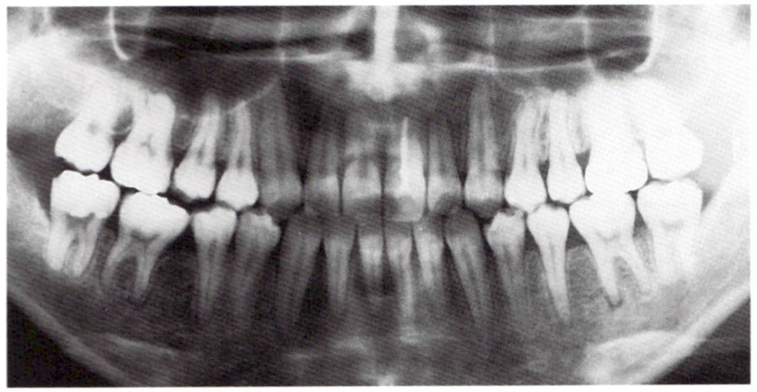

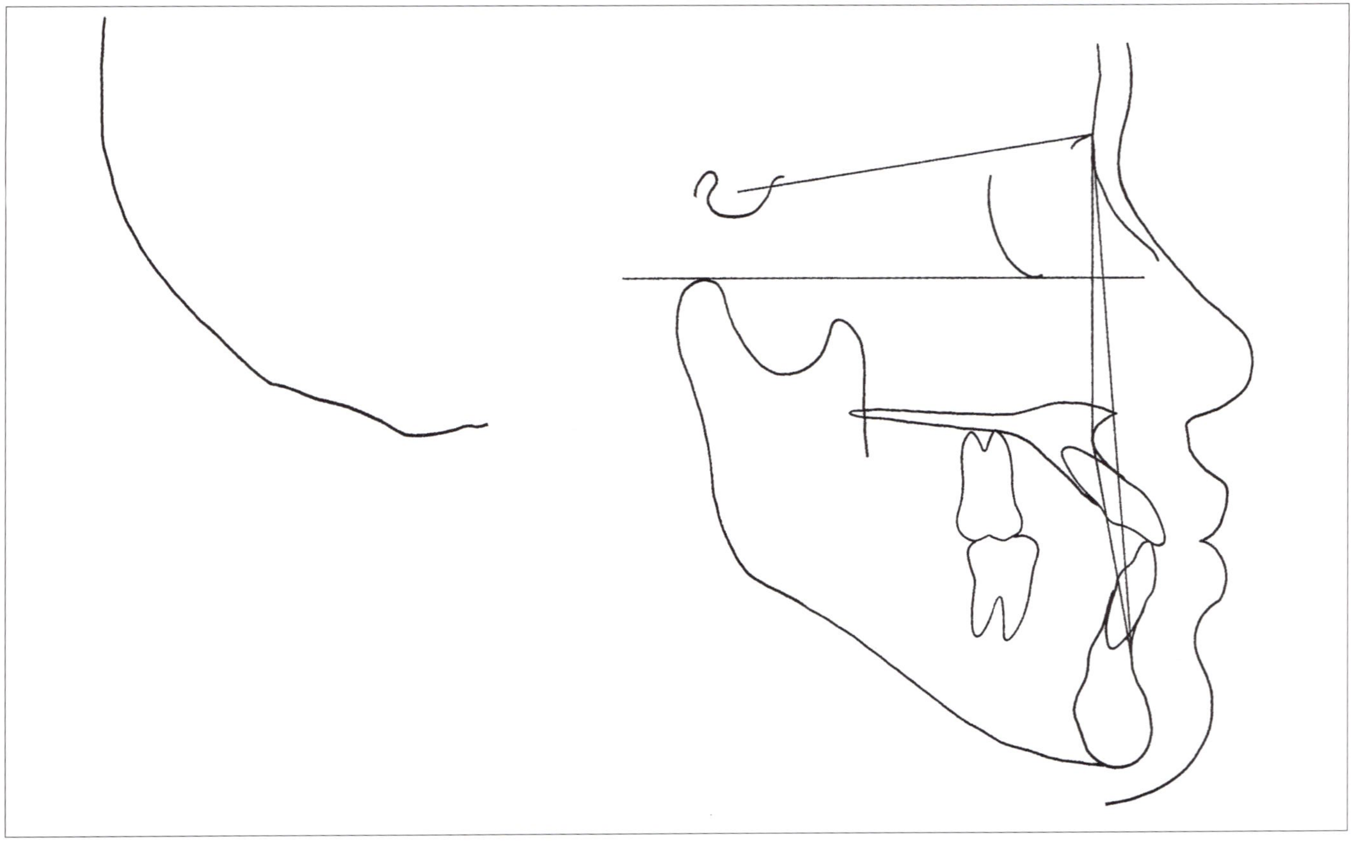

症例 14　交叉咬合・開咬合・下突顎・上突歯列

	SNA	SNB	ANB	FMA	IMPA	FMIA	U1SN	OP	II
21y5m	80.5	86.5	-6.0	29.5	72.0	78.5	119.5	4.0	128.5
23y4m	80.5	84.5	-4.0	28.0	80.0	72.0	126.5	1.5	115.0

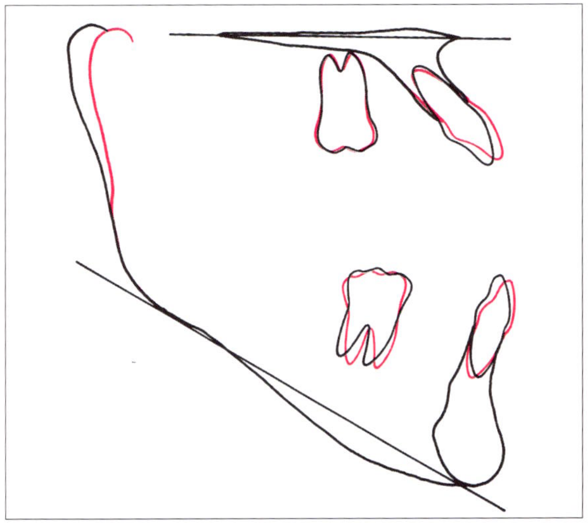

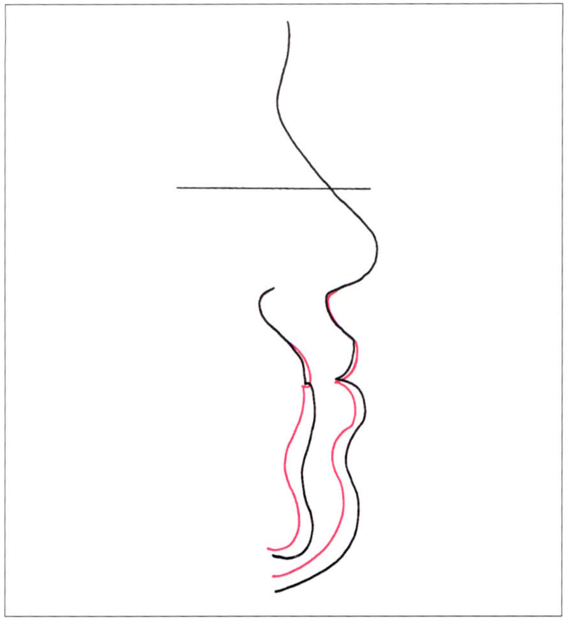

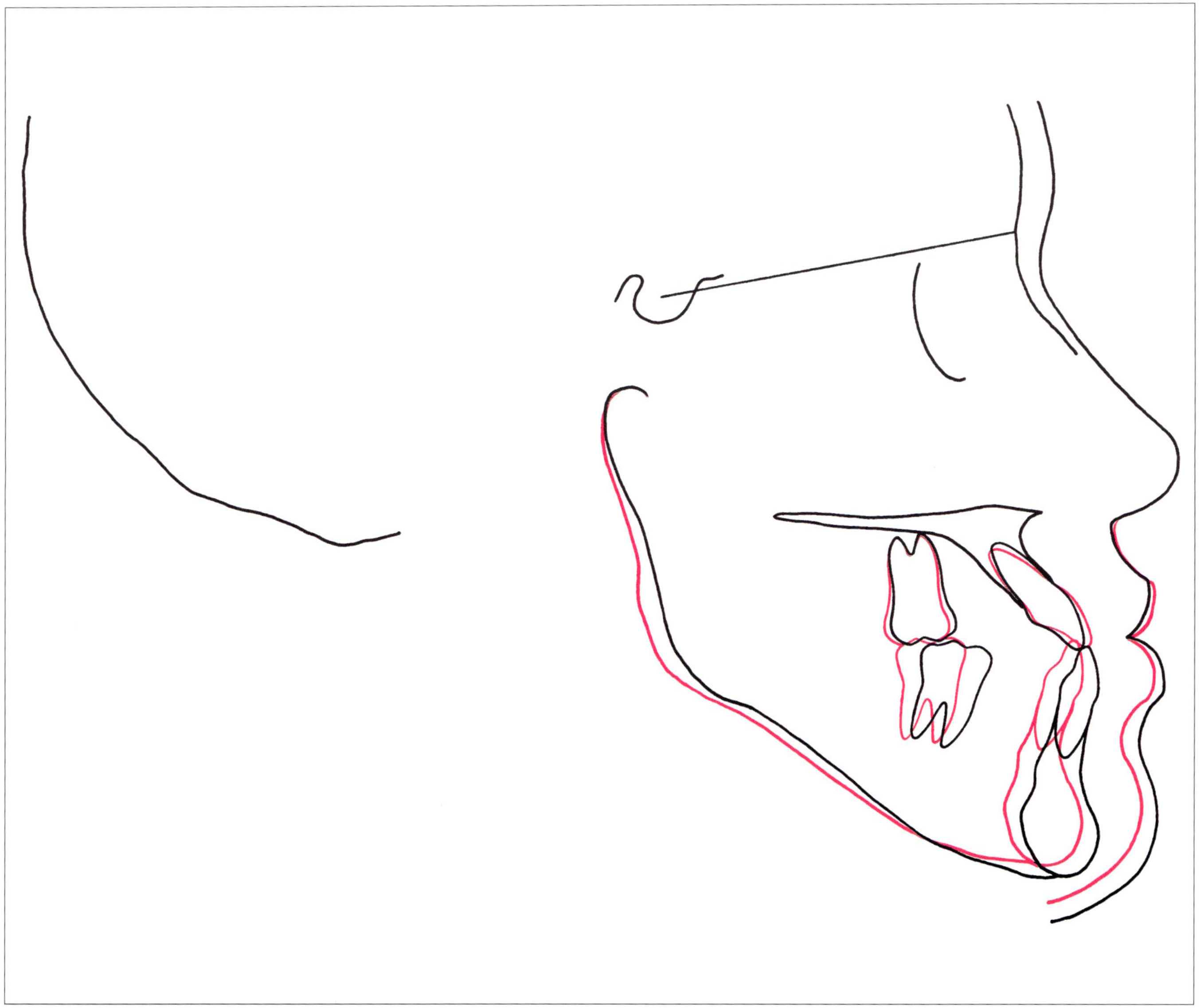

前後比較

症例15　偏位咬合

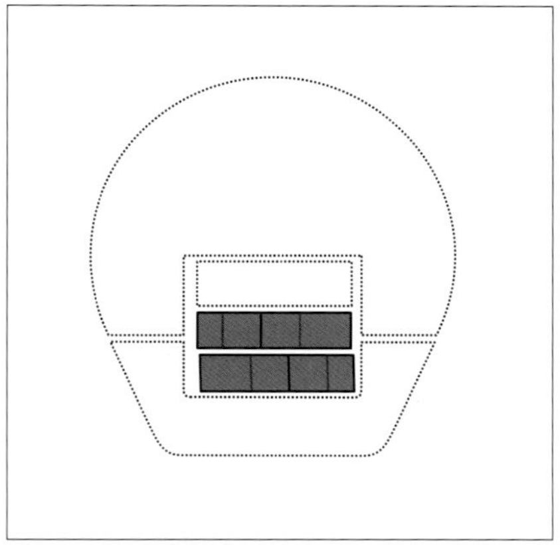

初診時年齢	性別	Overbite	Overjet	Angle分類	抜歯部位	動的治療期間	症例の特徴
10y1m	女性	2.0mm	2.0mm	Class II	$\frac{4|4}{5|5}$	第一期 8m 第二期 2y5m	早期接触 交叉のない偏位咬合

- **顔貌所見**　側貌は特に問題ないが、正貌では下顎面、特にオトガイが左側に偏位し、口裂がやや左上がりを呈する。

- **口腔内所見**　上顎切歯が右側に転位し、3⎯の萌出スペースがない。4⎯と、7⎯に⎯による咬合干渉が強く、上顎歯列弓が変形している。E⎯42と、⎯543の早期接触後、特に⎯4⎯と、⎯4⎯による咬合干渉があり、中心咬合位では下顎が左方に誘導され、顔の正中線に対して下顎の正中が左側に4mm偏位する。

- **X線所見**　顔面の骨格は正面、側面ともにしっかりとした形態を有する。上下顎の前後的位置関係、あるいは硬組織と軟組織のバランスに特に問題はない。正面セファログラムをみると、咬合平面の傾斜はなく、顔面の正中線に対して上顎切歯の正中が1.5mm右方へ、下顎切歯の正中が4mm左方へ偏位している。

- **治療方針**　機能性と歯性の2つの成因による偏位咬合である。第一期治療に際して、space discrepancyの顕著な上顎右側については、咬合干渉の原因歯である⎯4⎯と、動揺の著しい⎯E⎯を抜歯後、⎯62|1236⎯にedgewise装置を装着し、上顎歯列弓の形態を修正する。永久歯列完成後、⎯5|5⎯⎯4⎯を抜歯して第二期治療を行う。

- **結果と考察**　第一期治療において、咬合干渉の原因歯の抜去と上顎歯列弓の形態を整えることによって、機能性の偏位咬合は改善された。上下顎切歯の正中は依然として2mm偏位していたが、永久歯列完成後の第二期治療において、小臼歯の抜去による治療によって改善された。

症例15　偏位咬合

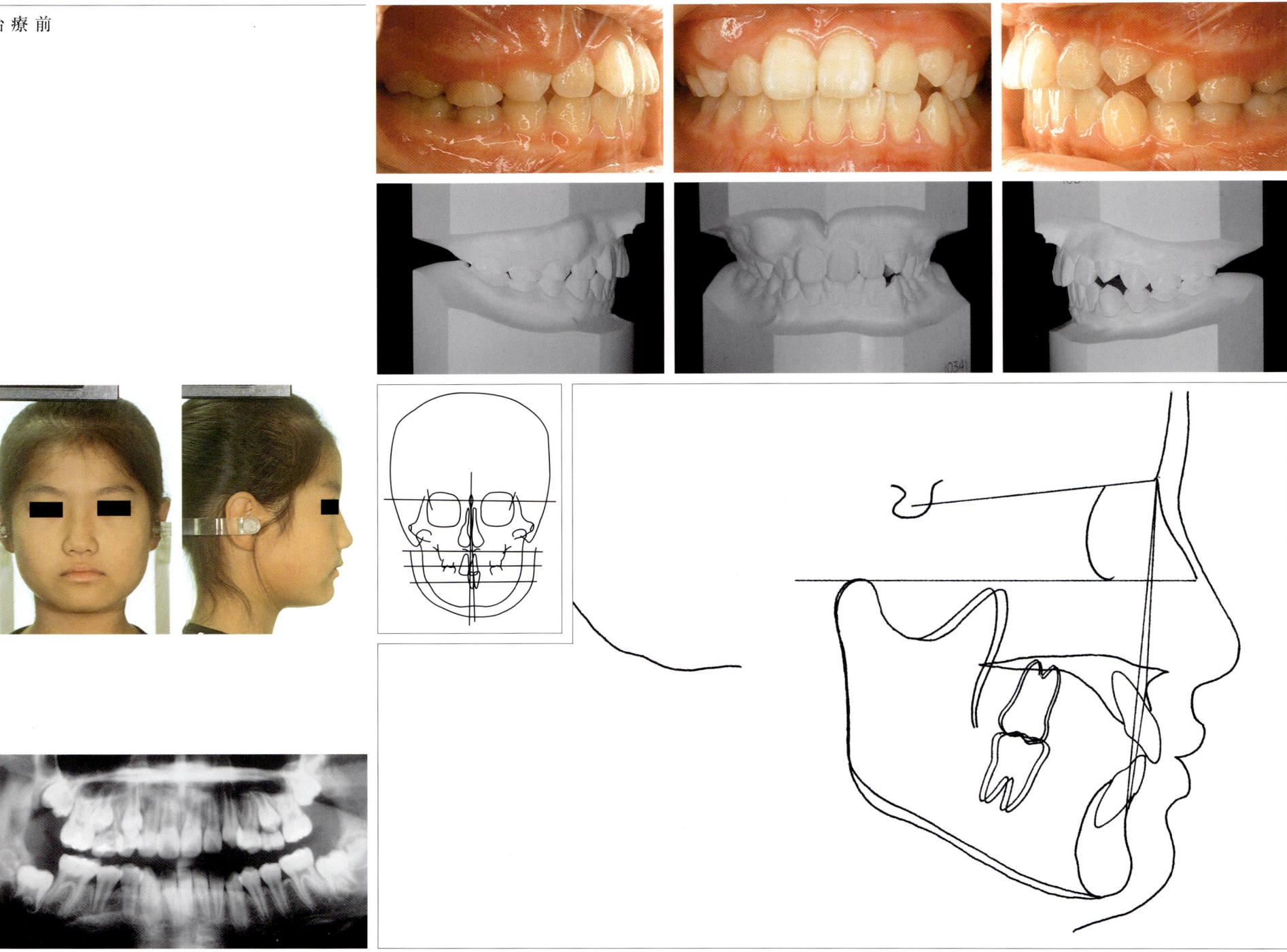

治療前

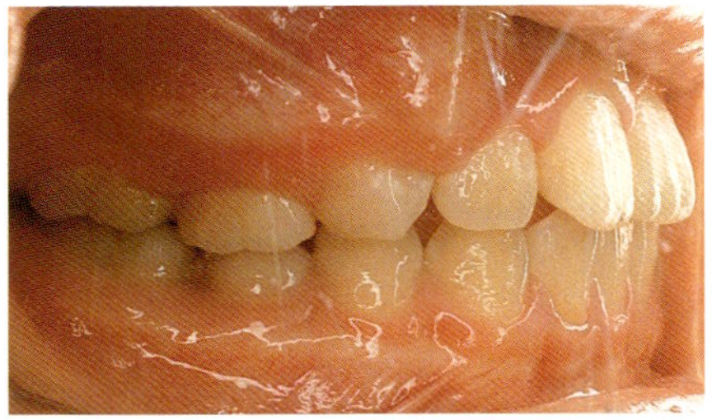

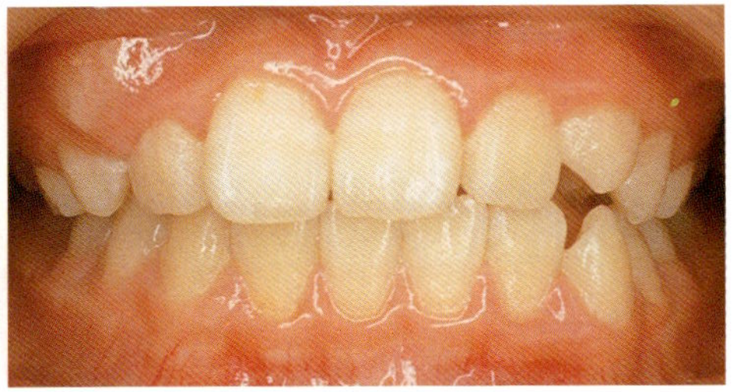

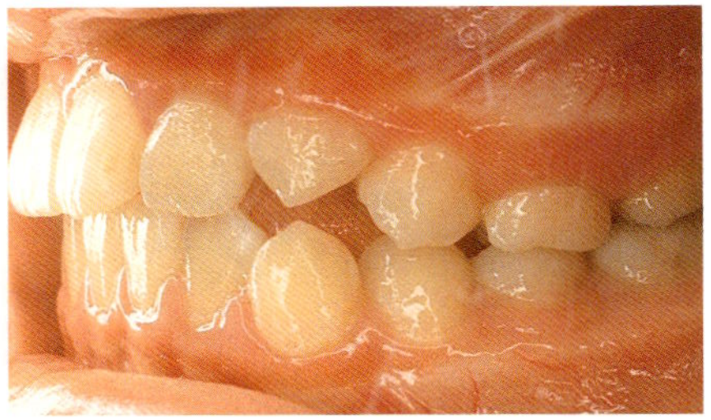

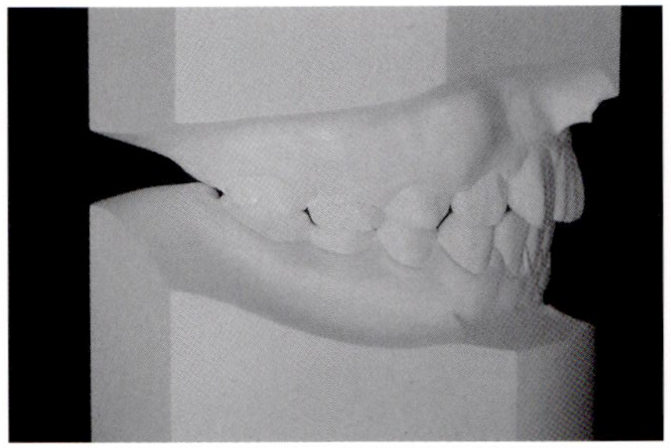

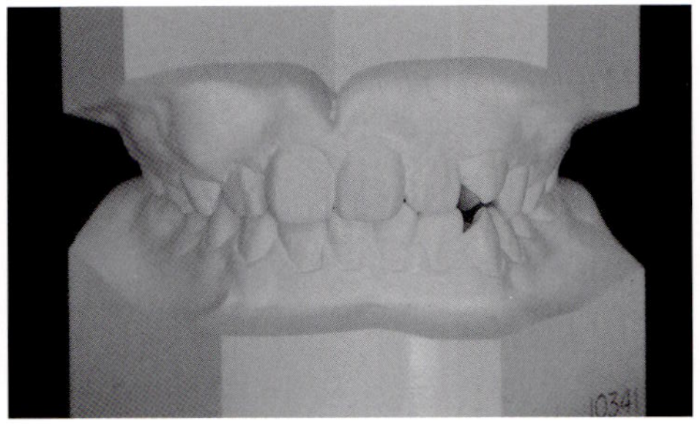

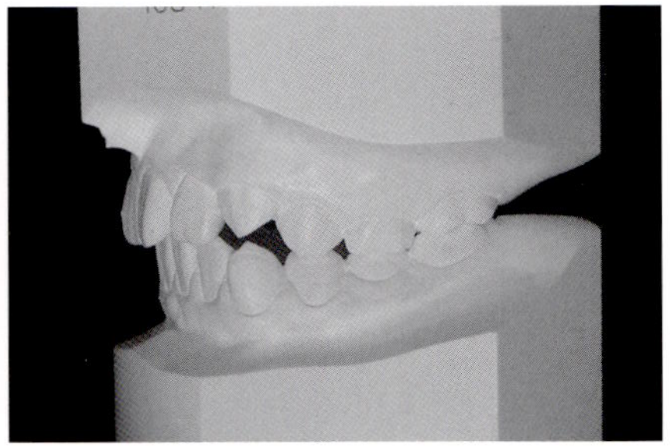

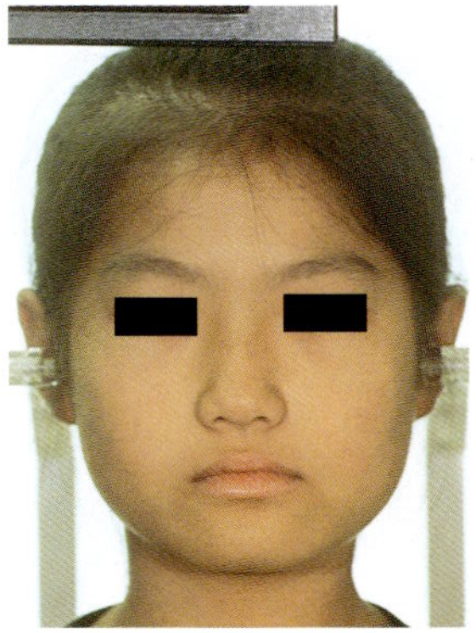

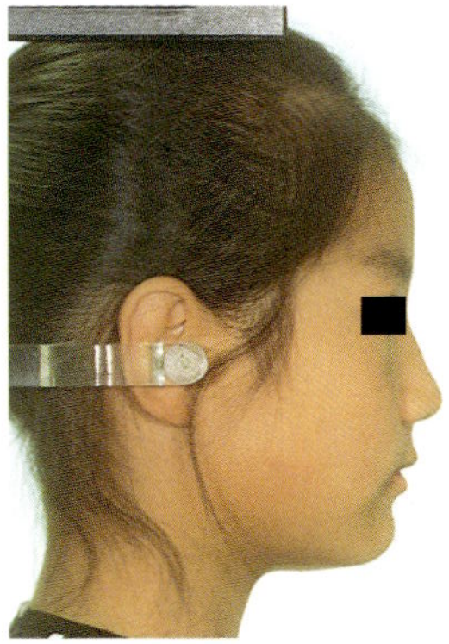

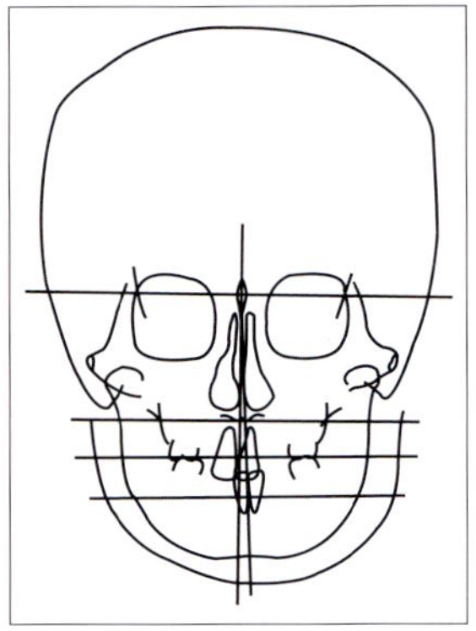

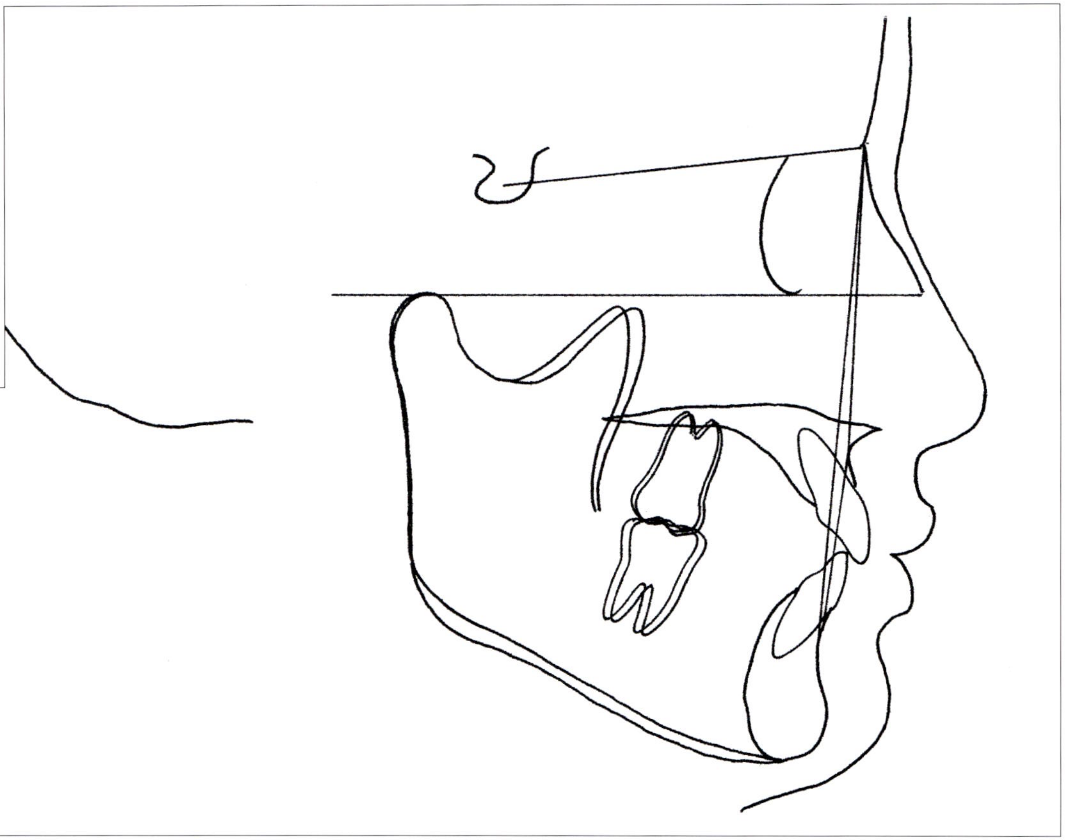

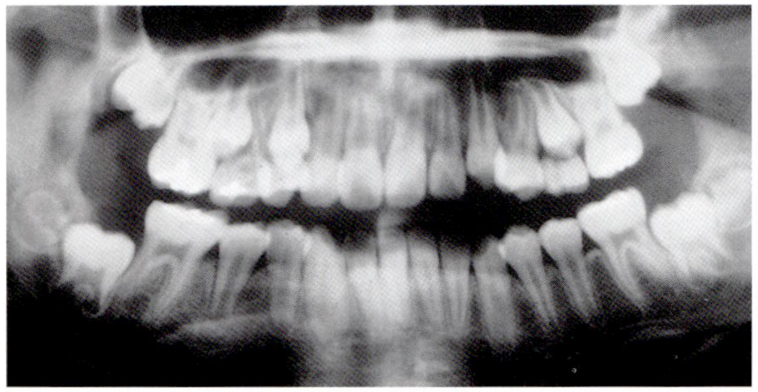

治療後

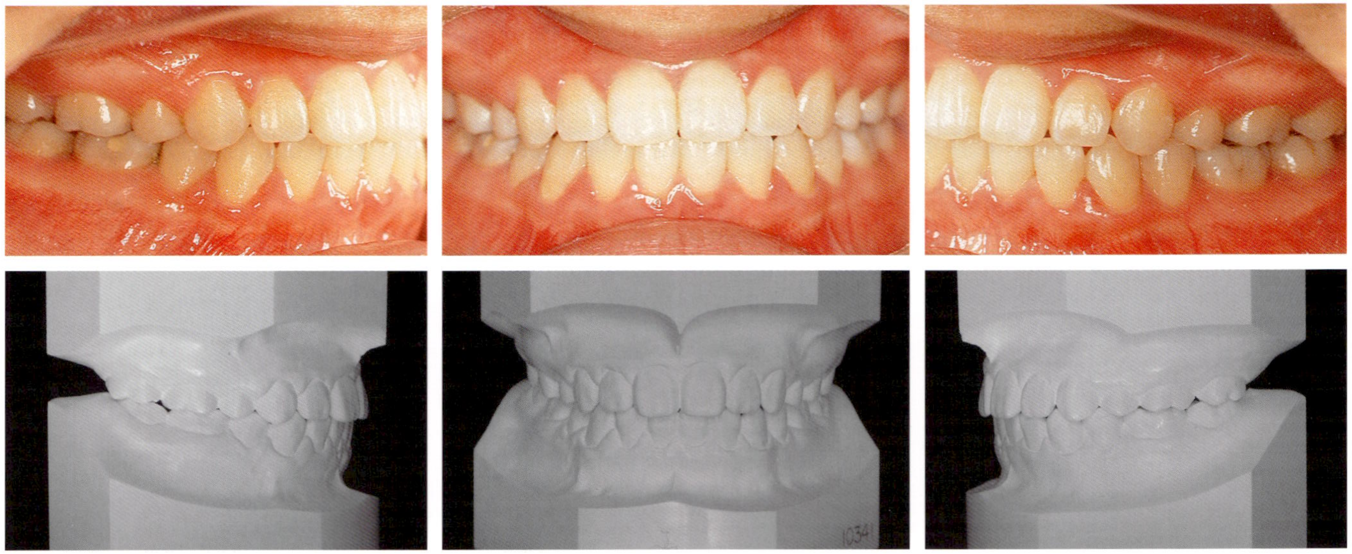

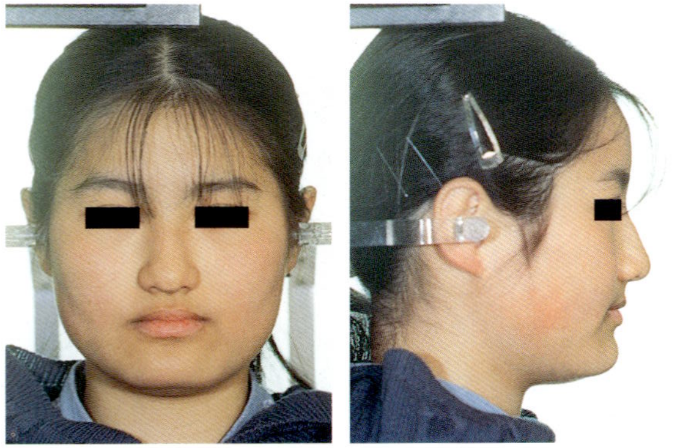

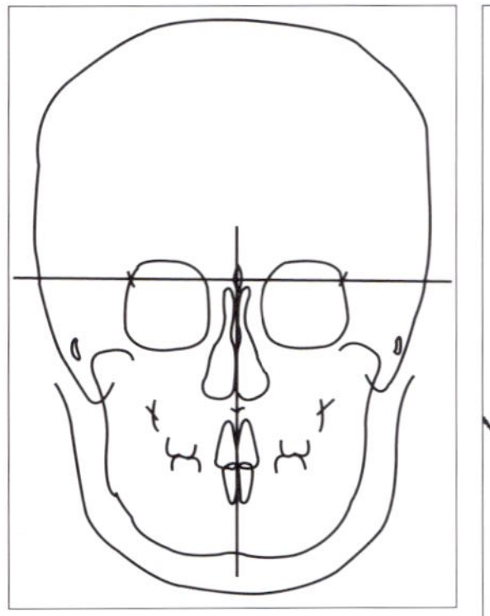

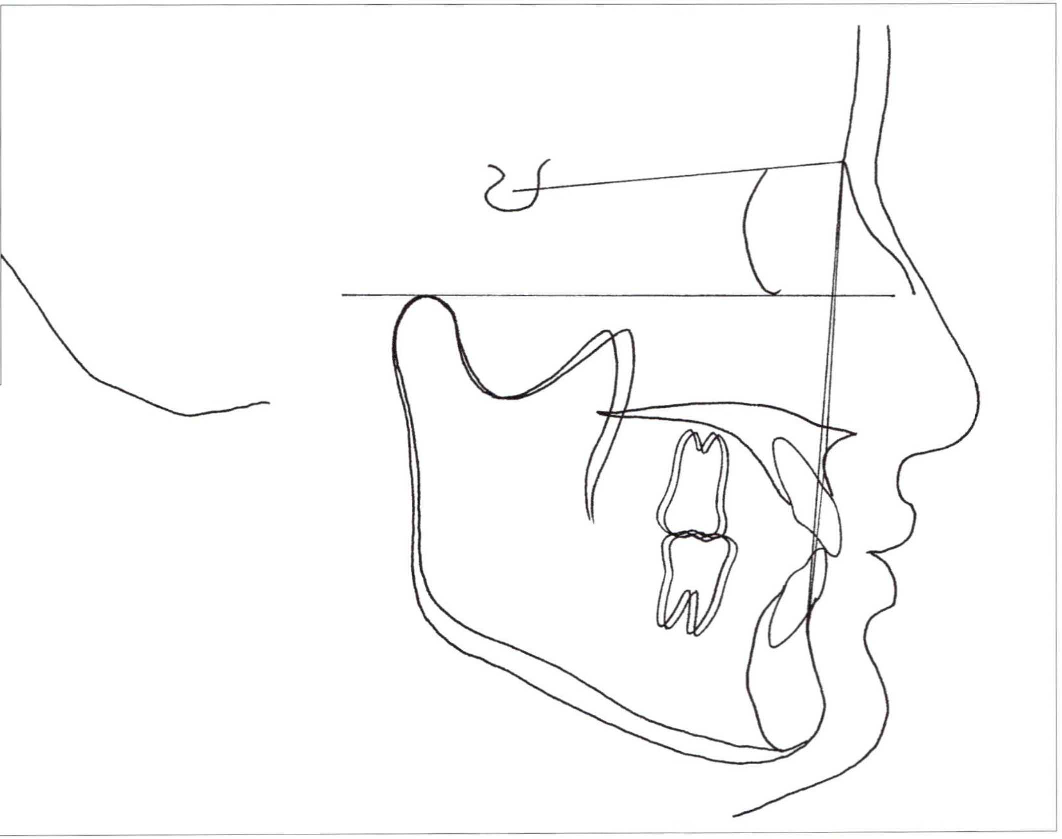

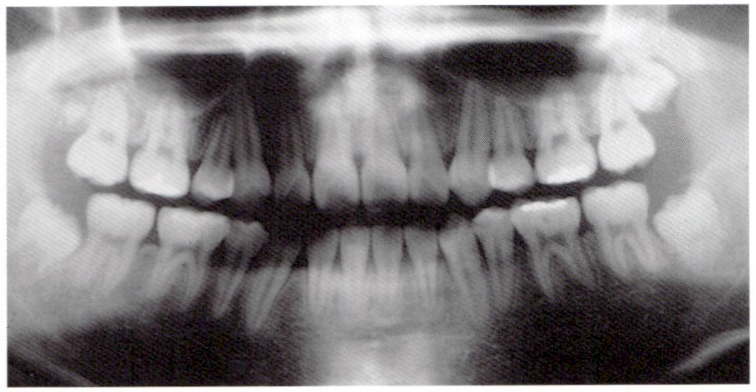

症例 15　偏位咬合

前後比較

	SNA	SNB	ANB	FMA	IMPA	FMIA	U1SN	OP	II
10y1m	80.5	78.0	2.5	23.5	99.0	57.5	107.0	11.0	124.0
15y5m	81.0	80.0	1.0	20.5	96.0	63.5	110.0	7.5	127.5

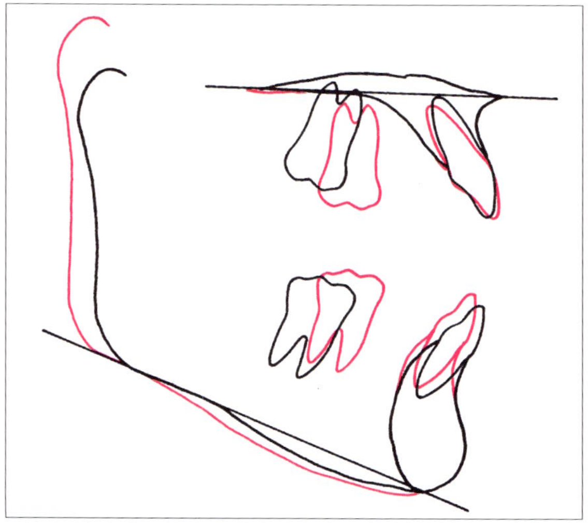

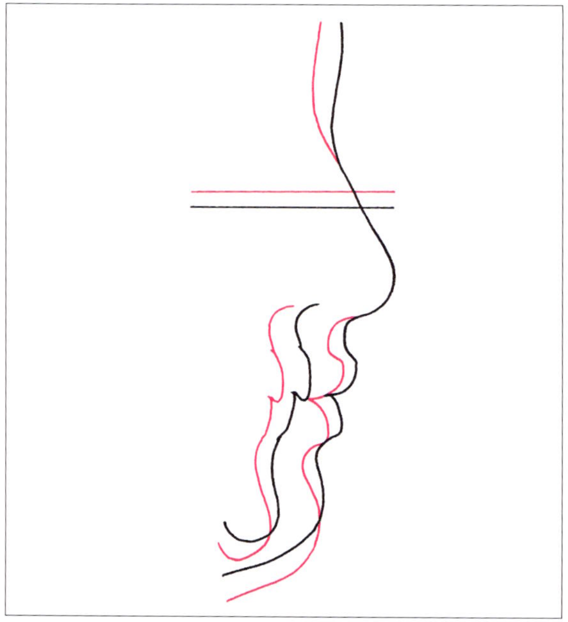

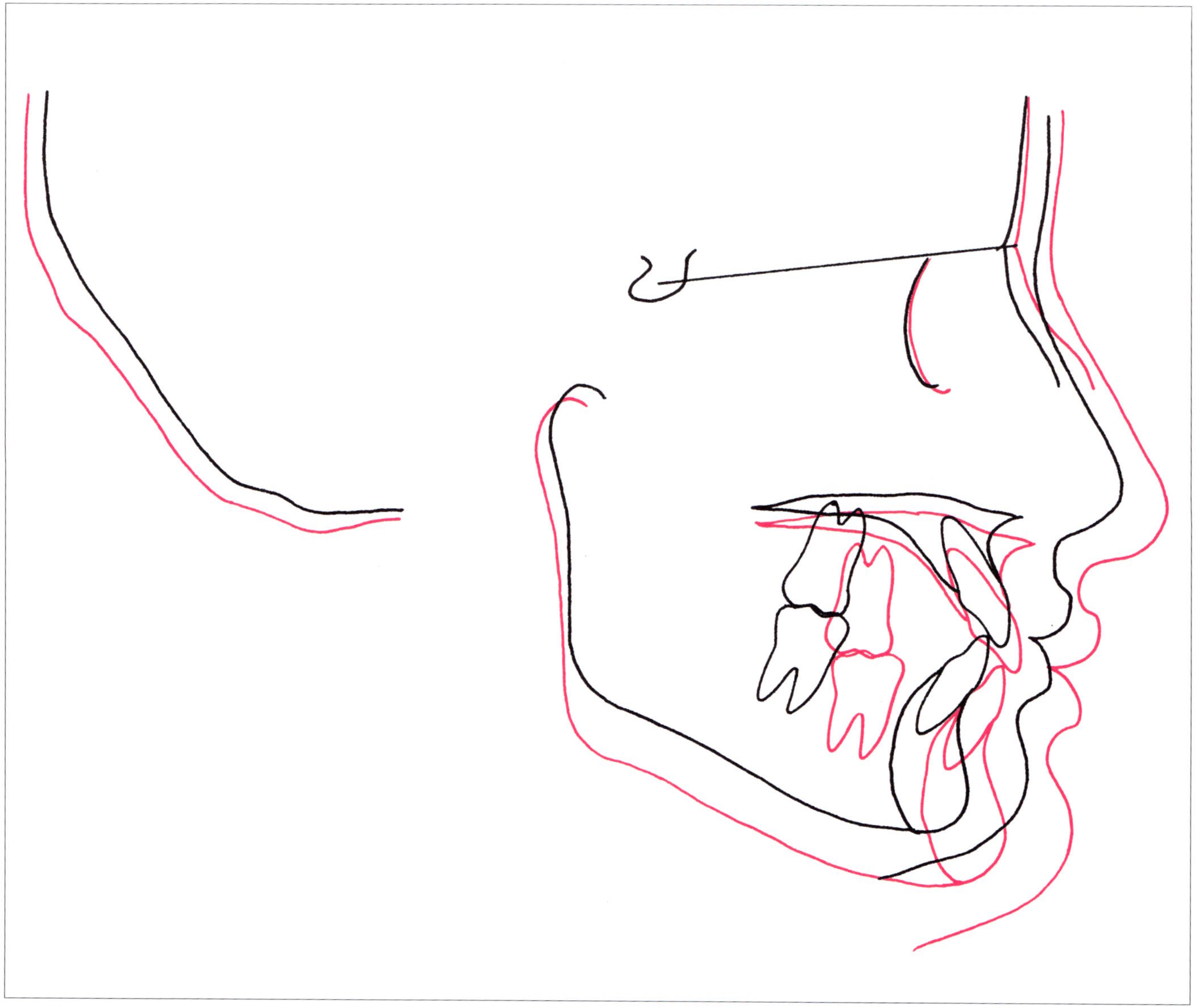

症例 16

交叉咬合・偏位咬合・偏位顎

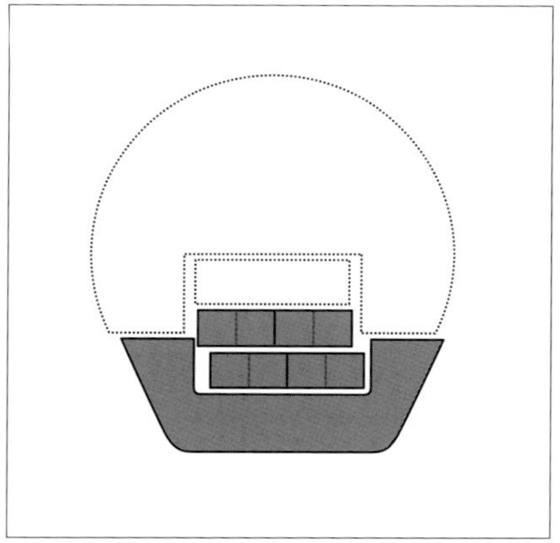

初診時年齢	性別	Overbite	Overjet	Angle 分類	抜歯部位	動的治療期間	症例の特徴
14y4m	女性	1.0mm	-1.0mm	Class I	$\frac{4|4}{4|4}$	2y9m	交叉咬合・偏位咬合

- 顔貌所見　正貌では右側の頬部はややふっくらとし，左側の口唇が上がっており，オトガイ部もやや左側へ偏位している。側貌では口唇閉鎖時に口腔周囲筋の緊張は認められないが，下唇からオトガイ部にかけてやや前突感がある。

- 口腔内所見　$\frac{12}{12}$と$\frac{456}{456}$は交叉咬合を呈し，下顎歯列弓において$\frac{3|3}{}$の唇側転位が認められるが，下顎歯列弓形態はほぼ整っている。臼歯関係は両側 Angle Class I であるが，左側は Class II 傾向を呈する。

- X線所見　関節窩が通常に比べて後方に位置するが，下顎骨の奥行きがなり長いため，下顎が相対的に前方位にある。$\frac{8|8}{8|8}$の存在が認められる。

- 治療方針　交叉咬合を改善するために下顎前歯の後退が必要なこと，上顎歯列弓の space discrepancy 解消のため，$\frac{4|4}{4|4}$の抜歯を選択した。

- 結果と考察　骨格的な要因を含む交叉咬合，偏位咬合症例であるが，抜歯スペースを利用した歯牙移動で咬合を改善した。

症例16 交叉咬合・偏位咬合・偏位顎

125

治療前

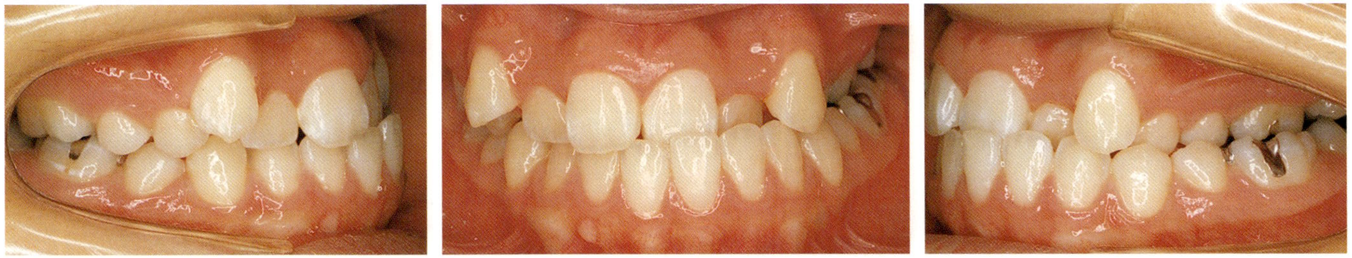

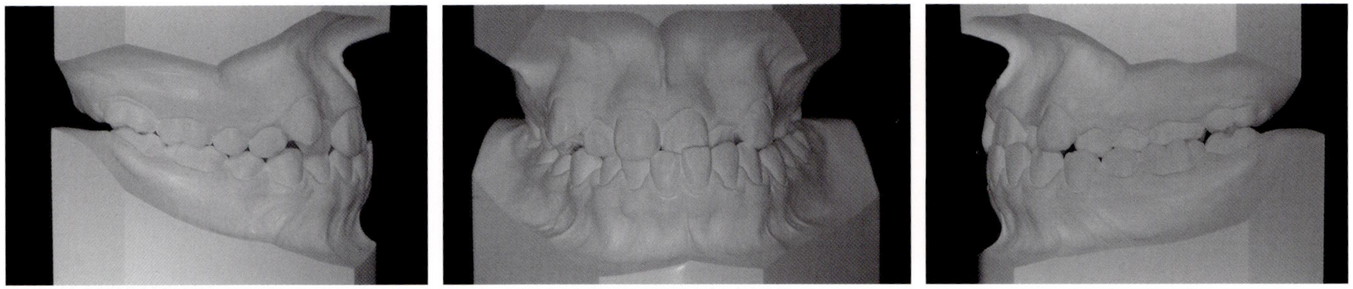

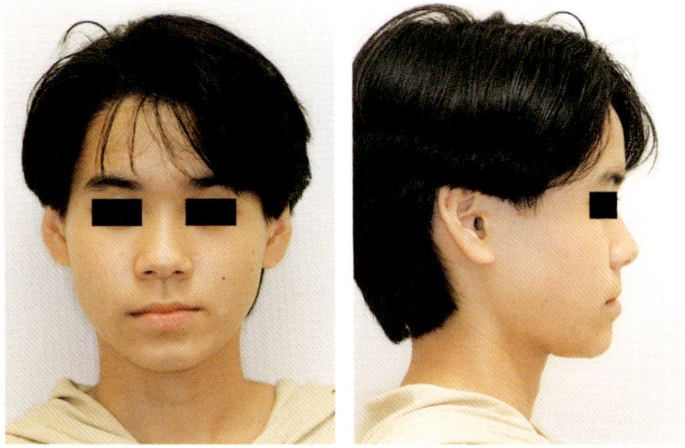

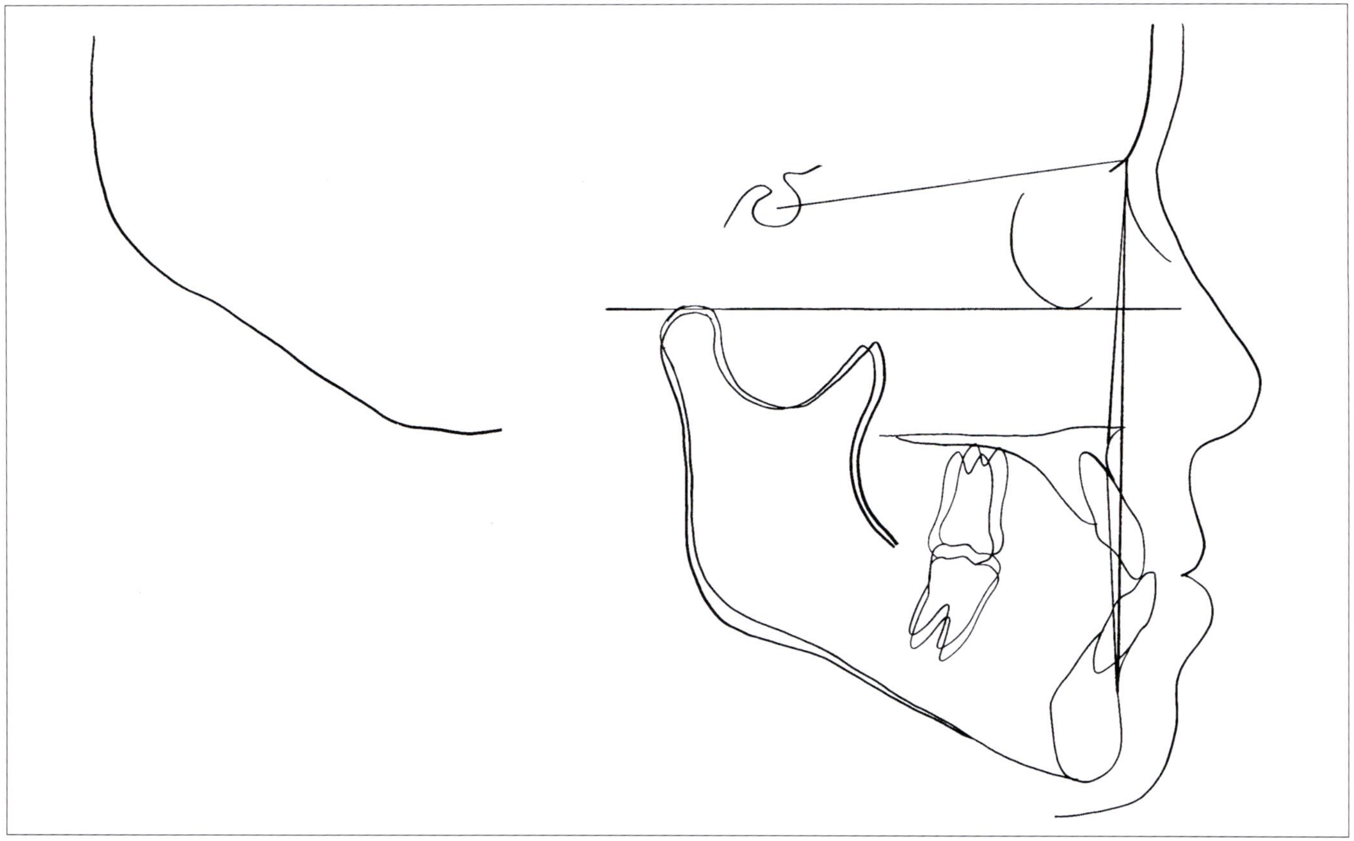

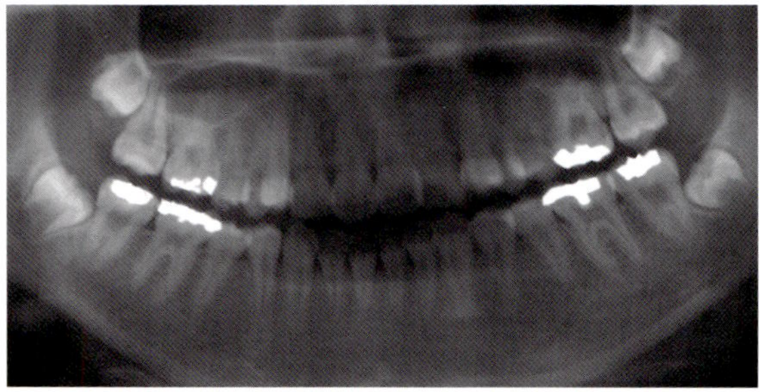

治療後

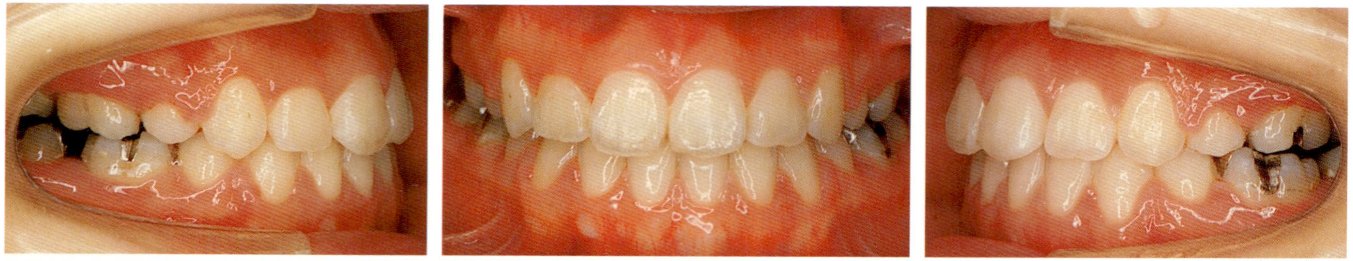

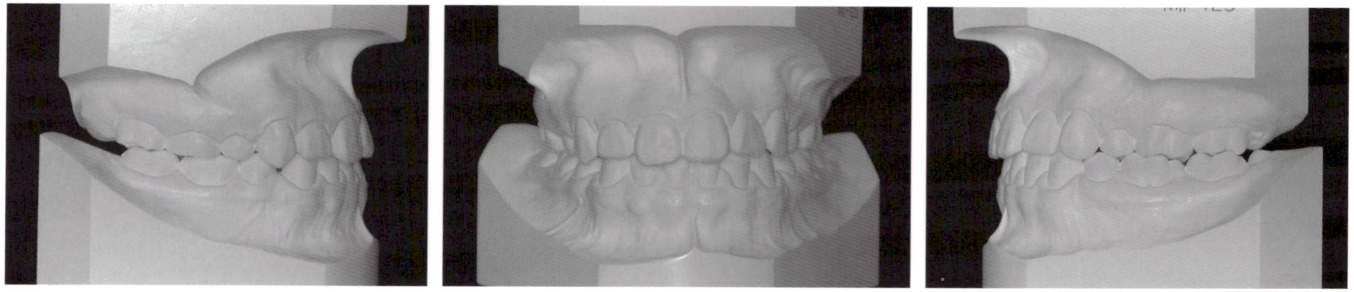

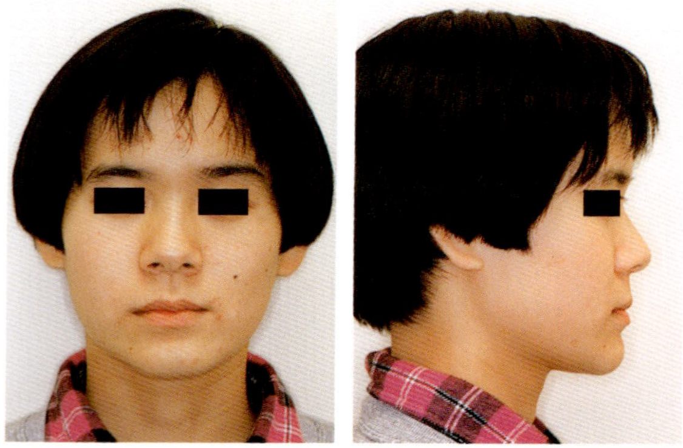

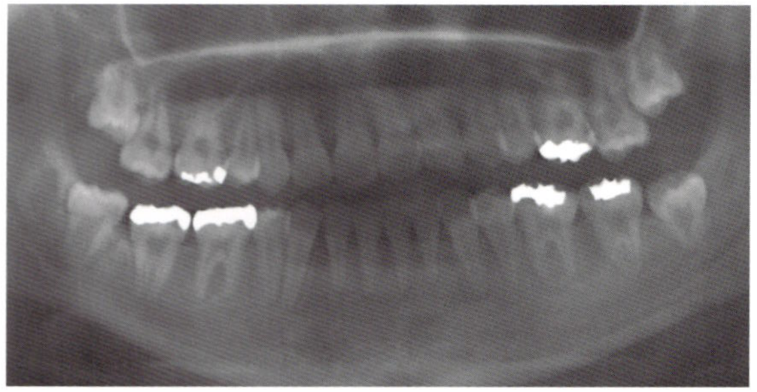

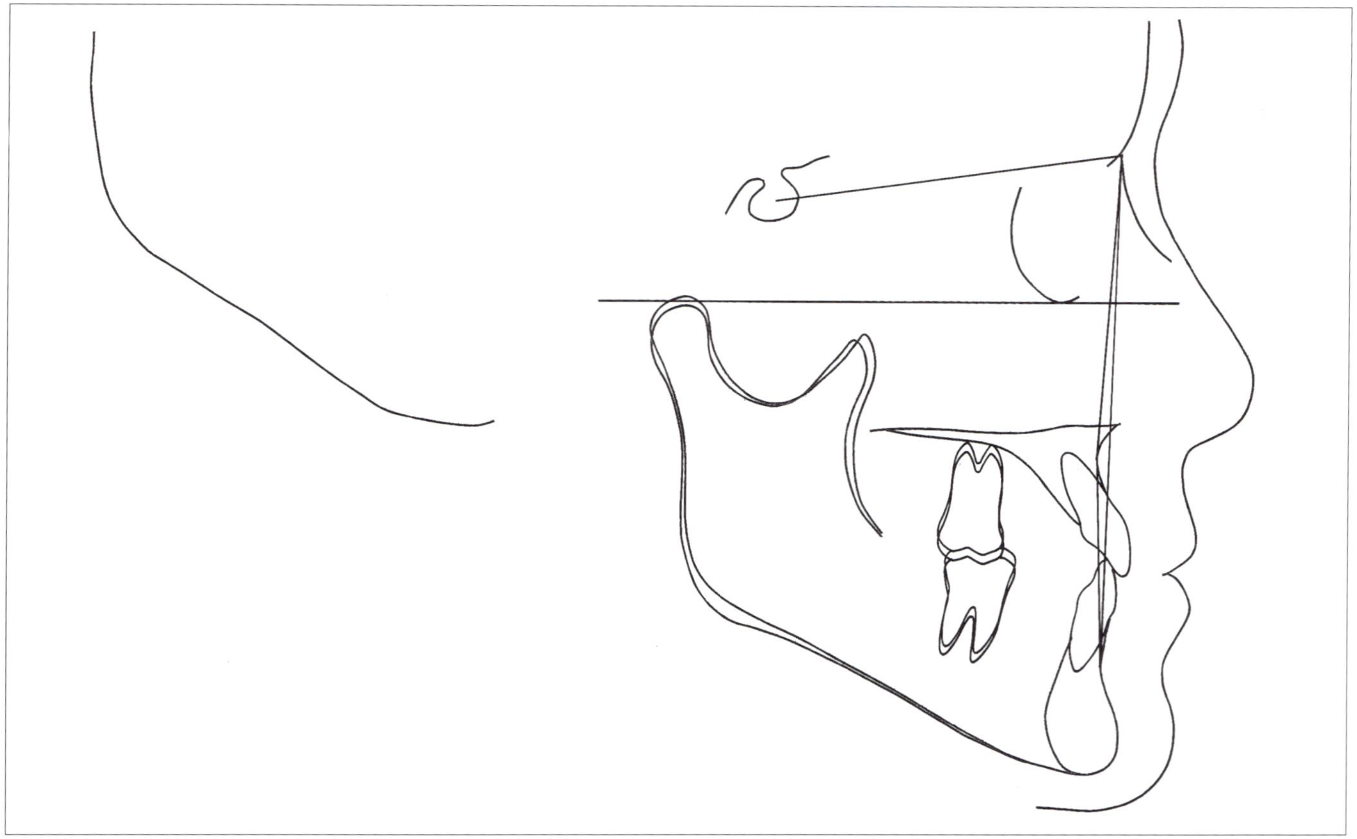

症例 16　交叉咬合・偏位咬合・偏位顎

127

	SNA	SNB	ANB	FMA	IMPA	FMIA	U1SN	OP	II
14y4m	79.0	81.0	-2.0	26.0	91.0	63.0	105.0	7.0	130.0
17y6m	78.5	80.0	-1.5	26.0	78.0	76.0	108.0	7.5	140.0

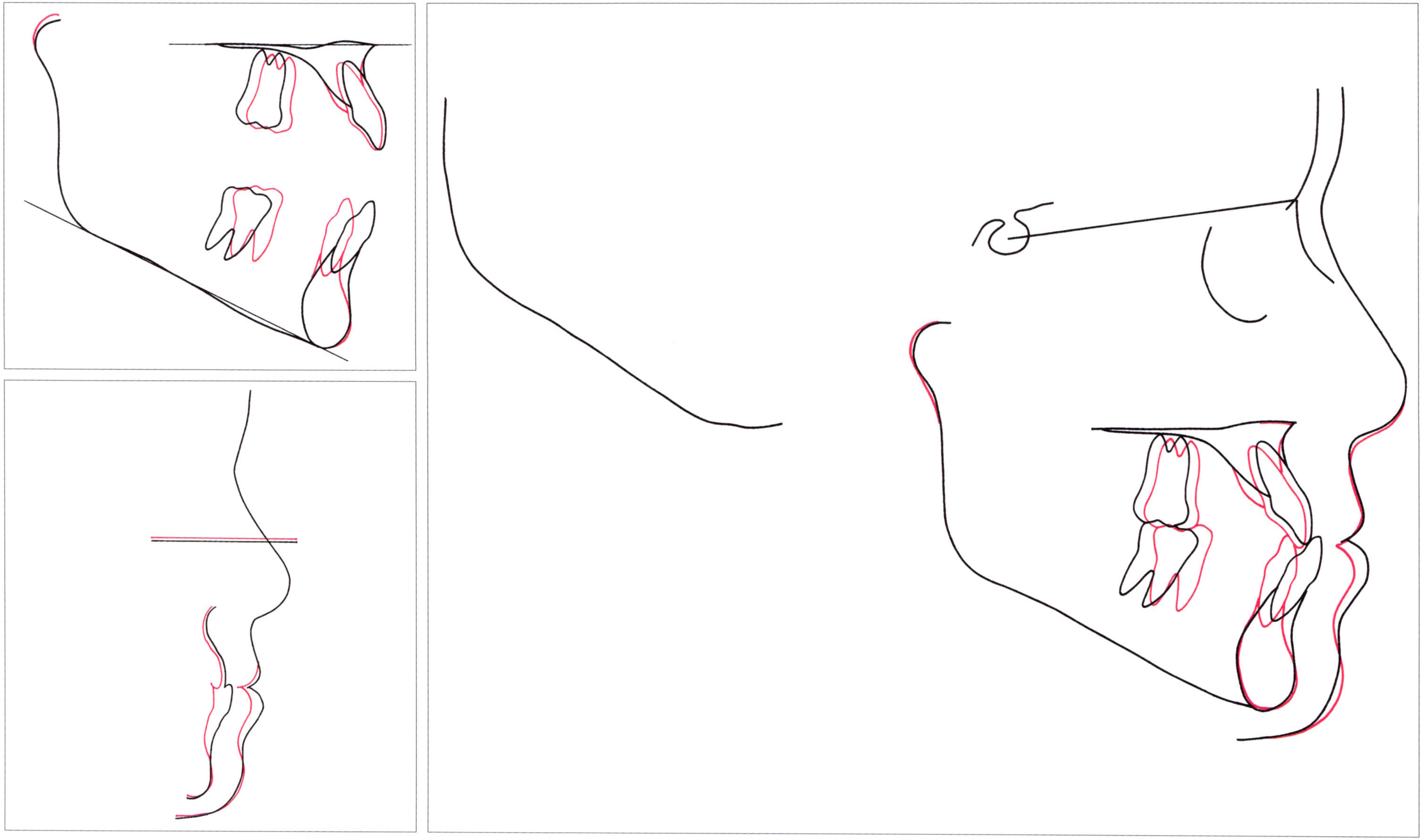

前後比較

症例17

偏位咬合・交叉咬合・下突咬合・開咬合・偏位顎

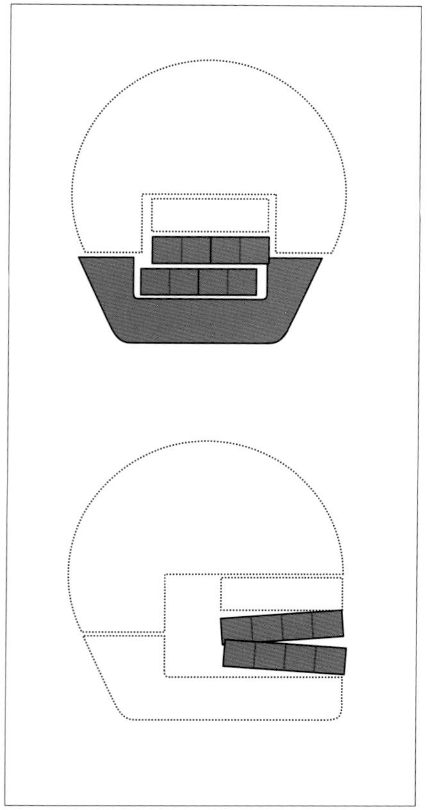

初診時年齢	性別	Overbite	Overjet	Angle 分類	抜歯部位	動的治療期間	症例の特徴
19y7m	男性	-1.5mm	-1.5mm	Class III subdivision	$\frac{E|5}{E|E}$	3y2m	$\frac{5|5}{5|5}$ 欠如歯・偏位顎

● 顔貌所見
側貌では上中顔面のバランスは悪くないものの、下唇に突出感を認める。一方、正貌において、オトガイが1部の右側への偏位と顎角部の非対称を呈し、口裂も右上がりとなっている。しかし、眼裂の傾斜や鼻背の曲がりはほとんど認められない。

● 口腔内所見
前歯部では、上顎の正中に対して下顎の正中が右側に10mm偏位し、一部が交叉咬合となり開咬合を呈している。また、下顎前歯部に軽度の叢生を認める。臼歯関係は左側がAngle Class III であるのに対して、右側はClass I を呈する。

● X線所見
側面セファログラムをみると、下顎骨が優位で上下歯列の前突傾向ならびに下唇の突出感を認めるが、硬・軟組織のバランスは悪くない。一方、正面セファログラムでは、下顎骨が右側に著しく偏位しているのがわかる。また、パノラマX線写真から $\frac{5|5}{5|5}$ が欠如し、5の歯根が短根傾向にあることがわかる。

● 治療方針
$\frac{E|5}{E|E}$ を抜歯して、叢生の除去ならびに上下顎切歯を僅かに後退させた後、下顎骨単独手術[右（偏位）側：下顎枝垂直骨切り術（IVRO）、左（非偏位）側：下顎枝矢状分割術（SSRO）およびオトガイ形成術]により顔面非対称を改善させる。

● 結果と考察
本症例は下顎骨に限局した偏位顎症例で、下顎骨の偏位により偏位顎、交叉咬合ならびに開咬合を呈したと考えられる。したがって、外科処置を併用して顔面の非対称および咬合の改善を図った。

症例 17　偏位咬合・交叉咬合・下突咬合・開咬合・偏位顎

治療前

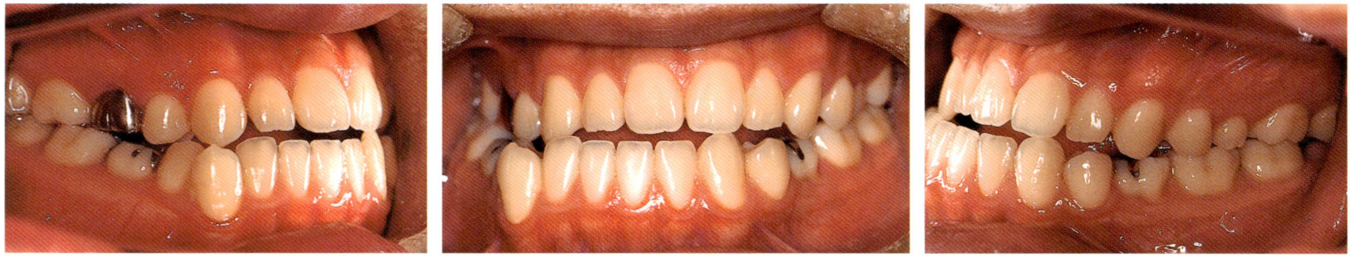

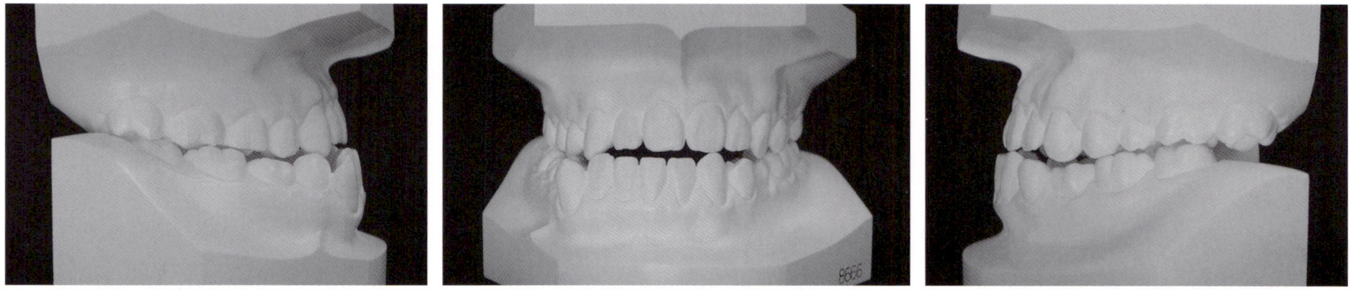

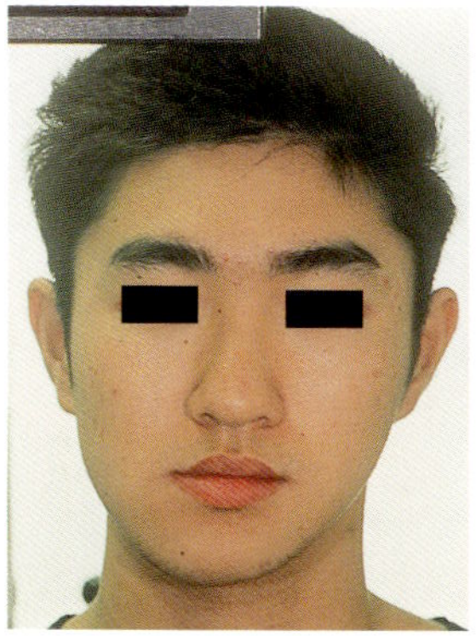

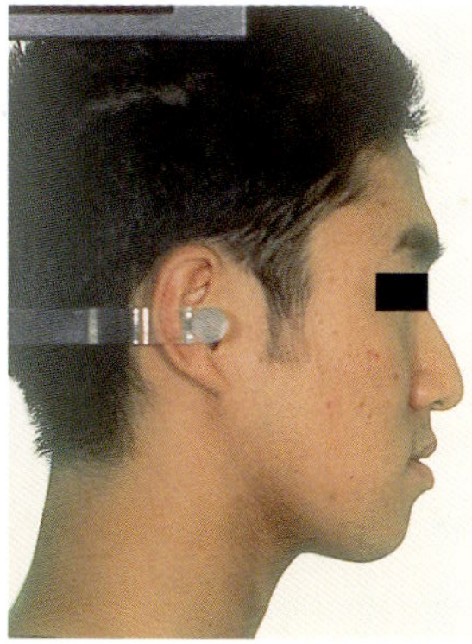

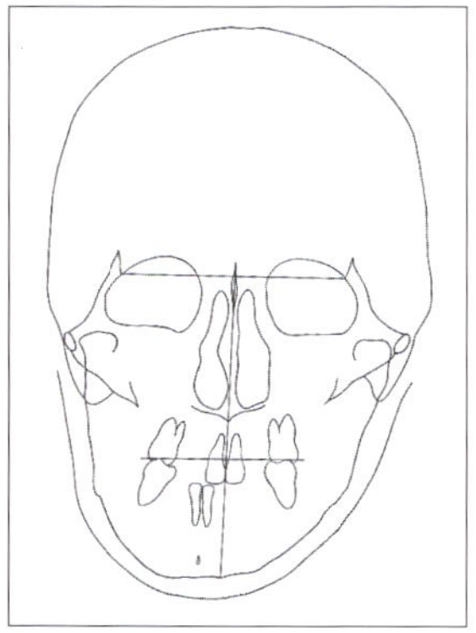

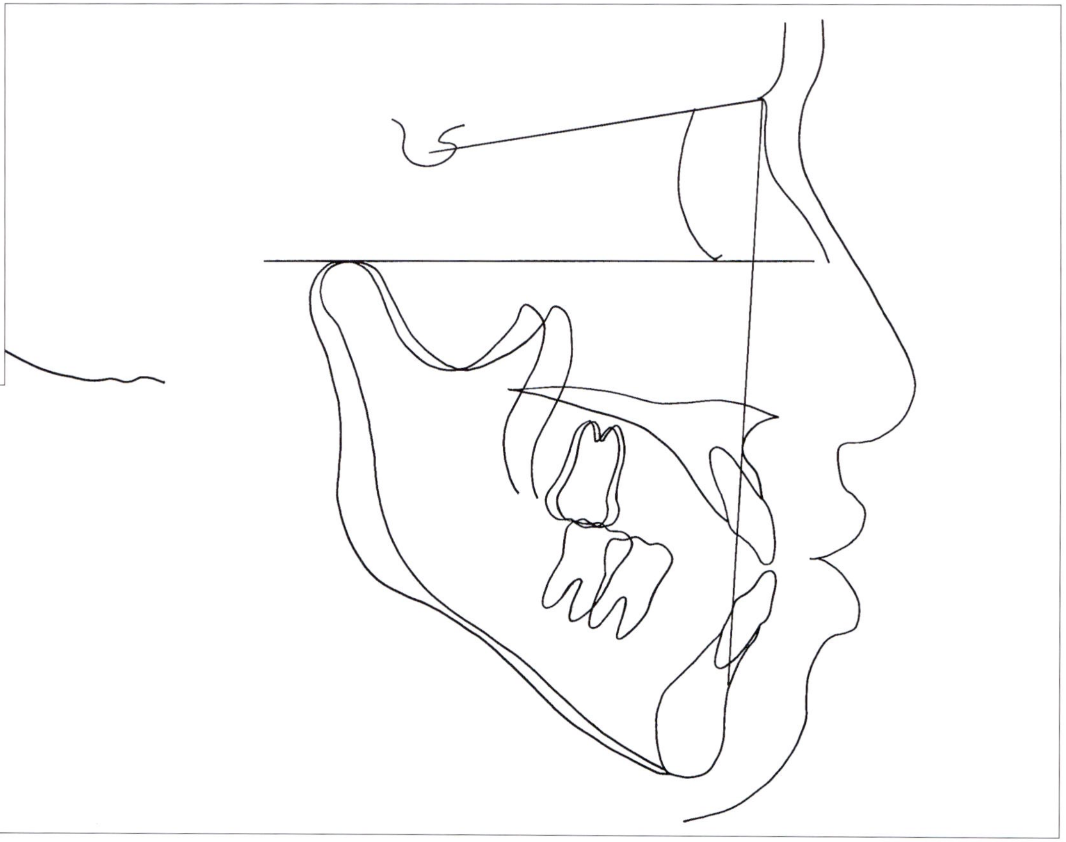

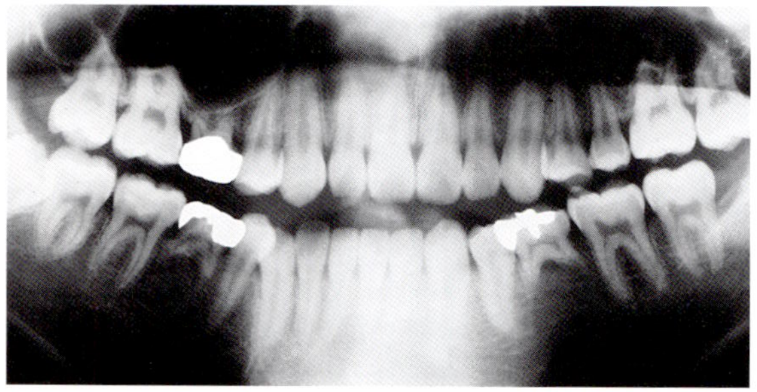

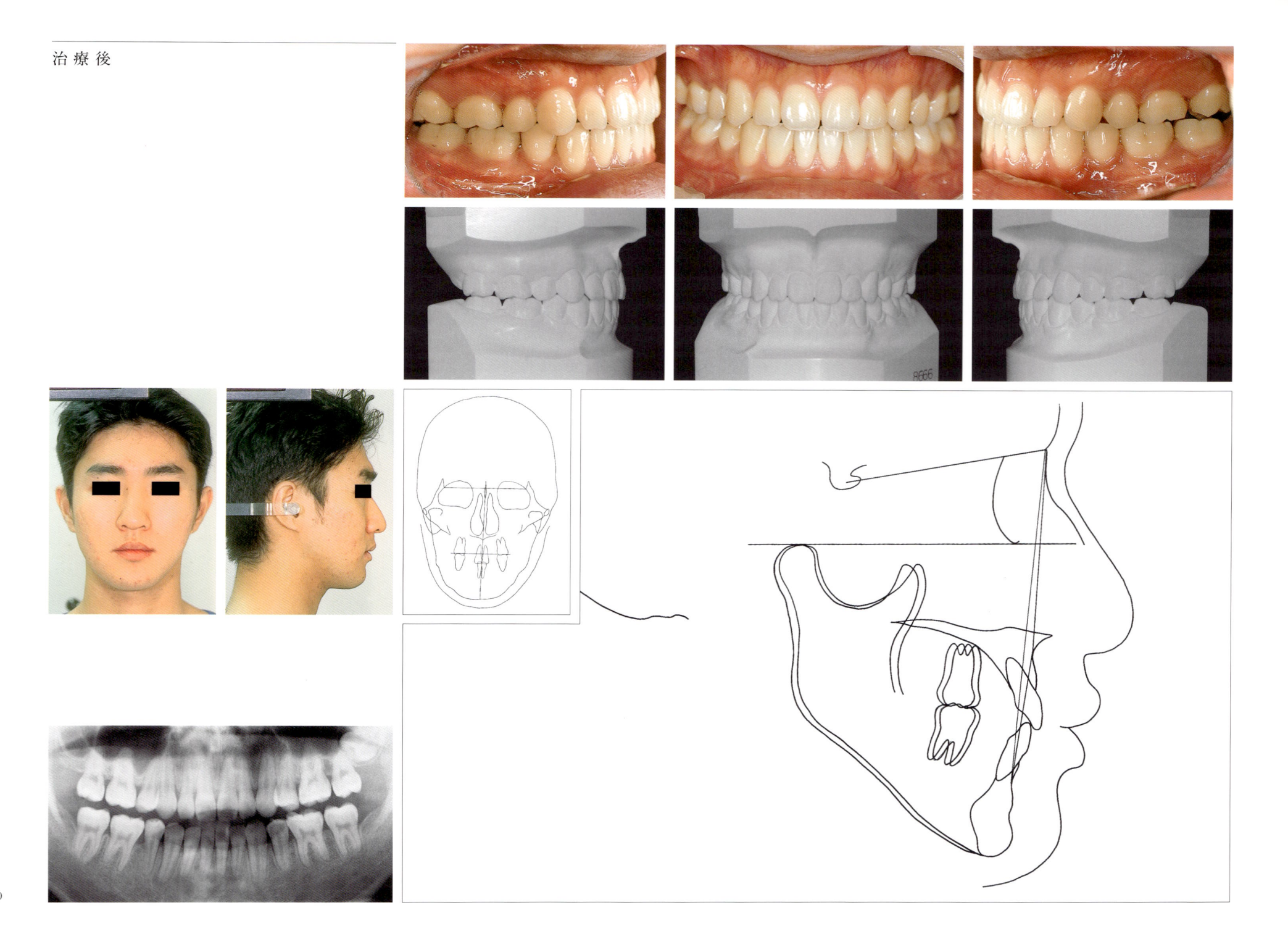

治療後

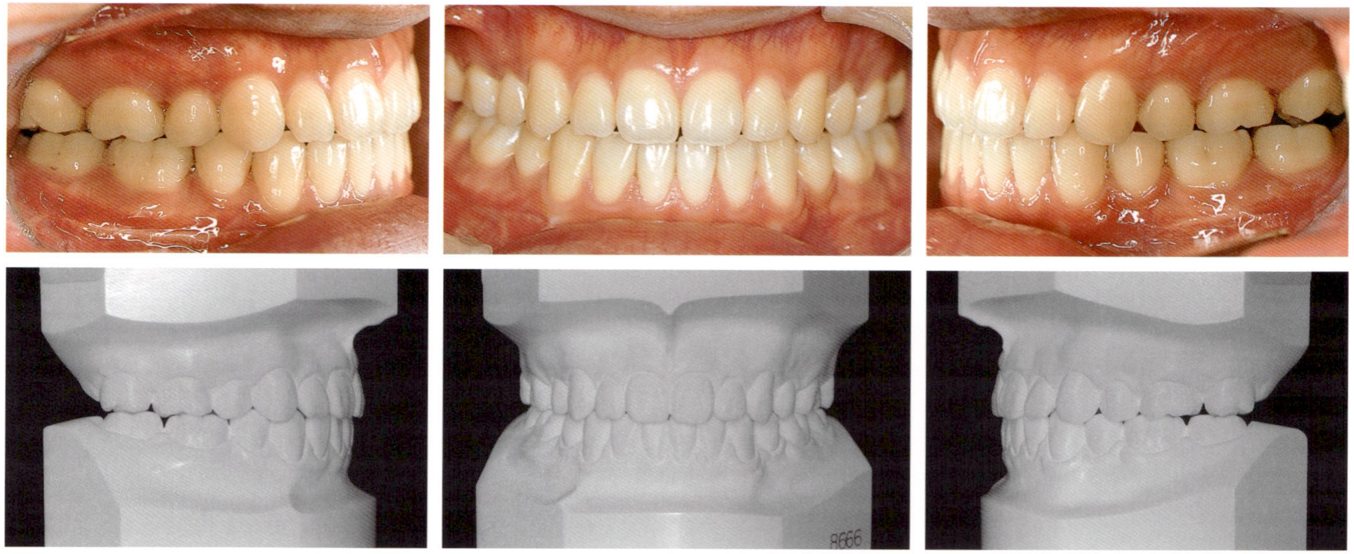

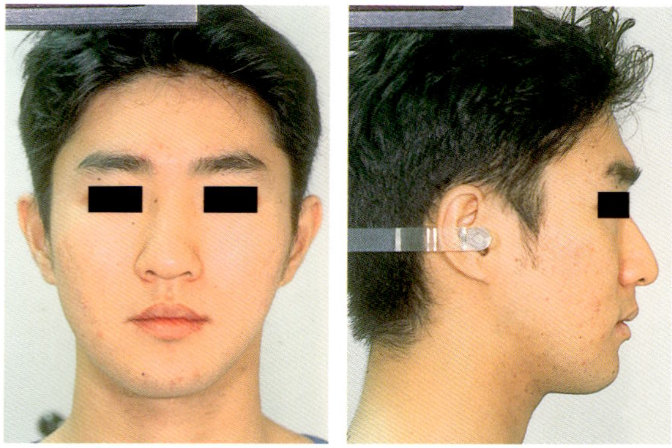

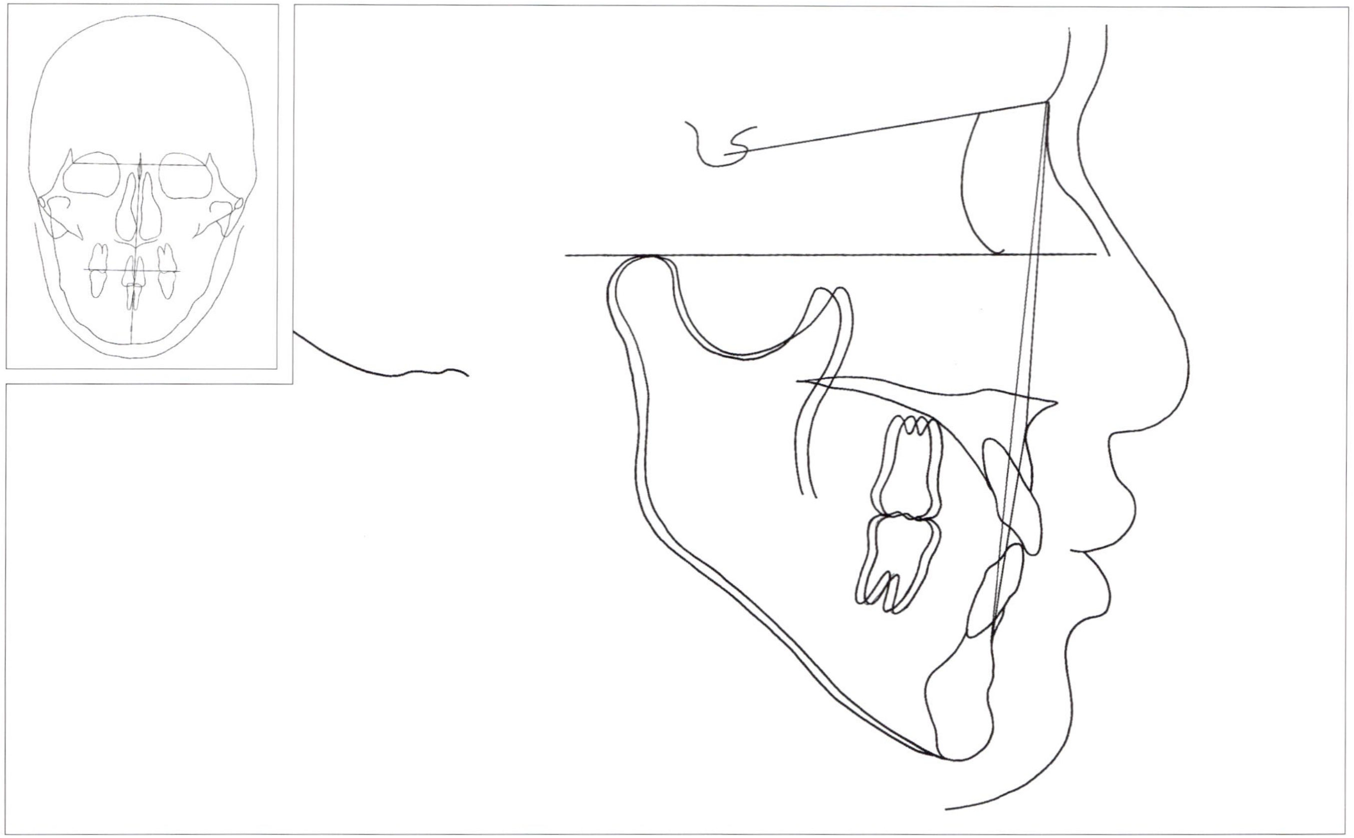

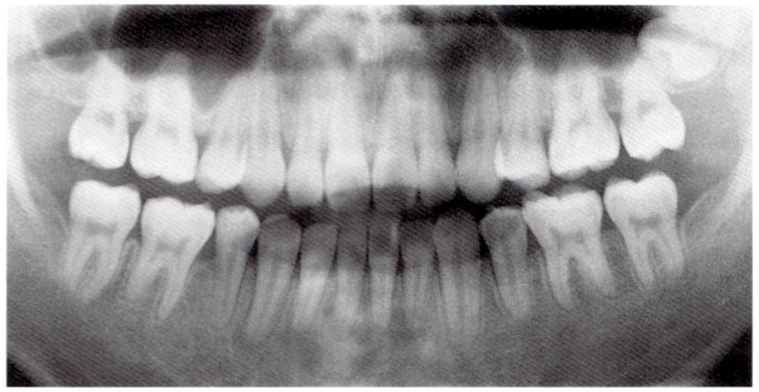

症例 17　偏位咬合・交叉咬合・下突咬合・開咬合・偏位顎

	SNA	SNB	ANB	FMA	IMPA	FMIA	U1SN	OP	II
19y7m	77.5	77.5	0.0	36.5	83.5	60.0	105.0	14.5	125.5
23y2m	77.0	75.0	2.0	39.5	77.5	63.0	102.5	16.0	132.0

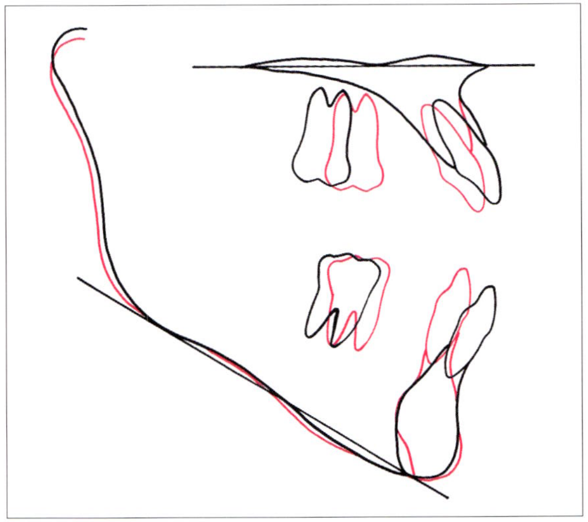

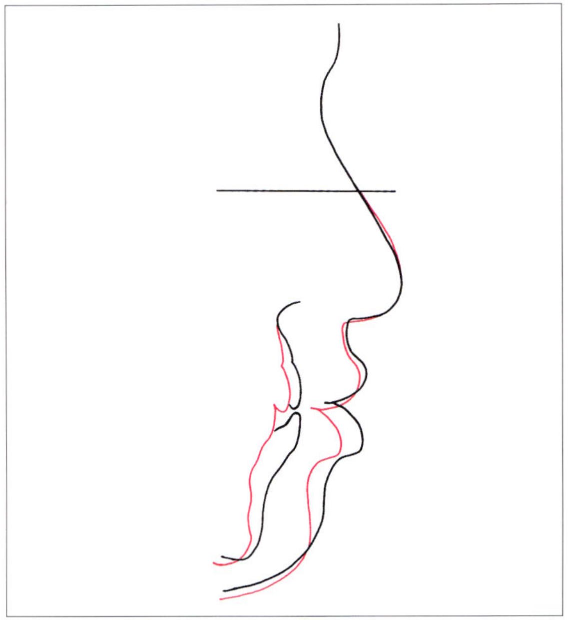

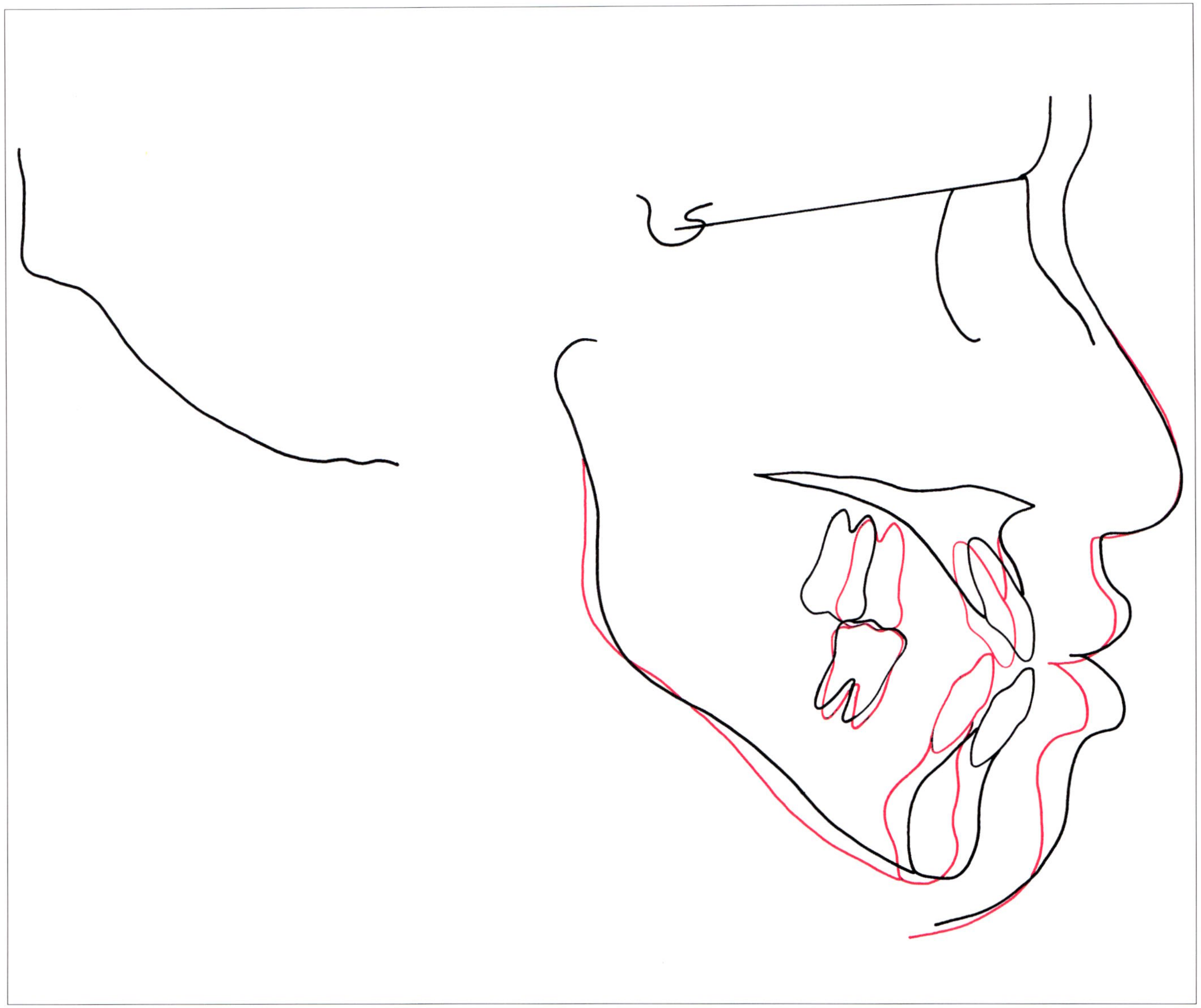

前後比較

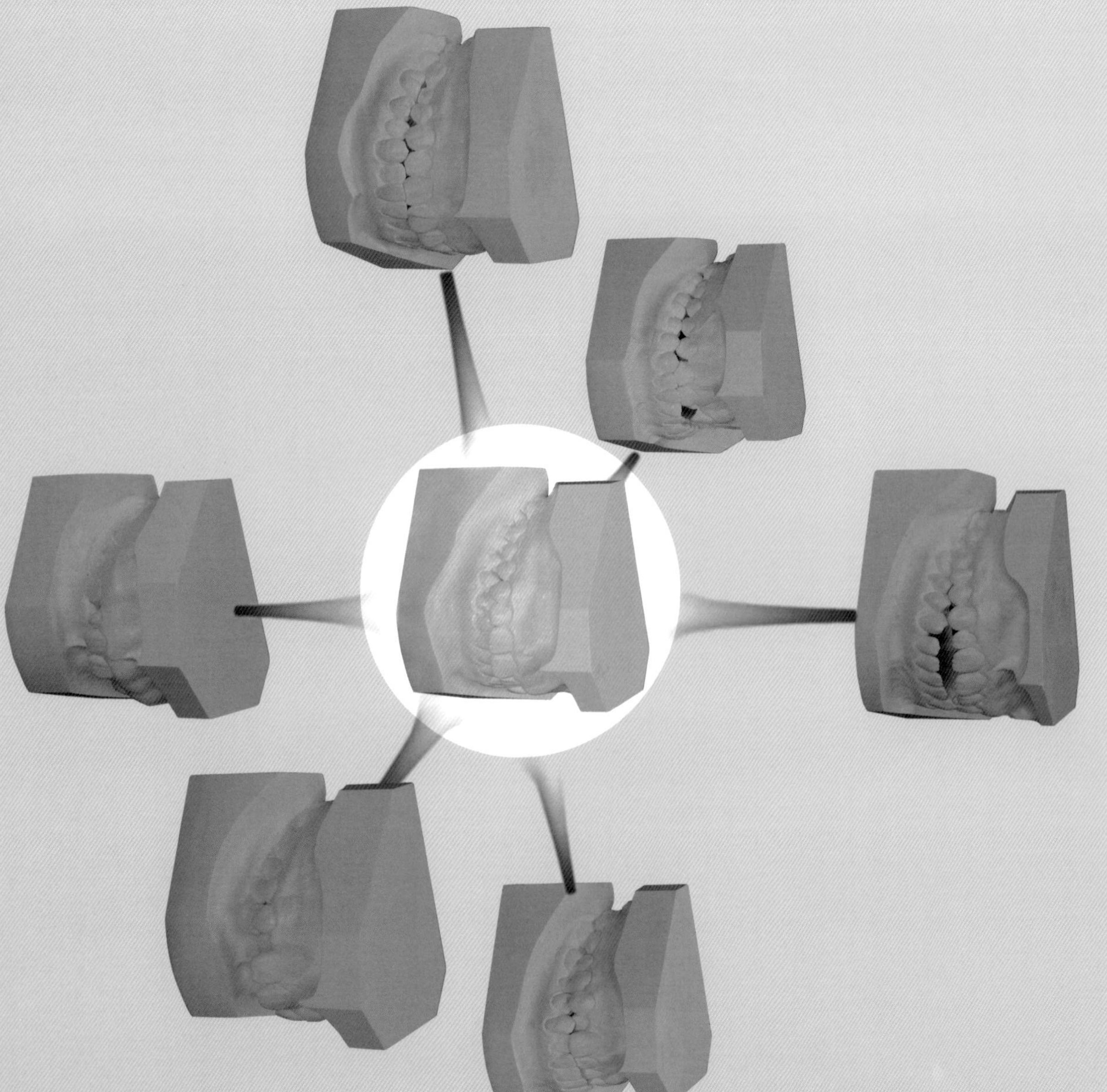

中立咬合
Neutral bite

中立咬合の定義は"上下歯列の対向関係に際だったズレの認められない状態"とした．したがって，第一大臼歯の咬合状態に限定した表現である Angle Class I（中性咬合）とは意味合いが異なる．Angle Class I のカテゴリーには，上突咬合，下突咬合，開咬合などの前歯部対向関係の異常な症例も含まれるが，中立咬合の中には含まれない．

咬合の領域を一つの球体と捉えると，中立咬合はその球の中心部に位置するある種の容積を持った領域となる．そして中立咬合の中心に，いわゆる正常咬合が存在することとなる．このような中立咬合から上下歯列の対向関係の前後的なズレが大きくなってくると，次第に上突咬合，下突咬合という状態が明確になり，垂直的なズレが強まると，過蓋咬合あるいは開咬合という状態となる．ズレが進行すると，明らかな交叉咬合，偏位咬合という状態となる．

中立咬合のカテゴリーの中で治療対象となるのは，主に歯列の状態に限局した不正で，個々の歯の異常を持つ症例，あるいは両突歯列などの症例が含まれる．ここで扱う両突歯列，中立咬合という症例は，口元の突出感から矯正治療の対象となることが多い症例である．従来，このような症例は「上下（両）顎前突」と呼ばれているが，そのように表現されてきた症例の大半は，上下の顎がともに前方に突出しているというわけではない．中立咬合というカテゴリーを設けることによって，文字の表す意味と矛盾しない用語を使用することができる．

臨床例として，ここでは正中離開の症例1例と両突歯列2例を呈示した．このような両突歯列の治療に際しては，各ステップにおいて固定の保護に細心の注意を払うことが特に求められる．

（藤村芳博）

症例18

中立咬合

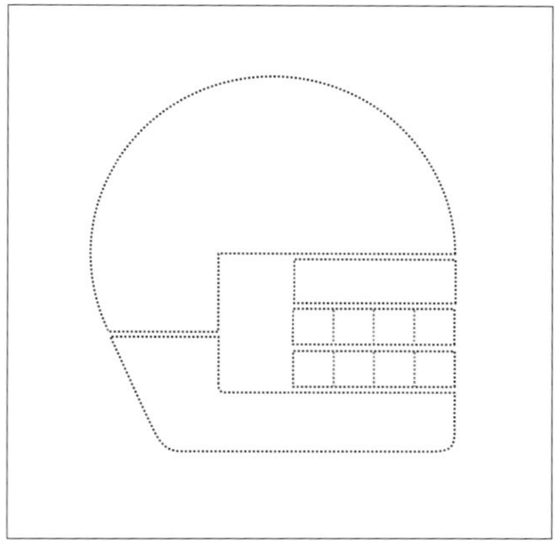

初診時年齢	性別	Overbite	Overjet	Angle分類	抜歯部位	動的治療期間	症例の特徴
16y2m	男性	1.5mm	2.0mm	Class I	非抜歯	1y5m	正中離開

- ●顔貌所見　口唇部にやや突出感はあるが，口唇閉鎖時口腔周囲筋の緊張は認められない．正貌は左右対称．
- ●口腔内所見　正中離開，$\frac{2|26}{65|6}$ の捻転が認められる．小臼歯部の咬合が緊密ではないが，上下顎歯列対向関係に際だったズレはない．臼歯関係は Angle Class I．
- ●X線所見　骨格的には比較的整った形態である．8|8が存在している．
- ●治療方針　硬・軟組織のバランスが良好で，space discrepancy の問題もないことから，非抜歯にて空隙の閉鎖と咬合の緊密化を行う．
- ●結果と考察　個々の歯の状態に問題が限局した症例．

症例18 中立咬合

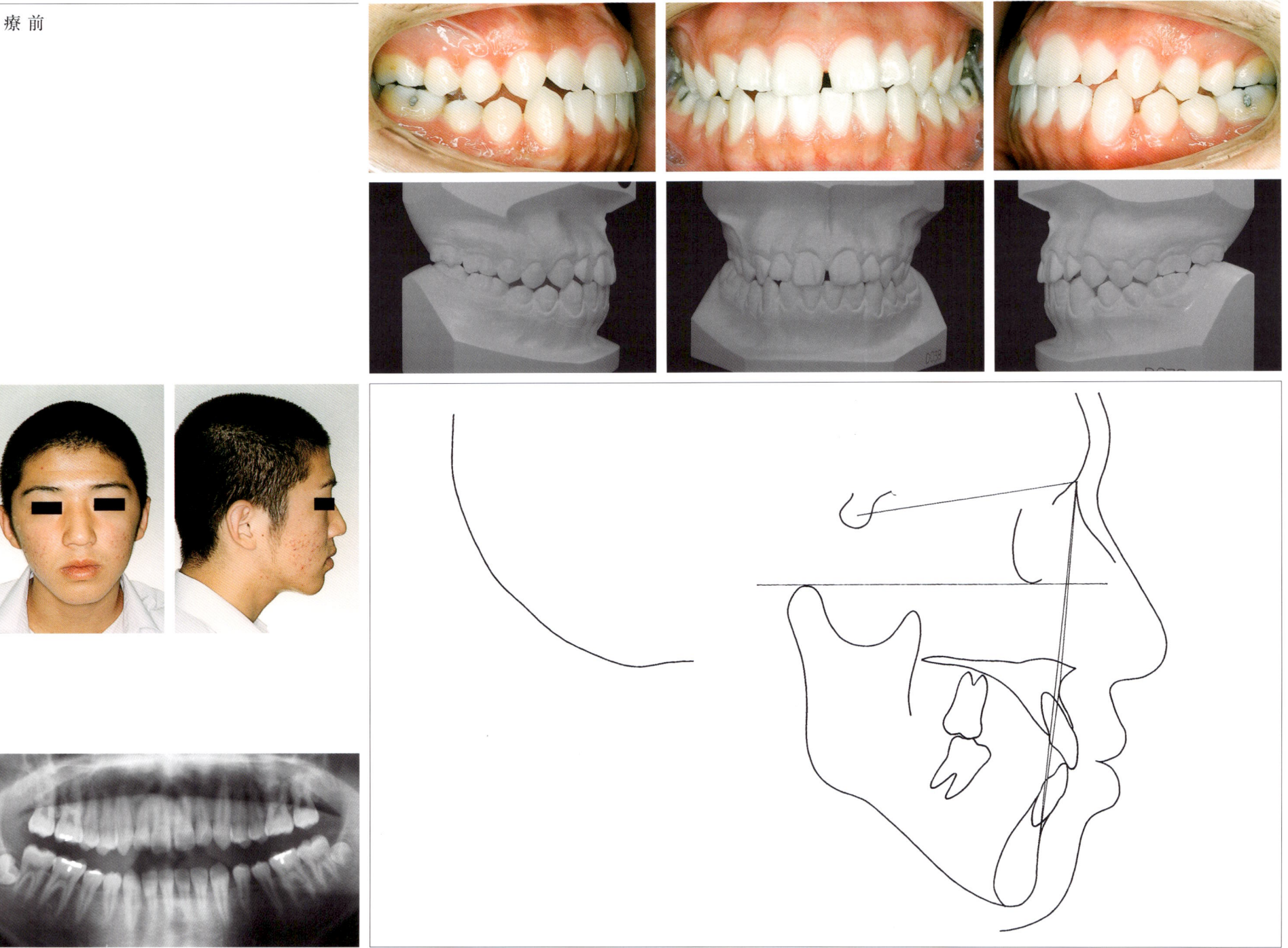

治療前

135

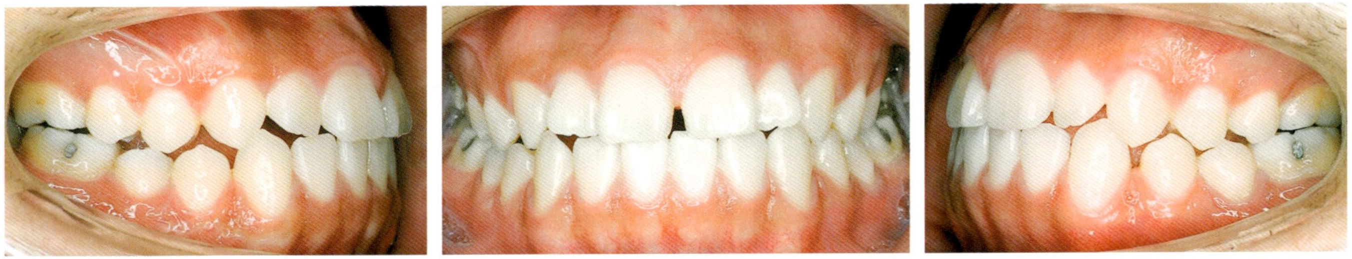

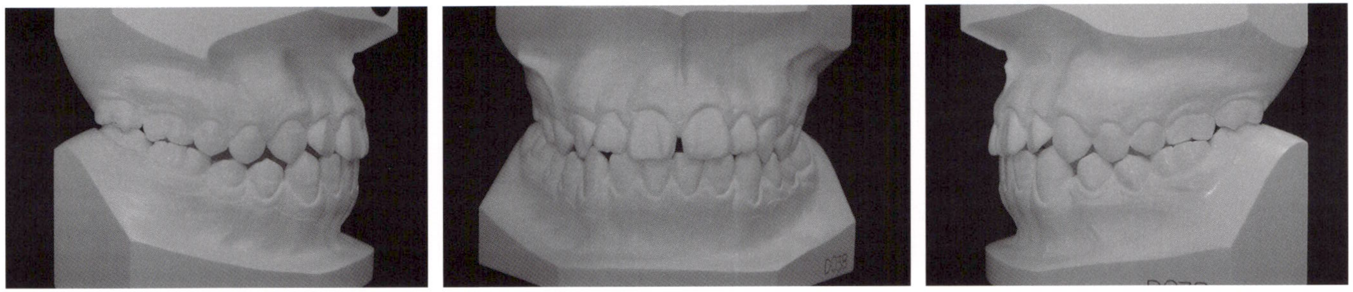

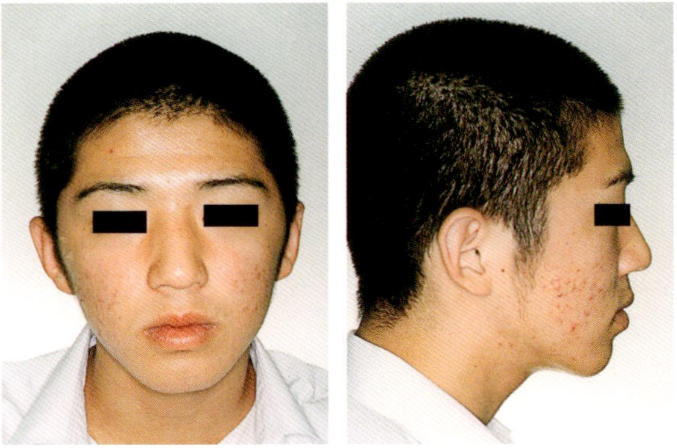

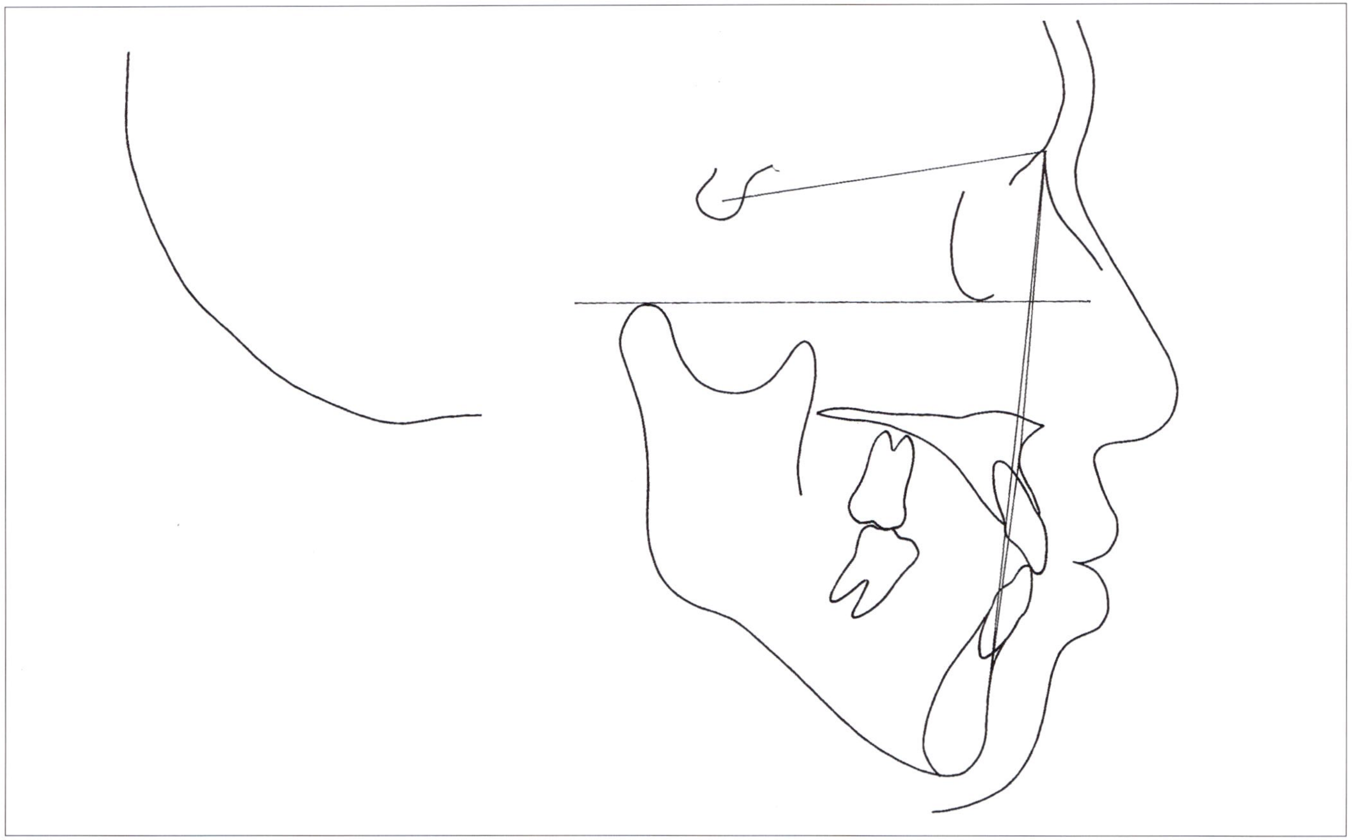

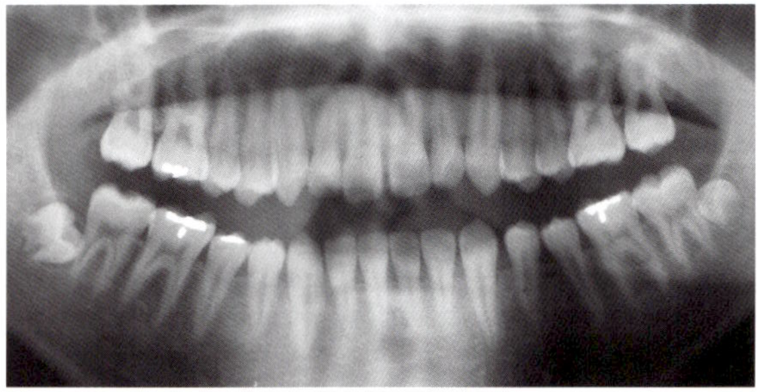

治療後

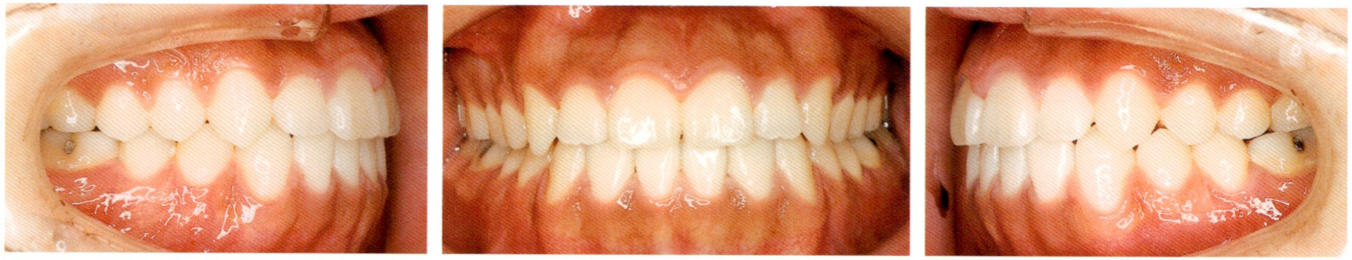

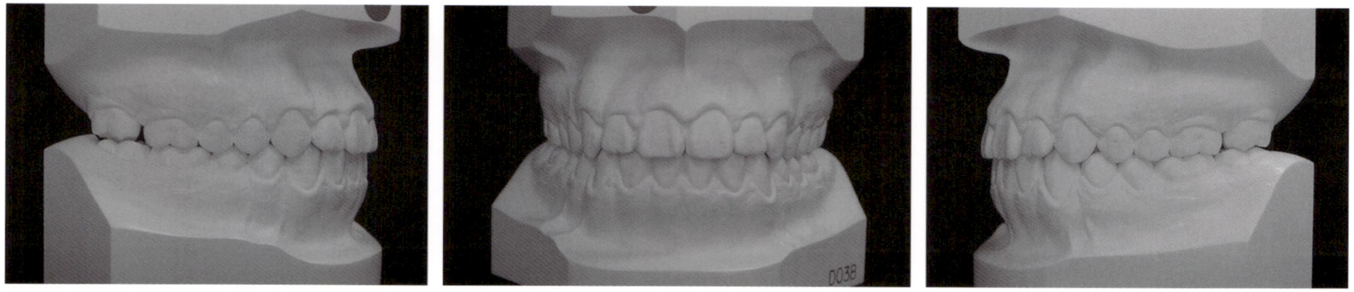

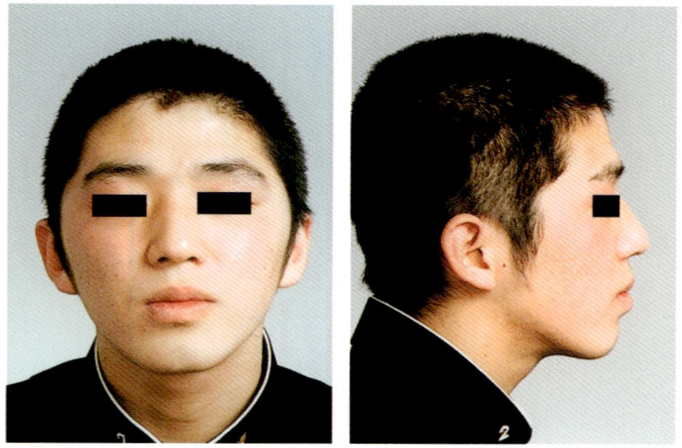

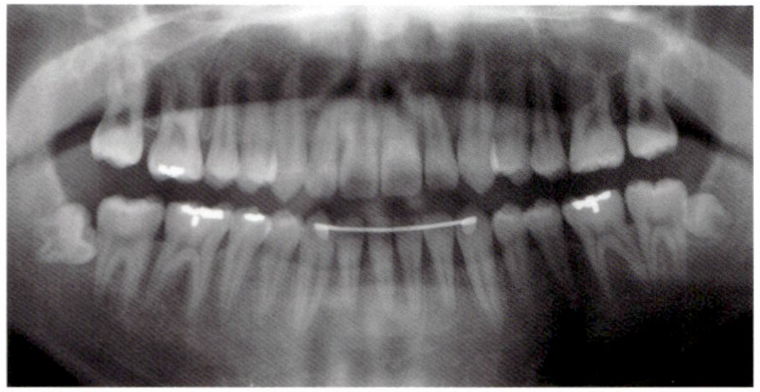

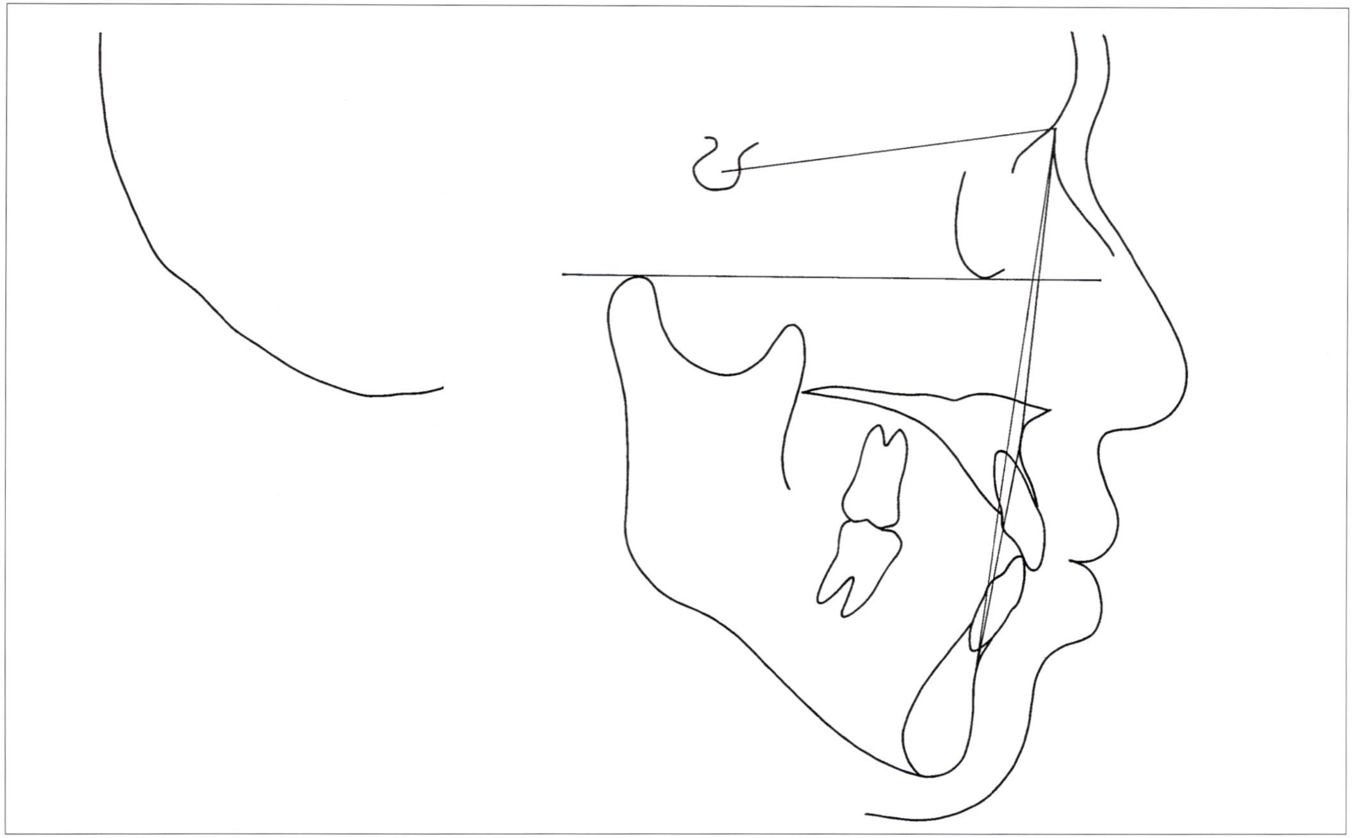

症例 18　中立咬合

前後比較

	SNA	SNB	ANB	FMA	IMPA	FMIA	U1SN	OP	II
16y2m	77.0	76.0	1.0	34.0	82.0	64.0	102.0	15.0	133.0
17y9m	77.0	75.0	2.0	35.5	81.0	63.5	98.0	14.5	138.0

137

症例 19

中立咬合・両突歯列

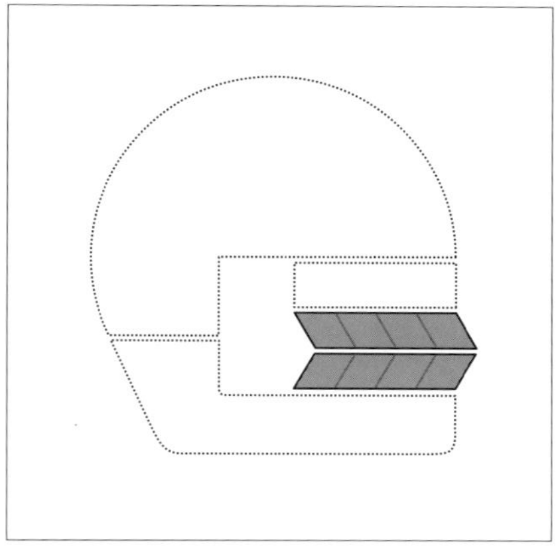

初診時年齢	性別	Overbite	Overjet	Angle 分類	抜歯部位	動的治療期間	症例の特徴
25y6m	女性	1.0mm	2.5mm	Class I	$\frac{4|5}{4|4}$	3y0m	両突歯列

- **顔貌所見**　口元に突出感があり、オトガイ部には緊張感がみられる。下唇の突出も顕著である。上下顎前歯部歯槽骨の前傾が認められ、|3は捻転している。上下顎歯列対向関係に目立ったズレはない。

- **口腔内所見**　上下顎歯列対向関係に目立ったズレはない。

- **X線所見**　中顔面高、下顔面高ともに高く長顔系であるが、上下顎の大きさや前後的位置のバランスは比較的整っている。上下前歯の前傾が著しく両突歯列を呈している。|5の金属冠辺縁部に歯質欠損が認められる。

- **治療方針**　上下顎前歯歯軸改善のため第一小臼歯の抜歯が必要であるが、|5が根管治療済歯であることから $\frac{4|5}{4|4}$ の抜歯を選択した。固定の保護のため、Nance holding arch を使用する。

- **結果と考察**　典型的な中立咬合、両突歯列の症例。上下顎前歯の充分な後退により、側貌の調和が得られた。

症例19　中立咬合・叢生歯列

治療前

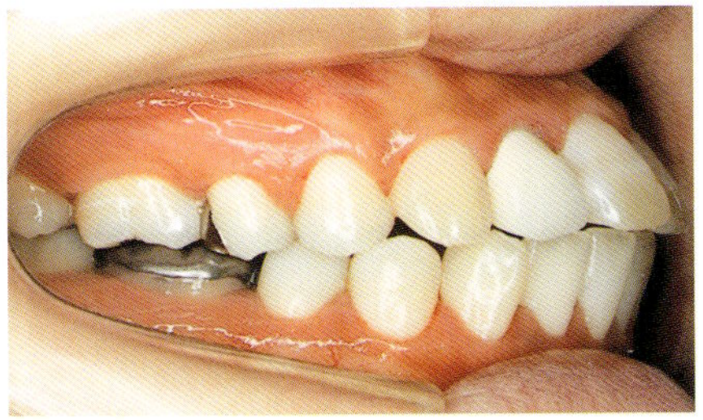

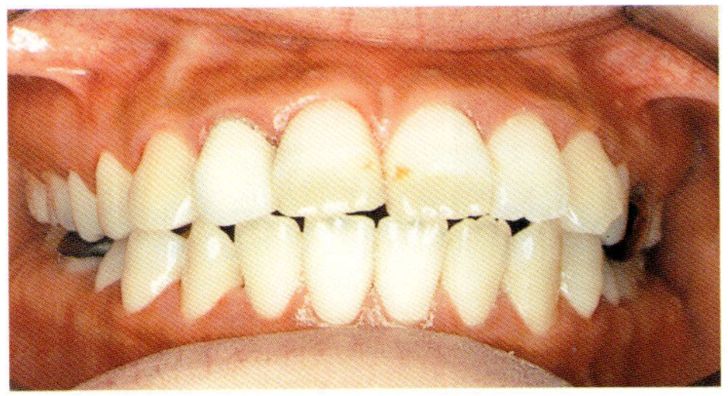

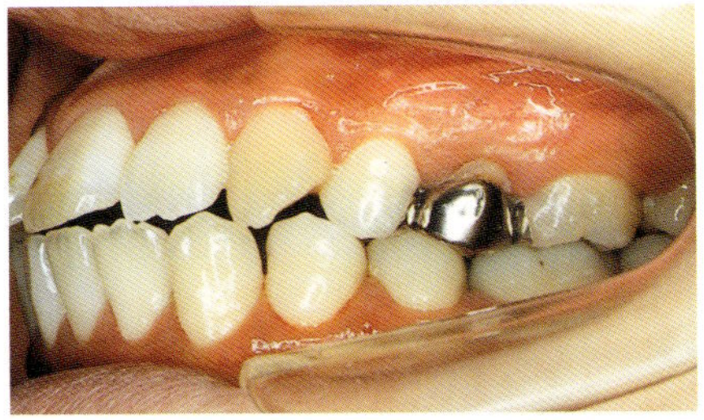

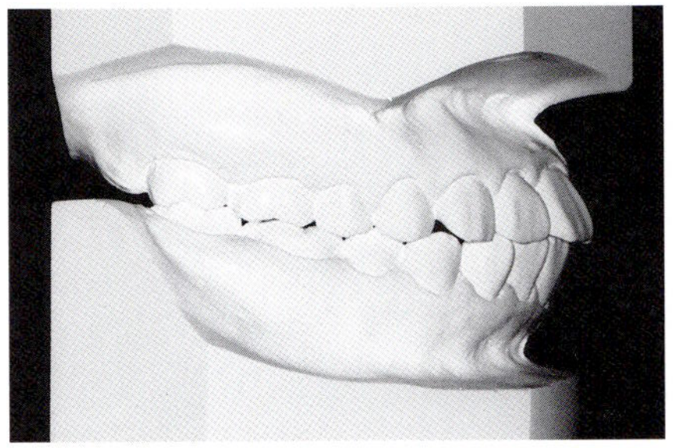

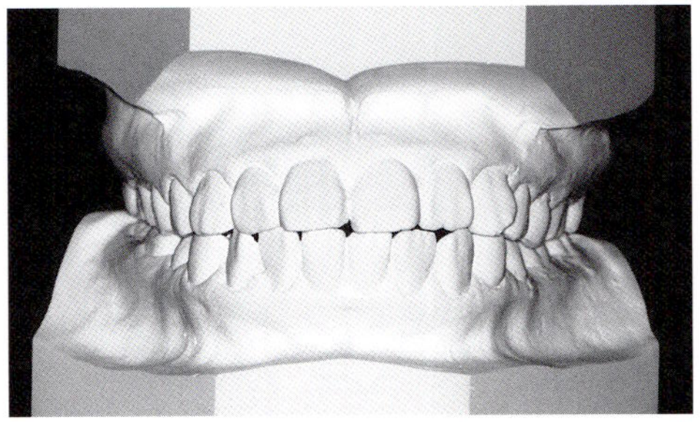

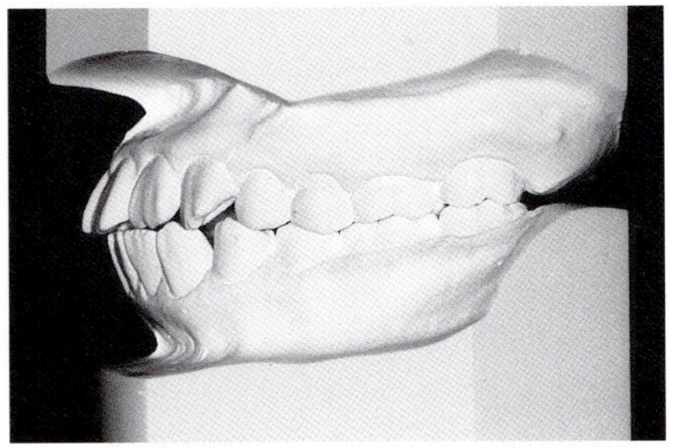

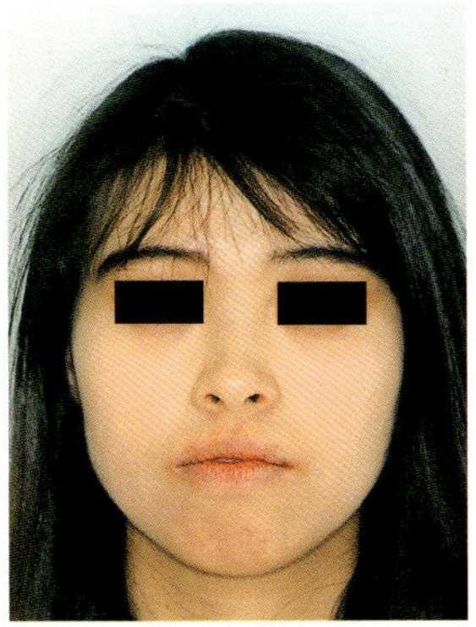

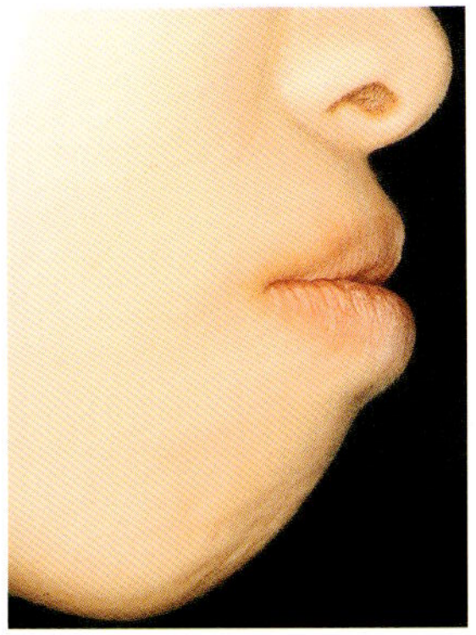

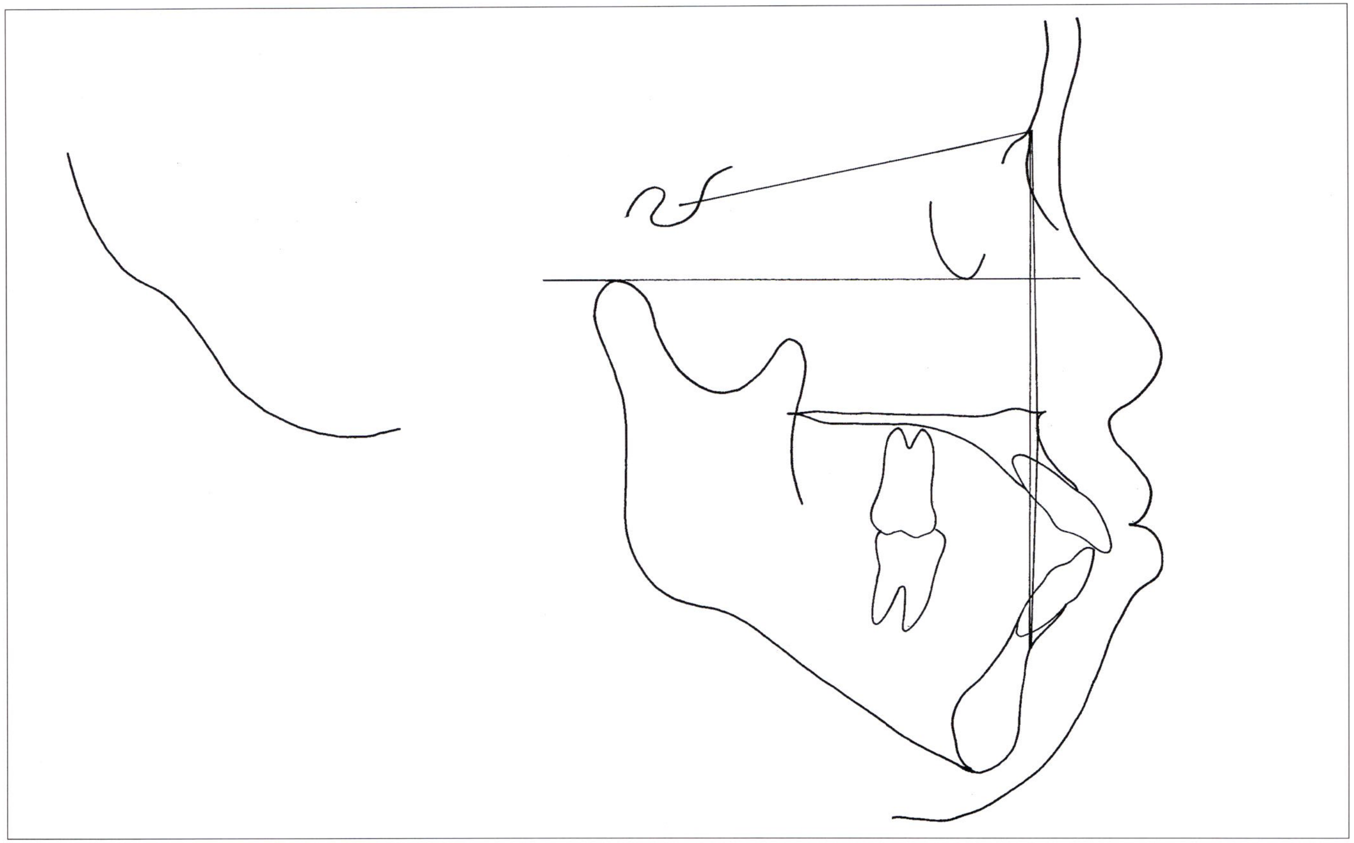

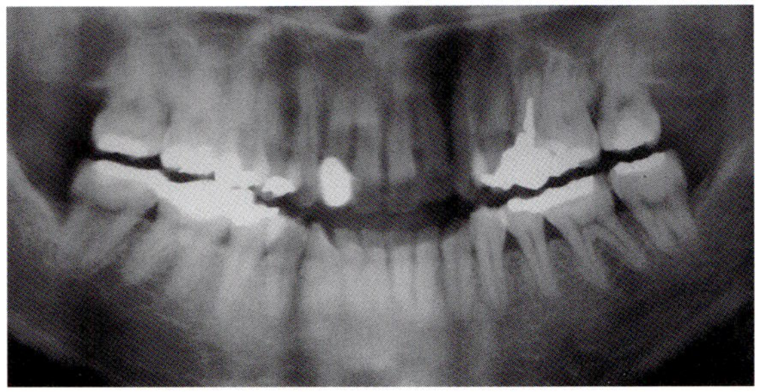

治療後

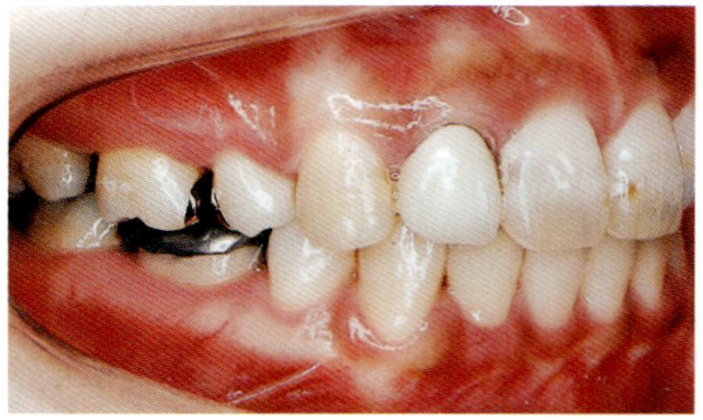

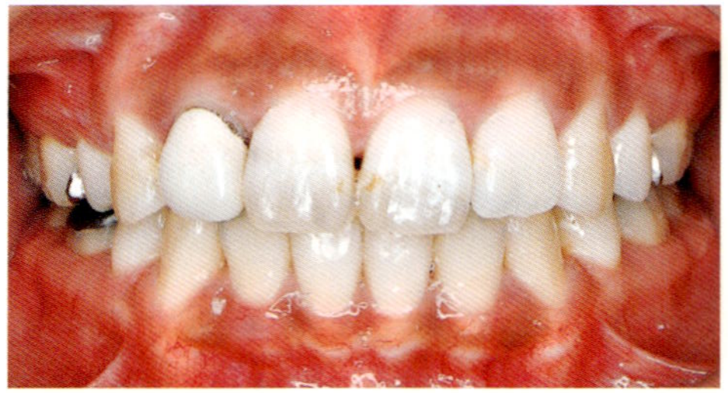

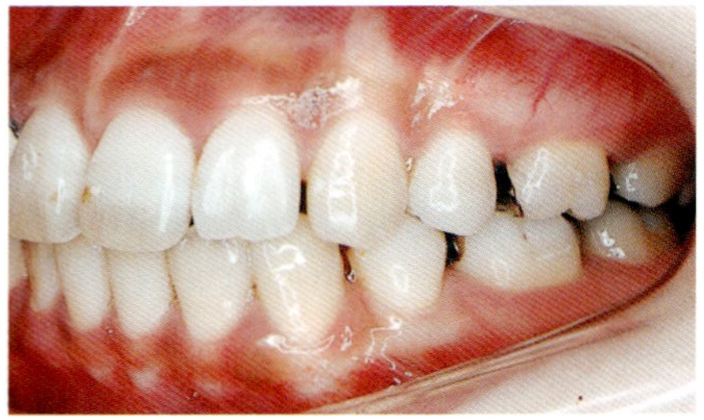

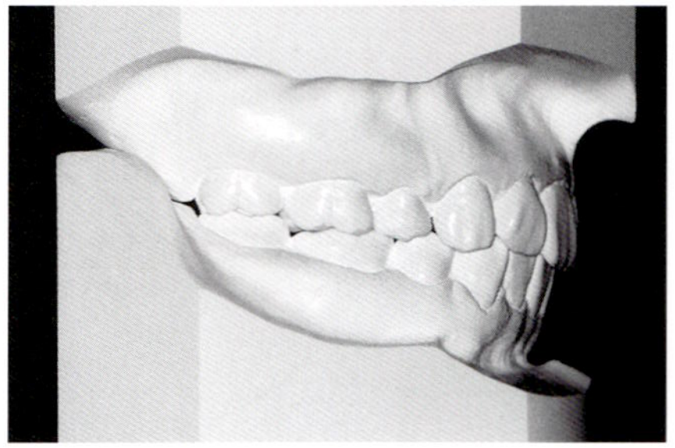

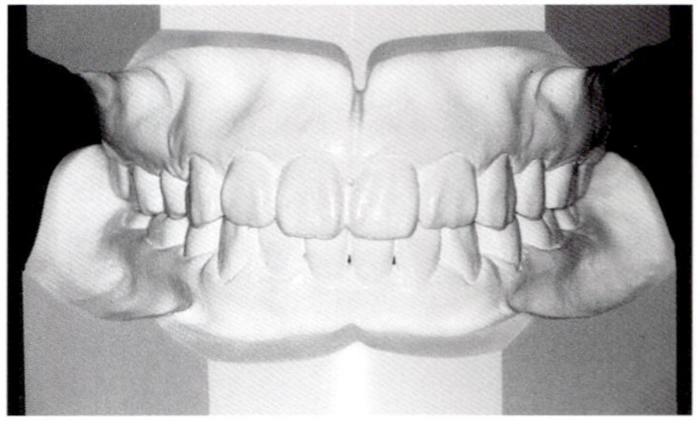

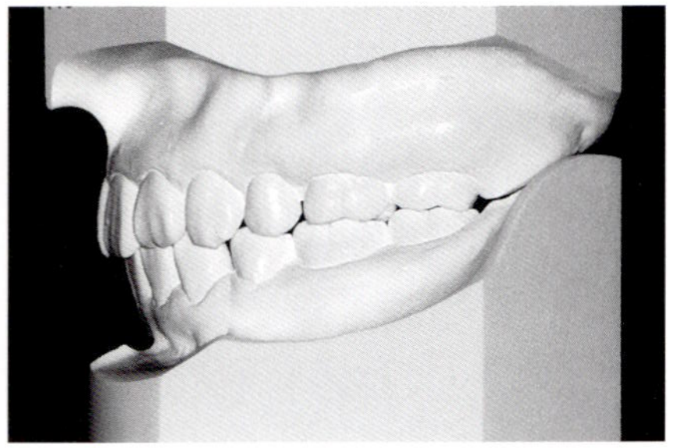

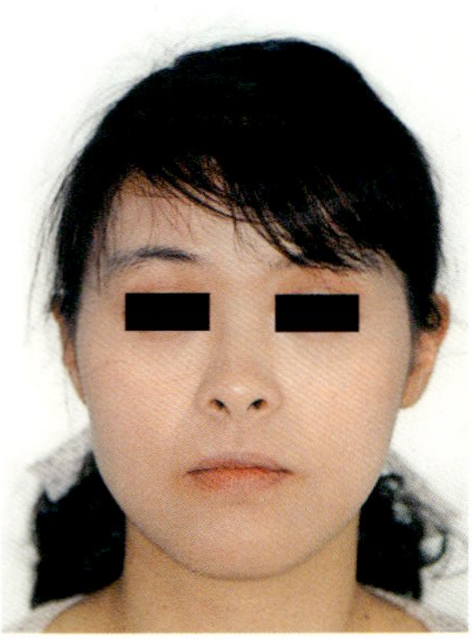

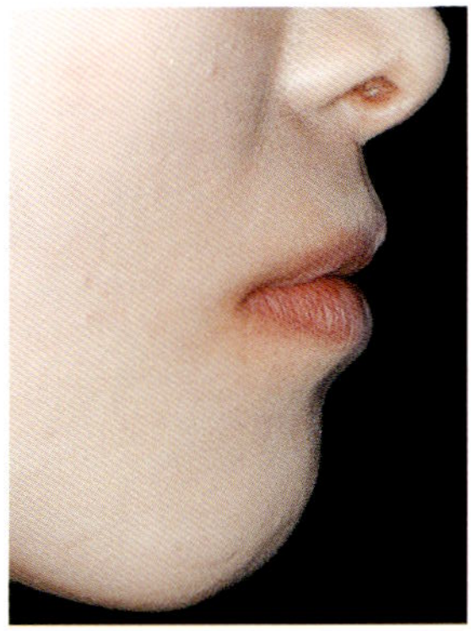

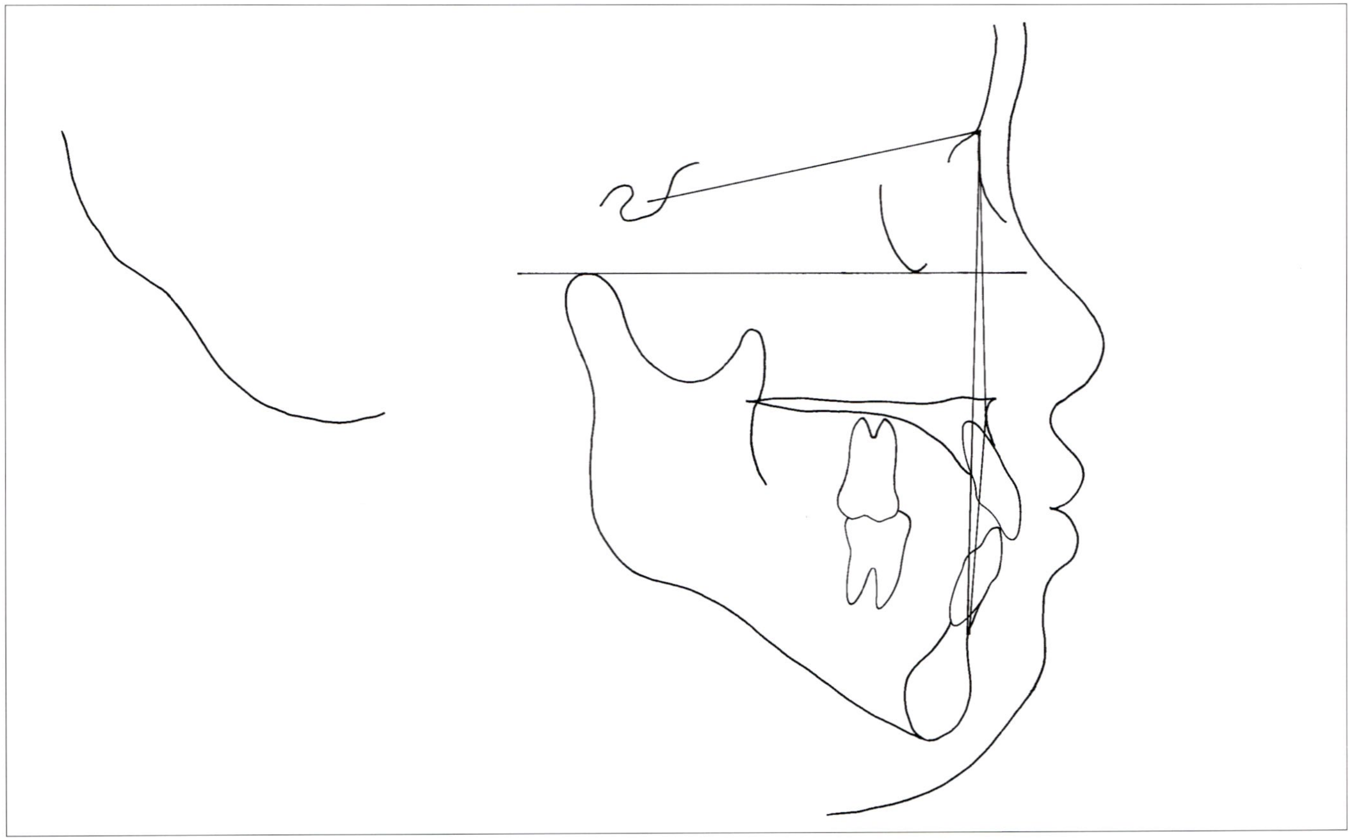

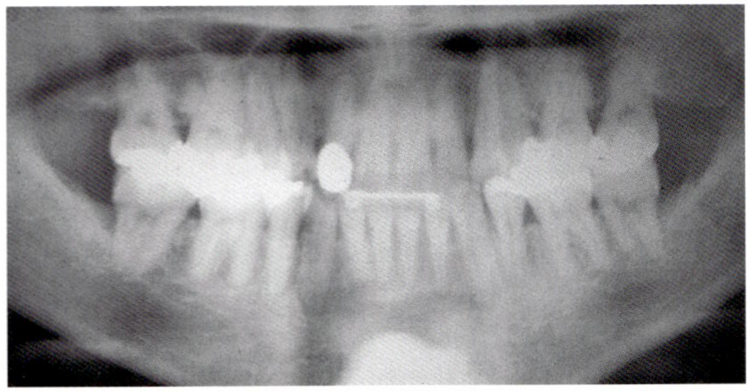

症例 19　中立咬合・両突歯列

	SNA	SNB	ANB	FMA	IMPA	FMIA	U1SN	OP	II
25y6m	79.0	78.0	1.0	32.5	99.0	48.5	122.0	9.0	96.0
28y11m	79.0	76.5	2.5	32.5	88.0	59.5	96.0	11.0	132.0

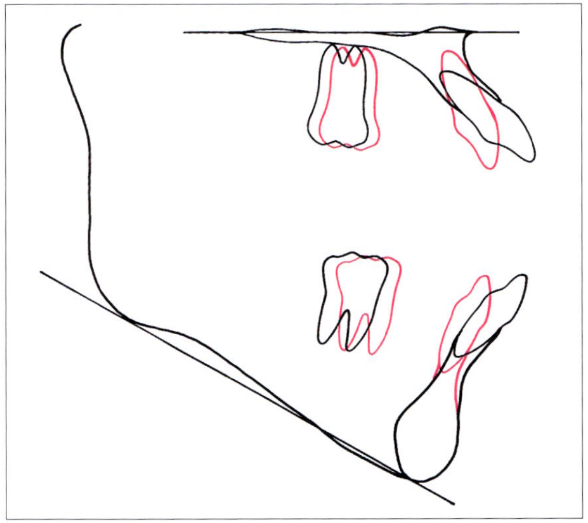

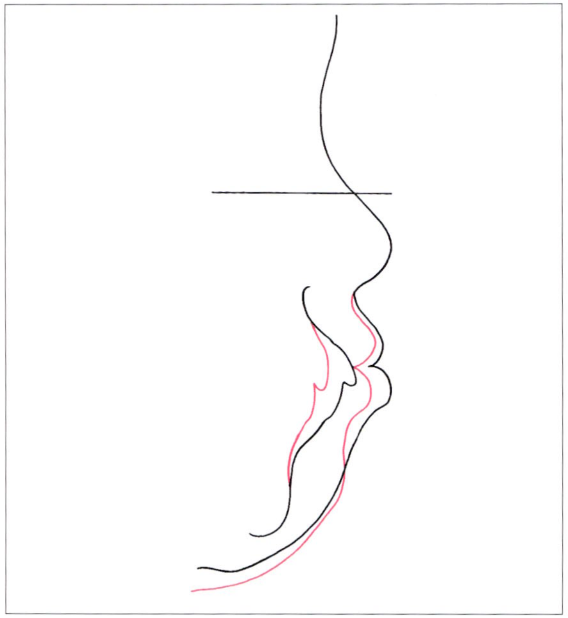

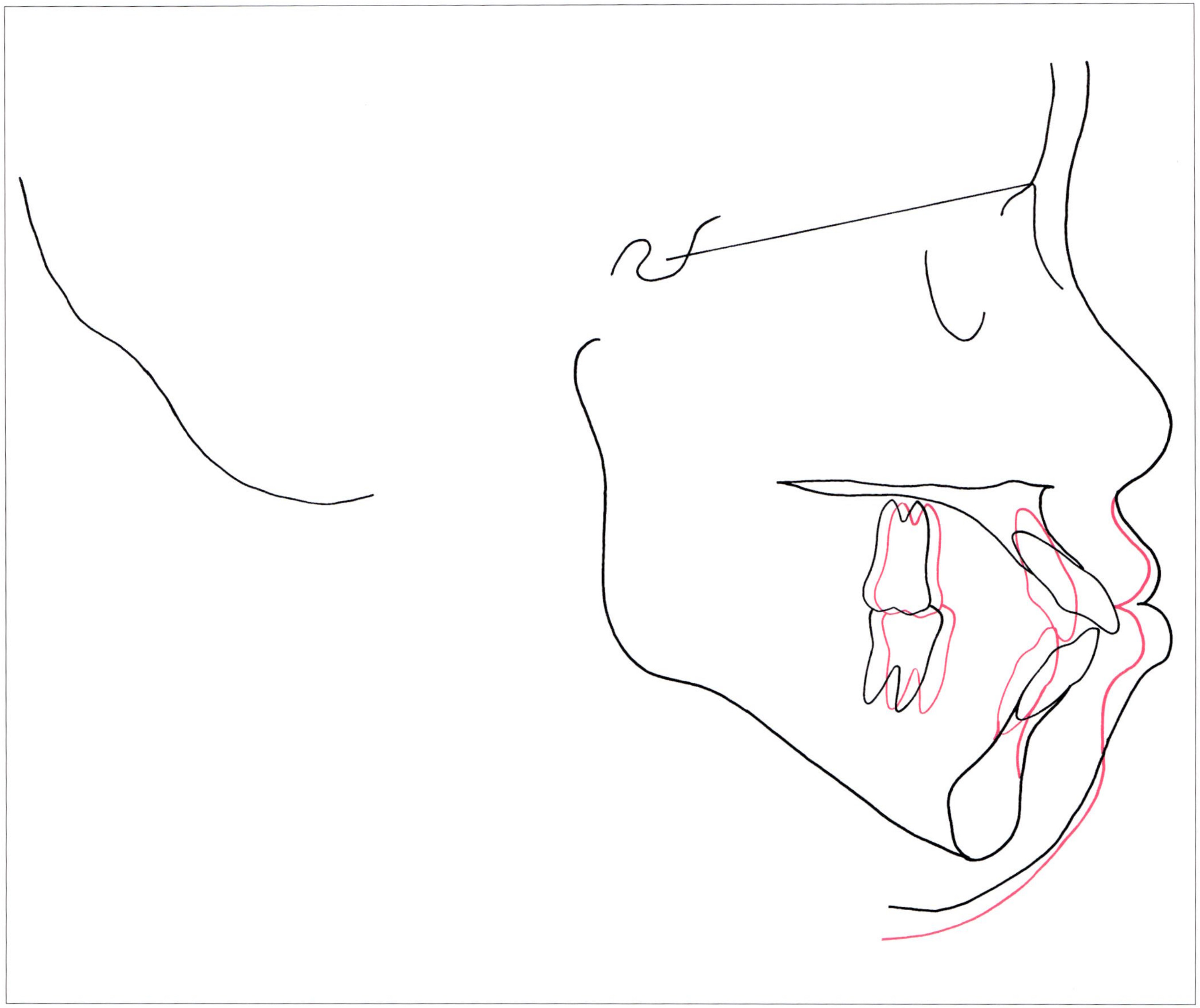

前後比較

症例20
中立咬合・両突歯列

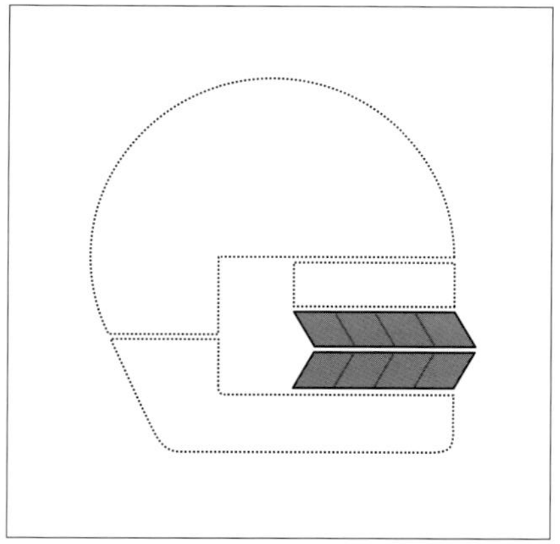

初診時年齢	性別	Overbite	Overjet	Angle分類	抜歯部位	動的治療期間	症例の特徴
20y4m	女性	3.5mm	3.5mm	Class I	4|4 / 8 4|4 8	2y4m	両突歯列

- **顔貌所見** 下赤唇部は厚く、口唇部の前突が顕著。口唇閉鎖時に口腔周囲筋、特にオトガイ部の緊張が強く、下顎の後退感を助長している。下顎前歯部に軽度の叢生が認められ、正貌は左右対称。

- **口腔内所見** 上下顎前歯部に軽度の叢生が認められ、正中線も僅かに偏位しているが、その他目立った不正はない。臼歯咬合関係はAngle Class I。下顎骨はしっかりとした形状をしているが、high angleでやや後退位にある。中顔面高、下顔面高ともに高い。上下顎とも前歯が著しく前傾しており、口唇部の突出感を招いている。8\|8 を認める。

- **X線所見** 上下顎前歯を後退させるため 4\|4 / 4\|4 の抜歯が必要である。

- **治療方針**

- **結果と考察** 上下顎前歯の後退に伴い、口唇閉鎖時の口腔周囲筋の緊張が軽減し、調和のとれた側貌が得られた。

症例20　中立咬合・両突歯列

治療前

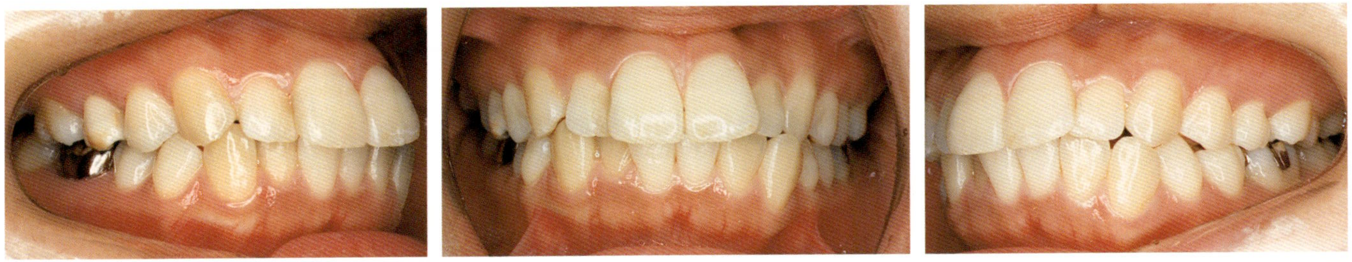

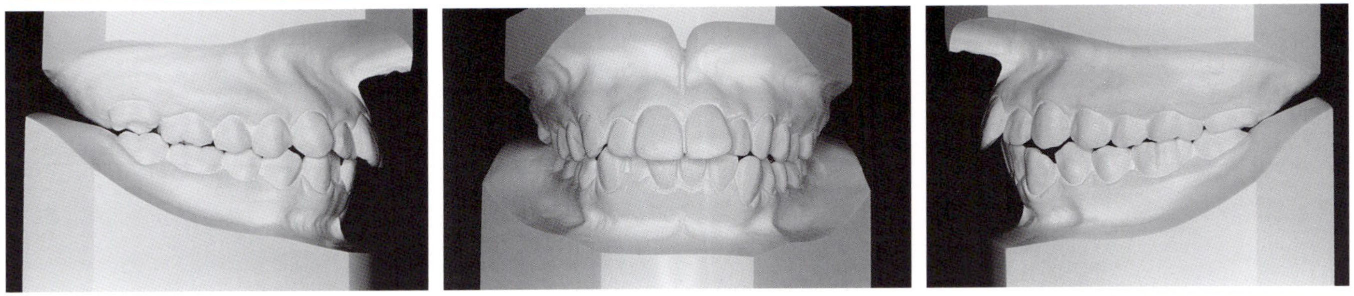

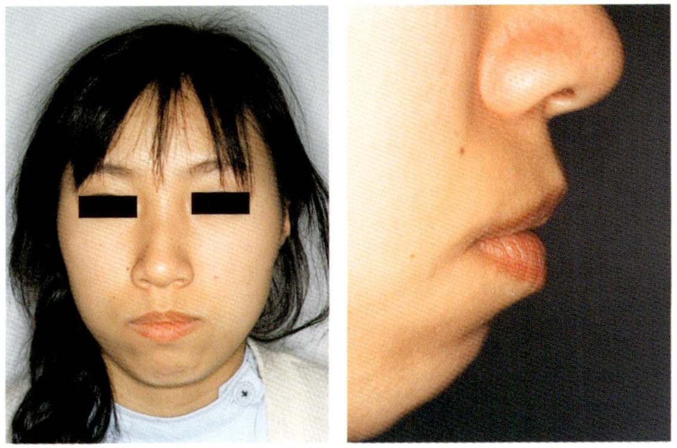

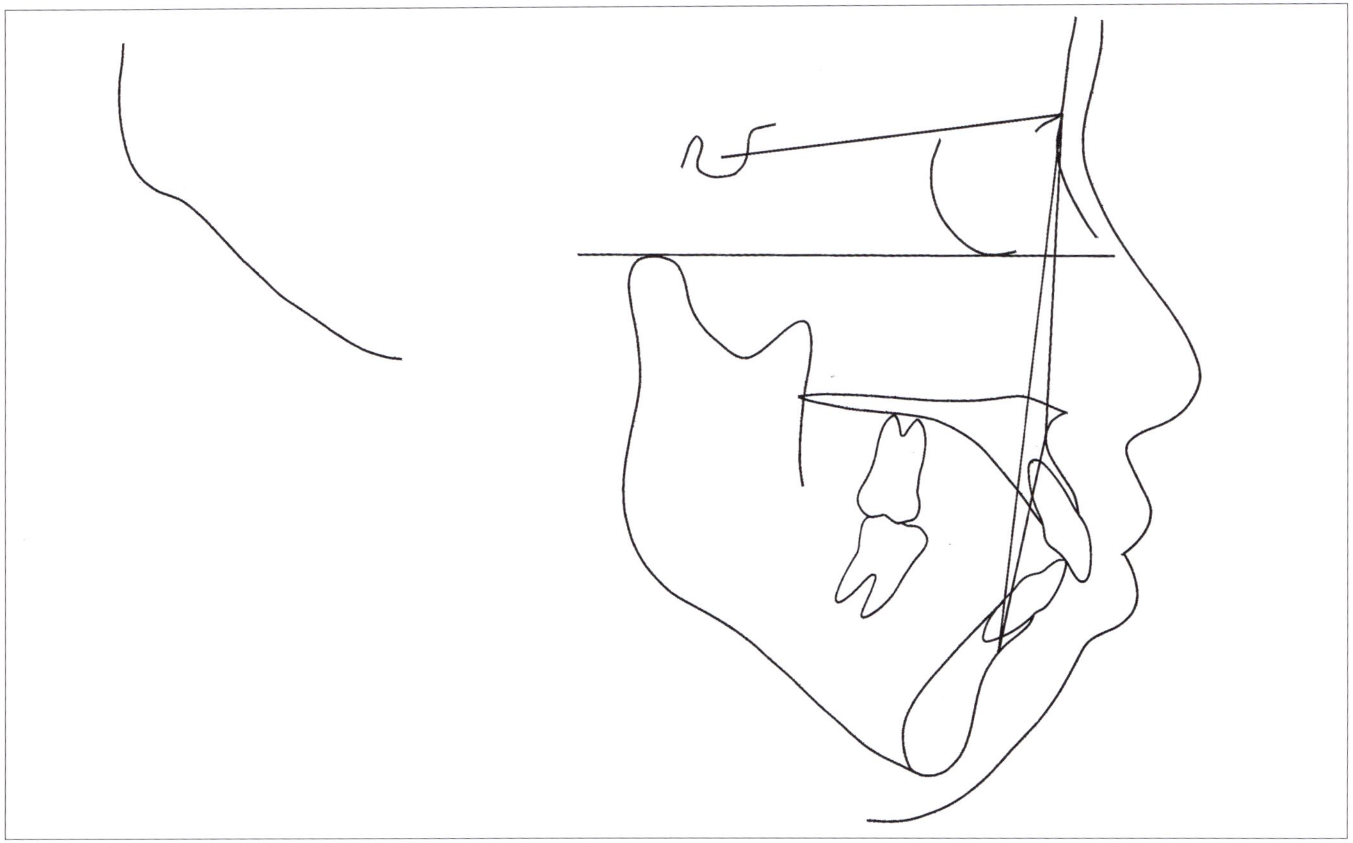

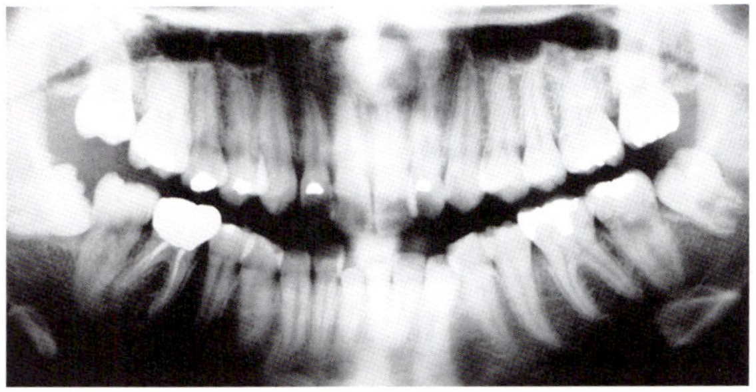

治療後

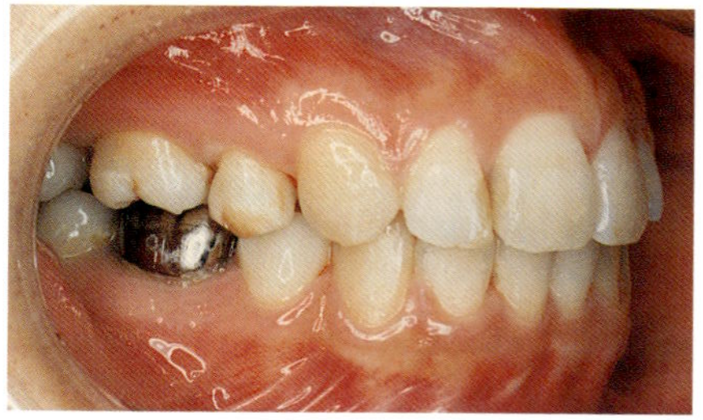

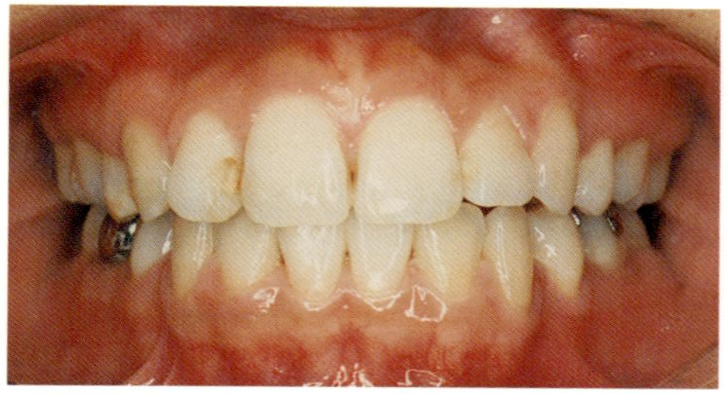

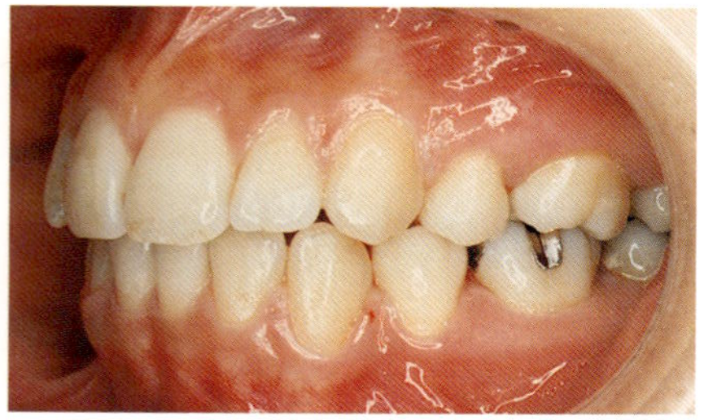

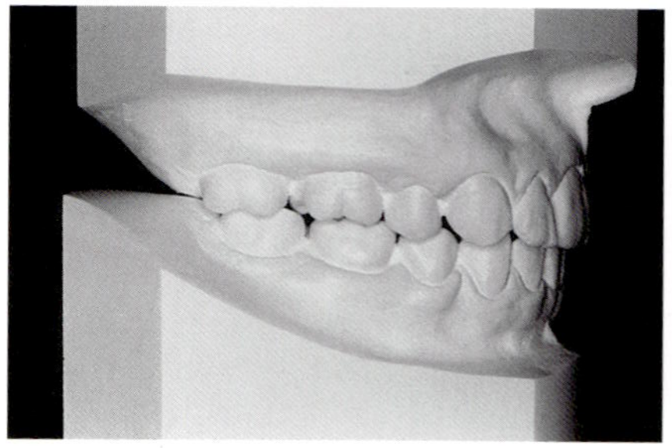

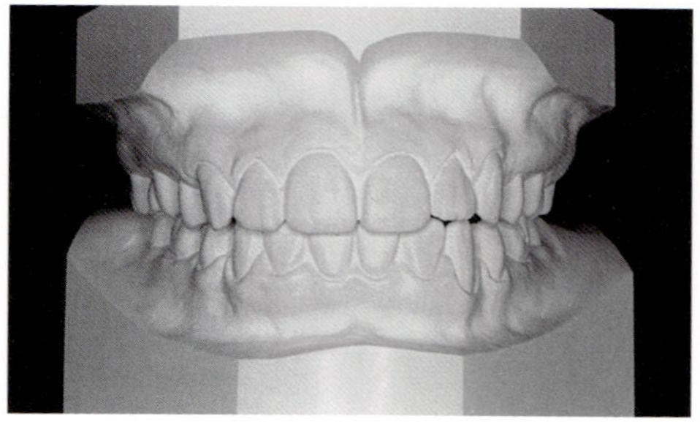

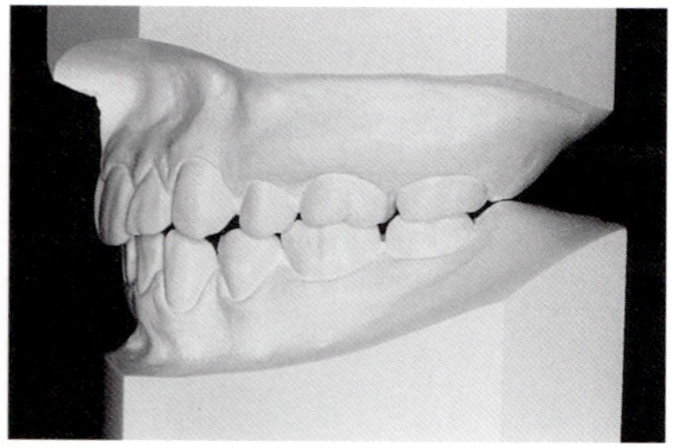

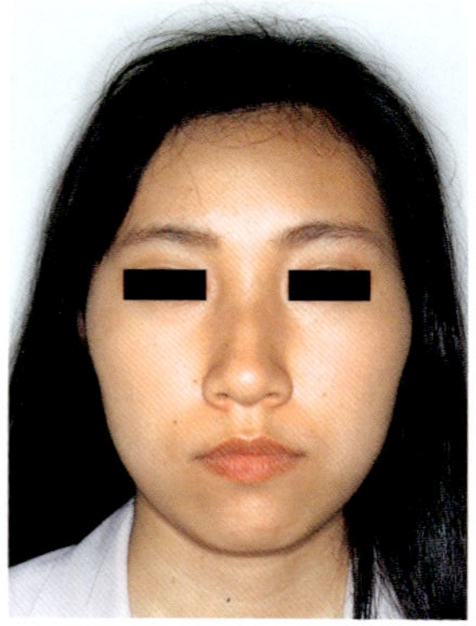

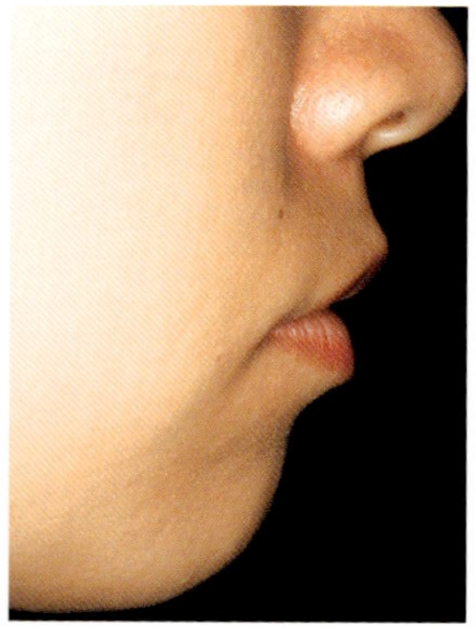

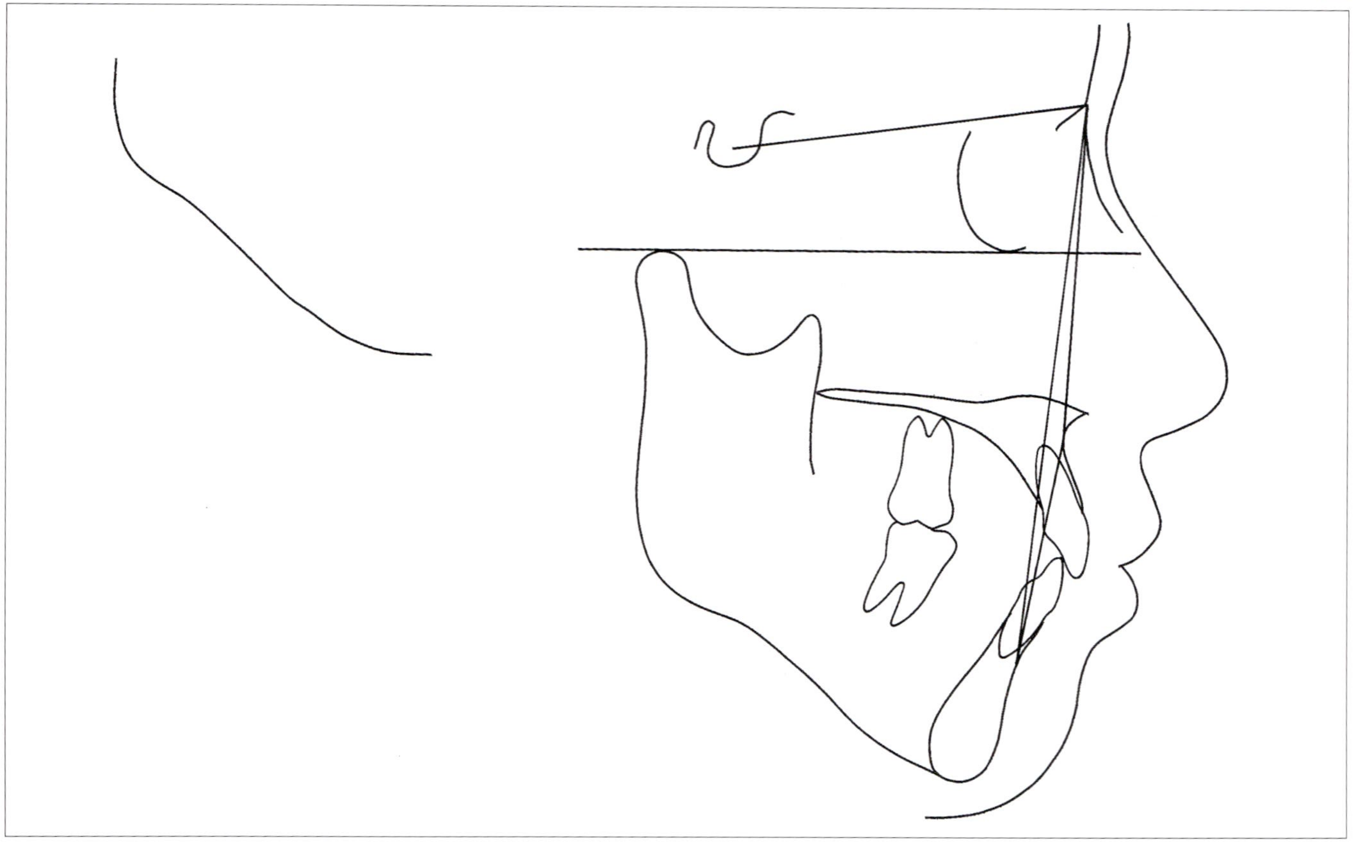

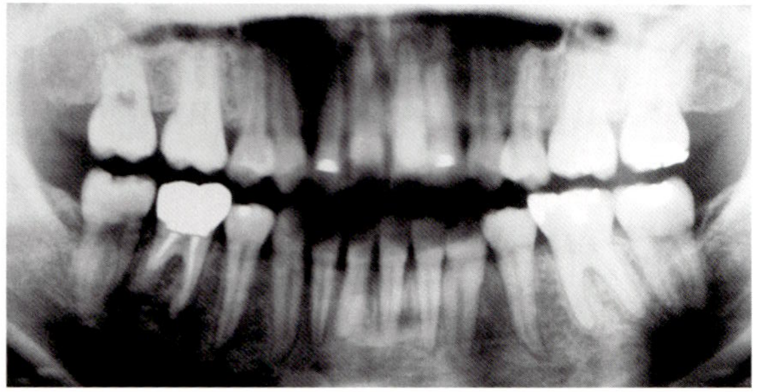

症例20　中立咬合・両突歯列

前後比較

	SNA	SNB	ANB	FMA	IMPA	FMIA	U1SN	OP	Ⅱ
20y4m	79.5	76.0	3.5	36.0	99.0	45.0	104.5	16.0	113.0
22y10m	79.0	76.0	3.0	35.0	86.0	59.0	97.5	16.5	135.0

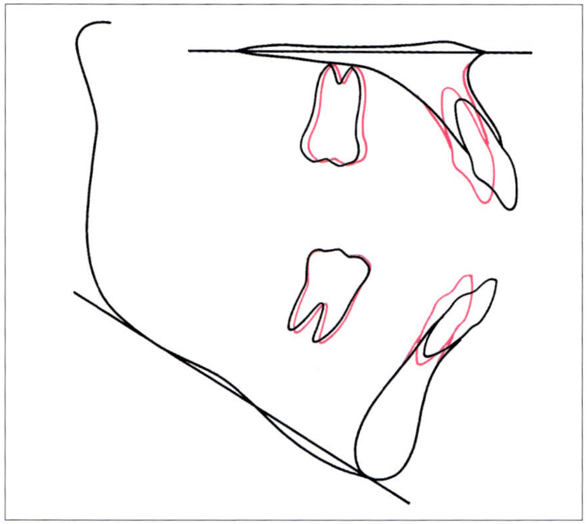

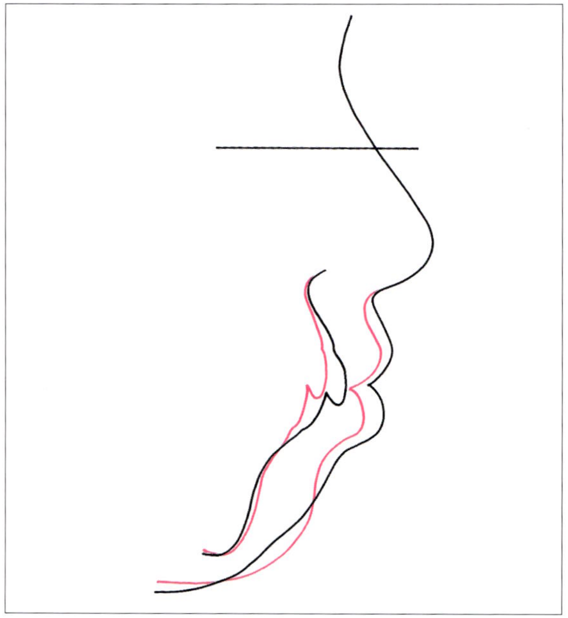

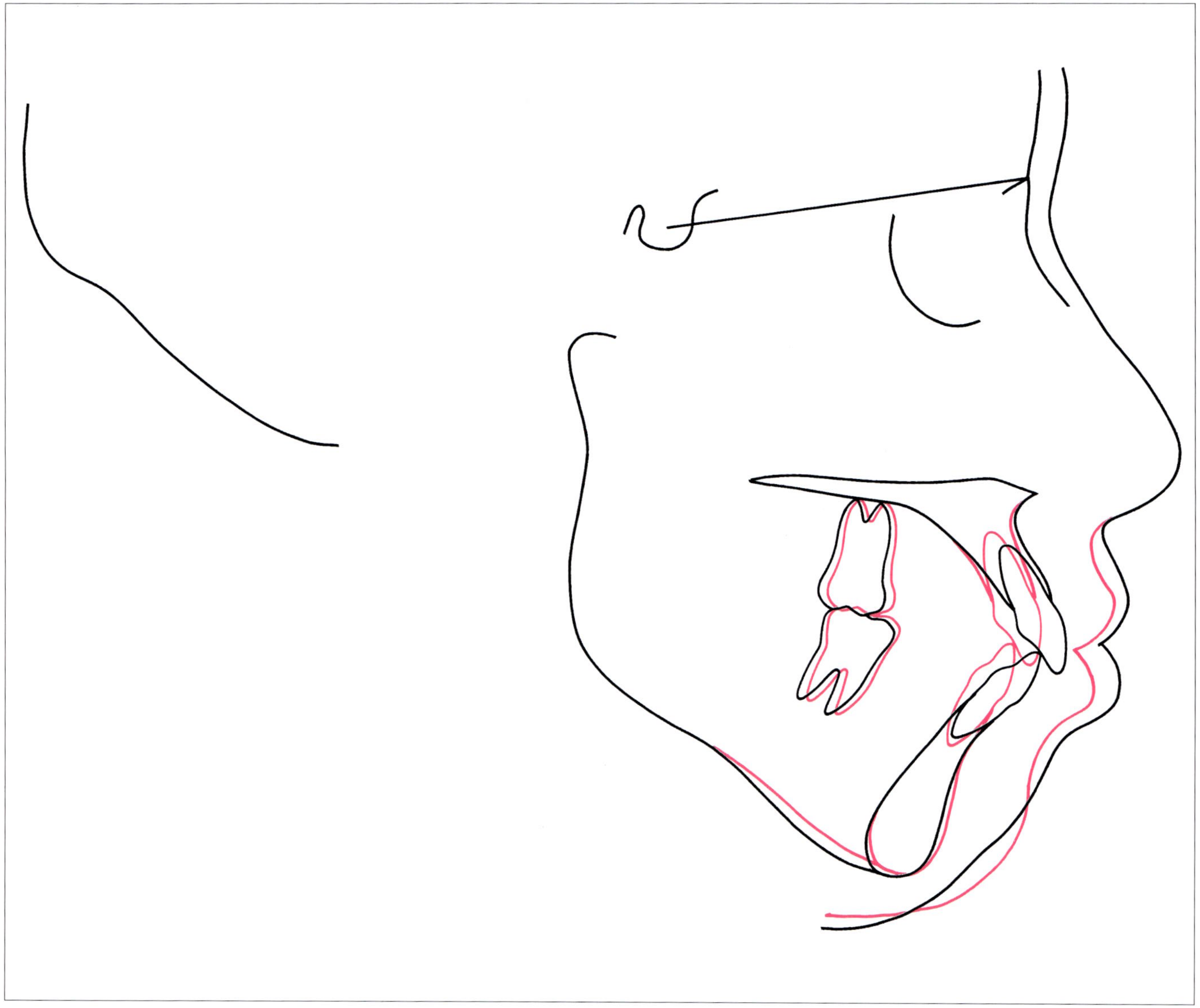

資料

分類の歴史

19 世 紀

1) Joseph Fox: Natural history of the human teeth-describing the proper mode of treatment to prevent irregularities of the teeth, 1803

1. 上顎中切歯1本のみが舌側にあり，下顎前歯の舌側に咬み込む．
2. 上顎中切歯2本とも舌側にあり下顎前歯の舌側に咬合するが，側切歯は正被蓋．
3. 中切歯の被蓋は正常であるが上顎側切歯が下顎側切歯の舌側に咬合する．
4. 上顎4切歯全てが舌側に入り下顎前歯の舌側に咬み込む．これはしばしば下顎骨の長さが長すぎるために下顎が上顎よりも明らかに前方に突出しているときに起こる．しかし，大半の症例は，舌側に萌出中の上顎中切歯を放置したことにより，咬合時に下顎前歯が上顎前歯の前に来て正常に並ぶことができなくなったもので，早期の処置により治療可能である．

2) Christopher-François Delabarre: Odontologishe Beobachtungen, 1815

上顎骨に対する下顎骨の相対的な位置関係によって分類し，overbite, underbite, edge to edge, cross bite という用語を初めて使用した．（Weinberger[152]より引用）

Overbite：Chinが短く，上顎が良好な歯列の場合，鋏の刃のように上顎の6前歯は下顎の6前歯の前を通過する．

Edge to edge：Chinがやや長く歯／顎が短い場合，上下顎の歯列は交叉することなくぶつかりあう．

Underbite：Chinがとても長く上顎の歯列前部がやや押し込められている場合，下顎6前歯が上顎6前歯の前方を通過する．これは，大やある種の猿に認められる不正咬合状態に似ている．

Cross bite：一方あるいは両方の顎にねじれが認められる不正咬合がある．その場合，正中から一側の上顎乳前歯は正常に下顎乳前歯の外側に咬み込むが，もう一側では上顎歯が下顎歯の内側に咬み込む．このような症例では咬合の改善がなされない場合，永久歯列でも同様の異常が生じることになろう．

3) Jean Nicholas Marjolin: Dictionnaire de Médicine, 1823

歯の傾斜（obliquite）と歯列弓（arcades dentaires）の異常とを区分した．

歯の傾斜：前方傾斜，後方傾斜，側方傾斜，歯軸の回転．

原因は萌出部が狭いことにあるとし，治療法として一番に推薦した方法は，乳歯の人為的早期抜歯であった．

歯列弓の異常．

1　Prominence：顎が適正な歯牙の配列を許容できないほど狭いときに，歯列が前方へ傾斜し突出した状態．口元は，人間よりも動物に似ている．

2　Recession：Prominenceの逆で前歯が内側に傾斜した状態．形態異常，発音障害，前歯の咬耗，時には下顎歯肉の潰瘍等の症状を伴う．

3　Inversion of the dental arches：上顎の歯牙が下顎の歯牙の内側に咬み込む状態．上顎前歯にしばしば咬耗が見られる．

4) Friedrich Christopher Kniesel: Der Schiefstand der Zuähne, 1836

全体的な異常と部分的な異常とに分けて分類した．Distortion of the teethの中で，まずregular position of the teethについて記載があり，続いてirregular position of the teethをgeneral distortionとpartial distortionに区分して記載している．(Weinberger[152]より引用)

(A) General distortion
1　上顎歯列が前方へ突出している．
2　下顎歯列が上顎歯列の前方に咬み込む．
3　上下顎前歯が垂直にぶつかりあう．

(B) Partial distortion
1　それぞれの顎において歯の位置がずれている．
2　個々の歯が，唇側あるいは舌側に突き出ている．
3　個々の歯が回転している．

5) Pierre-Joackim LeFoulon: Nouveau traité theorique et pratique sur l'art du dentiste, 1841

Teethとdental archに分けて分類．(Weinberger[152]より引用)

Teeth

1 Obliquities（傾斜）：前方，後方，側方．
 下顎前歯部が傾斜しているとき下顎前歯が上顎前歯に覆われる逆性の咬合状態となることがある．また，上顎臼歯部が傾斜しているときには，臼歯で逆性咬合を呈することがある．これらの状態はいずれも"Galoche"chinの一種である．
 Obliquityは，prominence, retrocessionとは異なる．前者は歯槽基底上に位置しているが，後者は秩序が乱れており，prominenceは歯牙が遥か前方に，retrocessionは著しく後方に位置した状態である．
2 Rotation.

Dental arch
1 Prominence：片顎あるいは両顎の前歯歯列が著しく唇側傾斜している状態．
2 Retrocession：Prominenceとは逆に前歯が舌側傾斜している状態．
3 Inversion：下顎が上顎の前方に咬み込む状態．

6) Ottocar Thon: Von der Verschieden Abweichungen in der Bildung der menschlichen Kiefer und Zähne, 1841
歯牙の位置に注目して分類．（Weinberger[152]より引用）

Teeth
 1 Teeth in irregular positions.
 2 Teeth out of alignment.
 3 Impacted teeth.
Dental arch
 1 Projection of upper jaw.
 2 Projection of lower jaw, with hare-lip.
 3 Projection of upper teeth.
 4 Projection of lower teeth.
 5 Projection of teeth associated with hare-lip or cleft palate.
 6 Open bite.

7) J. M. Alexis Schange: Précis sur le redressement des dents, 1841

唇舌的, 近遠心的, 両方向から咬合状態をとらえ, 4種類の不正を認めた. (Weinberger[152]より引用)

1 数の異常.
2 形態の異常.
3 位置の異常：Migration and transposition.
4 方向の異常.
   a 個々の歯の方向の異常.
      1. Deviation anteriorly, 2. Deviation posteriorly, 3. Deviation laterally, 4. Deviation rotations.
   b 歯列弓関係の異常：Protrusion, retrusion, inversion.
   c 咬合の異常：Engrenement (interdigitation of the cusps)：上記いくつかの不正の混合型.

8) George Carabelli: Systematische Handbuch der Zahnheilkunde, 1842

切歯部の咬合関係に従って不正を分類した. (Weinberger[152]より引用)

1 Mordex normalis, or nomal bite.
2 Mordex rectus, or edge-to-edge bite.
3 Mordex apertus, or open bite.
4 Mordex prorsus, or protruding bite (protrusion of the upper or the lower jaw).
5 Mordex retrorsus, or retarding bite.
6 Mordex tortuosus, or cross bite.

9) C. Joseph Linderer: Handbuch der Zahnheilkunde, etc., 1844

歯牙の位置に基づいて他とは異なる分類を行った. (Weinberger[152]より引用)

1 Impacted teeth.
2 Rotated teeth.
3 Open bite.
4 Teeth in unusual positions.

5 Slanting teeth.
a Inversion or where teeth projected inward.
b Retrocession or where teeth projected outward.

10) Émile Magitot: Traite des Anomalies du Systeme Dentaire Chez L'Homme et Les Mammifères (Treatise upon anomalies of the dental system in man and animals), 1877

人の dental system の異常を9つに分類した．(Weinberger[152] より引用)

1 形の異常：歯牙全体に及ぶ構造上の異常，歯冠あるいは歯根に限局した異常のどちらも含む．
2 サイズの異常：正常の大きさよりも大きい歯，小さい歯．
3 数の異常：Congenital absence, numerical diminution or augmentation.
4 位置の異常：Simple transposition, heterotopy by migration, heterotopy by genesis (embryonic).
5 方向の異常：Retroversion, anteversion, lateral inclination, axial rotation.
6 萌出の異常：Accidental disturbances in the order of eruption, retarded eruption, precocious loss, retarded loss.
7 栄養の異常：歯牙形成期の栄養異常．
8 構造の異常：歯牙素材の解剖学的異常を全て含む．
9 配列の異常：例外的な異常や，顎骨の形成異常に伴ういくつかの異常を含む．

11) James Oakley Coles: Deformities of the upper jaw: An attempted classification of them (p.103, Transactions of the Odontological Society, 1879-1880

上顎歯列の模型計測に基づいた分類を行った．両側第二大臼歯遠心面中央部を結ぶ線を底辺とし，両側中切歯の接触点を頂点とする三角形を想定．上顎の幅径は第二大臼歯間距離で表し，長さは頂点からベースまでの直線距離で表した．また，両側第二小臼歯頬側歯肉縁中央部を結ぶ線 (interbicuspid line) をもうひとつの基準線とし，口蓋の高さ等を計測した．

英国人の良く発達した上顎においては二等辺三角形であり，両側第二小臼歯頬側歯肉縁中央部は三角形の外側に位置するとした．(Weinberger[152] より引用)

1 Dolichoid jaw (Long)：上顎の長さが平均あるいは平均よりもやや短く，interbicuspid line の

両端が三角形の辺上に位置し、両側臼歯部が平行に近い（小臼歯部狭窄の傾向を持つ）。

2 Brachoid jaw (Short)：上顎の長さが平均よりもやや短く、interbicuspid line の両端が三角形の辺上またはやや内側、あるいはかなり外側に位置する。

3 Macroid jaw (Large)：全ての計測項目間の比率は正常であるが、全ての値が平均値よりも大きい上顎。

4 Microid jaw (Small)：全ての計測項目値が平均値よりも小さい上顎。

5 Intermaxillary prognathism：Interbicuspid line から三角形の頂点までの距離が正常よりも大きい。また、通常 interbicuspid line から三角形の頂点までの距離と底辺までの距離はほぼ等しいが、この上顎では interbicuspid line から頂点までの距離の方が底辺までの距離よりも大きい。

6 Intermaxillary upognathis：Interbicuspid line が通常よりもかなり三角形の頂点寄りを通り、歯列前方部が狭い。そのため4前歯及び犬歯が叢生状態を呈する。

7 Lambdoid jaw (Lambda)：歯列弓外形と口蓋の一部の形態がギリシア文字のラムダ（Λ）に似ている。

12) Georges Gaillard: Des deviations des arcades dentaires et de leur traitement rationnel, 1881

歯牙の位置により以下の6つに分類．(Weinberger[152] より引用)

1 Heterotopie.
2 Anteversion.
3 Retroversion.
4 Lateriversion.
5 Rotation.
6 Emergence.

13) Carl. Wedl: Vierteljahrschrift für Zahnheilkunde, 1887

歯の位置，大きさ，数に基づいて9つに分類．(Weinberger[152] より引用)

1 Where the anterior teeth are straight or flat.
2 Where the upper and lower anterior teeth projected.

3   Where the maxillae projected.
4   Projection of the mandible.
5   The two jaws in irregular position.
6   Anterior teeth were inclined backwards.
7   Open bite.
8   Hypertrophy of the alveolar arch.
9   Extreme overbite.

14) Alfred Sternfeld: Anomalien der Zähne in Handbuch der Zahnheilkunde, 1891
人類学用語を使用して分類。咬合を ethnologic (physiologic) と pathologic の2つの class に分け、さらにそれぞれを4, 6の species に分類した。"gnathia" は上顎、"geneia" は下顎、"ortho-", "opistho-", "pro-" という接頭語はそれぞれ歯牙の位置を表し、straight, backward, forward を意味する。(Weinberger[152] より引用)

The ethnologic forms of occlusion
1   Orthognathia dentalis : Normal bite.
2   Prognathia ethnologica : Prognathism ; The same condition exists here as in 1), with the difference that here the maxillary teeth have a forward direction.
3   Orthogeneia : Edge-to-edge bite.
4   Progeneia ethnologica : Protrusion of the mandible.

The pathologic forms of occlusion
1   Prognathia pathologica : Protrusion of the maxilla.
2   Orthogeneia pathologica : Pathologic edge-to-edge bite (very rare).
3   Orthognathia pathologica : Pathologic normal bite (also seldam met with).
4   Progeneia pathologica : Pathologic protrusion of the lower jaw (not rare).
5   Opisthogeneia : Retrusion of the mandible.
6   Opisthognathia : Retrusion of the maxilla.

15) Morton Smale and J. F. Colyer: Diseases and injuries of the teeth, 1893

乳歯，永久歯それぞれについて，abnormalities を size, number, position, structure の4つの観点から分類を行った．不正咬合の分類としては abnormalities in position に記載されている．(Weinberger[152] より引用)

Abnormalities in position
a　Temporary teeth.
　個々の歯の位置異常．
　切歯の overlapping や twisting を呈する slight crowding.
　上顎と下顎の相対的位置関係の異常．
1　Protrusion of the lower jaw：下顎枝 (ramus) が他の部位に比べて著しく大きく発育した場合．
2　Edge to edge bite：1 と類似した原因．
3　Lack of anterior occlusion (open bite)：親指，口唇あるいは舌の吸引癖，下顎枝や intermaxillary bone の発育不全などのいくつかの要因が考えられる．
b　Permanent teeth.
　様々な異常があるが，ここでは臨床的に遭遇することの多い異常について触れる．
1　Irregularity in the position of individual teeth.
2　General crowding：要因；早すぎる乳歯の抜歯．上顎の発育不全，歯牙サイズ，過剰歯．第三大臼歯の萌出．
3　Contracted arch：The U-shaped arch, the V-shaped arch, the Saddle-shaped arch.
4　Anterior protrusion of the upper teeth.
5　Protrusion of the lower teeth：Underhung bite, edge to edge bite.
6　Nonocclusion of front teeth：Open bite.

16) Clark LeMotte Goddard: American text book of operative dentistry, 1st ed., 1897

正常咬合から逸脱した形は数えきれないが，下記のグループに分けられる．(Weinberger[152] より引用)

1　Lingual displacement：A tooth inside the normal arch.

2   Labial displacement : A tooth outside the normal arch.
3   A tooth rotated.
4   A tooth extruded.
5   A tooth partially erupted.
6   Several teeth in any or all of these positions.
7   Prominent cuspids and depressed laterals.
8   Pointed arch (V-shaped).
9   Upper protrusion.
10 Double protrusion.
11 Constricted arch (Saddle-shaped).
12 Lower protrusion, or prognathism.
13 Lack of anterior occlusion.
14 Excessive overbite.
15 Separation in the median line.

17) Edward Hartley Angle: Classification of malocclusion (Dental Cosmos, March 1899)

Class I : Relative position of the dental arches, mesio-distally, normal, with malocclusions usually confined to the anterior teeth.

Class II : Retrusion of the lower jaw, with distal occlusion of the lower teeth.

Division 1

(a) Narrow upper arch, with lengthened and prominent upper incisors ; Lack of nasal and lip function. Mouth-breathers.

(b) Same as (a), but with only one lateral half of the arch involved, the other being normal. Mouth-breathers.

Division 2

(a) Slight narrowing of the upper arch ; Bunching of the upper incisors, with overlapping and lingual inclination ; Normal lip and nasal function.

(b) Same as (a), but with only one lateral half of the arch involved, the other being normal. Normal lip and mouth function.

Class III

(a) Protrusion of the lower jaw, with mesial occlusion of the lower teeth ; Lower incisors and cuspids inclined lingually.

(b) Same as (a), but with only one lateral half of the arch involved, the other being normal.

---

20 世紀

18) Josef Iszlai: The fourth international dental congress, p. 326, vol. II, 1904

Genus I　Enarmosis : Normal bite.

上顎前歯の舌側面に下顎前歯が咬み込み，上下前歯間にほとんど隙間は無い．下顎前歯は上顎前歯に1〜2mm垂直的に覆われる．

Species 1　Di-enarmosis (away from) : Enarmosis と同様の上下前歯関係を持つが，上顎前歯舌側面と下顎前歯唇側面の間に大きな距離がある．

Species 2　Dys-enarmosis (wrong) : Deep overbite, species 1 と同様の上下前歯関係を持つが，上顎前歯が下顎前歯を覆う量が大きい．

これら2つの不正は，単独で出現することもあるし合併していることもある．後者の場合，dys-di-enarmosis (protrusion with a deep overbite).

Genus II　Epharmosis :

下顎前歯突出．咬合時の上顎前歯と下顎前歯の位置関係が逆転した状態．下顎前歯が上顎前歯の前方に咬み込み垂直的に1〜2mm上顎前歯を覆う．

Species 1　Di-epharmosis : Genus I, species 1 と同様の上下前歯関係を持つが，上下逆の被蓋関係となる．下顎前歯の突出量が大きい．

Species 2　Dys-epharmosis : Genus I, species 2 と同様の関係を持つが，上下逆の被蓋関係となる．下顎前歯の亜直的被蓋の量が大きい．

これら2つの不正が合併している場合，dys-di-epharmosis.

Genus III　Prosarmosis：Edge-to-edge bite.
Genus IV　Opharmosis：Open bite.
Genus V　Dicharmosis：Divided, cross bite, 片側 enarmotic, 片側 epharmotic な咬合状態.
Genus VI　Tyrpharmosis：Mixed bite. 様々な不正が合併している状態.

19) Simeon H. Guilford: Orthodontia or malposition of the human teeth, 4th ed., p.139, 1905 不正咬合を2つのdivisionに区分し，さらにそれぞれを4，7のclassに分類した．(Weinberger[152] より引用)

Division I　Simple irregularities：歯牙の位置異常で顔面の調和に関係のない不正咬合
Class 1　Labial and lingual malposition.
Class 2　Mesial and distal malposition.
Class 3　Extrusion and intrusion.
Class 4　Torsion.
Division II　Complex irregularities：極端な歯牙や顎の位置異常があり，顎顔面の変形を伴う不正咬合.
Class 1　Malposition of anterior teeth.
　A　Normal buccal occlusion.
　B　Abnormal buccal occlusion：Unilateral. Bilateral.
Class 2　Upper protrusion.
　A　Lower normal.
　B　Lower retruded.
Class 3　Lower protrusion.
　A　Upper normal.
　B　Upper retruded.
Class 4　Upper retrusion—lower normal.
Class 5　Lower retrusion—upper normal.

Class 6　Bimaxillary protrusion.
Class 7　Nonocclusion.

20) Calvin Suveril Case: Dental-occlusal classification of malocclusion, The International Journal of Orthodontia and Oral Surgery, vol. VI, pp.135-140, 1921
1905年に発表した分類を改編して記載してある.

Class I　Normal disto-mesial occlusion of the buccal teeth.
　Division 1 : Locally caused dento-facial malocclusions.
　　Type A　: Unilateral maleruption of cuspids.
　　Type B　: Bilateral maleruption of cuspids.
　　Type C　: Bilateral maleruption of cuspids requiring extraction. (from Class II)
　　Type D　: Protrusion of upper front teeth.
　　Type E　: Retrusion of upper front teeth. (treated in Class III division 2)
　　Type F　: Lateral malocclusion.
　　Type G　: Open-bite malocclusion.
　Division 2 : Bimaxillary protrusion and retrusion.
Class II　Distal malocclusion of lower buccal teeth.
　Division 1 : Retrusion of lower denture.
　　Type A　: Pronounced retrusion of lower denture, with upper normal.
　　Type B　: Moderate retrusion of the lower denture, with moderate protrusion of the upper denture.
　Division 2 : Protrusion of the upper, with lower normal.
　　Type A　: Upper coronal protrusion.
　　Type B　: Upper bodily protrusion.
　　Type C　: Upper coronal protrusion with apical retrusion.
　　Type D　: Upper apical protrusion with lingual inclination.
　Concomitant characters of Class II
　　Retrusion of the mandible and lower denture.

Close-bite malocclusions.

Maleruption of cuspids. (Treated in Class I)

Class III Mesial malocclusion of lower buccal teeth.

Division 1 : Bodily retrusion of the upper denture and maxilla.
 (With lower normal, though apparently protruded)

Division 2 : Contracted retrusion of the upper denture.
 (Due to inhibited development of maxilla)

Division 3 : Retrusion of the upper with protrusion of lower denture.
 (With no protrusive position of the mandible)

Division 4 : Retrusion of the upper with prognathic mandible.
 (Commonly accompanied with open-bite malocclusion)

21) B. E. Lischer: Principles and methods of orthodontics, 1912

不正咬合の4つの基本的な状態として，1）顎骨および歯槽骨の形成異常，2）下顎骨位置異常，3）歯列弓関係の異常，4）歯の位置異常，を挙げ，その区分に応じて用語を定義した．すなわち，顎骨を表す接尾語として「-gnathia」，咬合を表す接尾語として「-clusion」，位置を表す接尾語として「-version」を使用し，用語の定義を明確にし，それらの用語を組み合わすことで全ての不正咬合を表現した．

1 重度の顎骨および歯槽骨の形成異常：部位を示す用語として maxillary, mandibular, bimaxillary を接頭語として使用し，過形成の顎骨を macrognathia, 形成不全の顎骨を micrognathia. 特殊な例として，下顎角の著しく開大した骨格性開咬症例を mandibular curvature と表現した．

2 重度の下顎骨位置異常：Mandibular anteversion, mandibular retroversion.

3 歯列弓関係の異常：重度の骨格的異常を認めない症例に対して，Angleの分類に準じて neutroclusion, distoclusion, mesioclusion という用語を使用．両側性の場合 bilateral, 片側性の場合 unilateral を接頭語として使用．

Neutroclusion：上下顎近遠心的咬合状態に問題のない症例.

1) Simple：顔面の不調和のない症例．
2) Complex：様々な複合的な症例を含むが特に顔面の不調和が認められる症例．
   Distoclusion：上顎歯列に対して下顎歯列が遠心に咬合する不正咬合．
   Mesioclusion：上顎歯列に対して下顎歯列が近心に咬合する不正咬合．
4 歯の位置異常：labioversion, linguoversion, buccoversion, mesioversion, distoversion, torsoversion, infraversion, supraversion, infraversion, transversion (transposition), perversion (impacted teeth). いくつかの不正が同時に認められるときは、用語を結合して使用．ex.) labio-infra-torsoversion.

22) Martin Dewey: Classification of malocclusion, 1915

Angle分類は第一大臼歯の咬合関係のみにこだわらず、歯列弓全体の近遠心的位置関係として捉え、側方歯の咬合関係や歯牙年齢を考慮して総合的に判断すべきであるとした。たとえば、大臼歯より前方の歯の喪失により大臼歯が近心転位しており、大臼歯咬合関係はAngle Class Iを呈していない場合でも、他の歯が全て近遠心的に正常関係にある場合は大臼歯の近心転位を伴うAngle Class Iと判断し、治療方針としては、近心転位した大臼歯を遠心に戻すことを考えるべきであるとした。また、片側Angle Class II、片側Angle Class IIIの咬合をClass IVとしてAngle分類に加えることを提唱する意見があるが(H.A.Pullenら)、それは不適切であるとし、a unilateral anterior and posterior relation of the lower arch, または a posterior relation of the left side and an anterior relation of the right side と呼ぶべきであるとした．

23) Percy Norman Williams: Some fundamental principles in orthodontia, including a new classification (Dental Cosmos, September, 1922)

頭蓋に対する上顎歯牙の位置、上顎内における各歯牙の相互的位置関係、下顎骨に対する下顎歯の位置、下顎内における各歯牙の相互的位置関係、および上顎に対する下顎の位置関係を明らかにした後、総合的に診断することを提唱した．

1 上顎歯牙の頭蓋に対する関係：歯列弓形態や咬合状態からどちらの上顎第一大臼歯が正常な位置に近いかを判断する．
   Upper right (or left) mesial：右（または左）の大臼歯が正常よりも近心位にある．

Upper right (or left) distal：右（または左）の大臼歯の生理的な近心移動が妨げられて正常よりも遠心位にある．

Upper neutral：左右側とも正常位置にある．

2 下顎骨に対する関係：1と同様に判断する．

Lower right (or left) mesial
Lower right (or left) distal
Lower neutral

3 下顎の上顎に対する関係：中心咬合位の状態から判断する．

Mandible right (or left) mesial
Mandible distal
Mandible right (or left) distal
Mandible mesial

ex.）3つを総合して，Upper neutral, Lower neutral, Mandibular distal のように表す．

24）P. W. Simon: Grundzüge einer systematischen Diagnostik der Gebiss-Anomalien, 1922

眼耳平面，眼窩平面，正中矢状平面という3平面を基準に歯列弓を分類した．これら3平面を口腔模型上に再現したものが顎態模型である．

眼耳平面（Frankfort horizontal plane）：左右眼窩下縁と耳珠上縁を結んだ平面．
正中矢状平面：正中口蓋縫線を通る眼耳平面と垂直な平面．

1 正中矢状平面を基準とした分類．

Contraction：歯列弓あるいはその一部が，正常より正中矢状平面に近接している．
Distraction：歯列弓あるいはその一部が，正常より正中矢状平面から離れている．

2 眼耳平面を基準とした分類．

Attraction：歯列弓あるいはその一部が，正常より眼耳平面に近接している．
Abstraction：歯列弓あるいはその一部が，正常より眼耳平面から離れている．

3 眼窩平面を基準とした分類．

正常な歯列弓関係の場合，眼窩平面は上顎犬歯遠心面を通るとし (orbital-canine law)，これを基準に歯列弓の前後的位置を分類した．

Protraction：歯，歯列弓あるいは顎が，眼窩平面に対して正常より著しく前方にある．
Retraction：歯，歯列弓あるいは顎が，眼窩平面に対して正常より著しく後方にある．

25) 岩垣宏：矯正歯科学の実際，1926

第一級不正咬合 (中性咬合)：近遠心的上下歯弓関係の正常なるもの．

第一級第一類：狭小歯弓．
第一級第一類甲：狭窄歯弓．
第一級第一類乙：短小歯弓．

第一級第二類：空隙歯弓．

第一級第三類：単純性局部性不正咬合．

第一級第四類：両顎前突出 (或いは稀に後退)．

第一級第五類：変種第一級不正咬合．元来の性質は第一級のものであるが主として歯牙の抜去に依って，上下第一大臼歯の関係が第二級のごとき或いは第三級のごとき外観を呈するものである．

　　　　第一種：両側性．
　　　　第二種：片側性．

第二級不正咬合 (下顎遠心咬合)：上顎歯弓を標準として言えば下顎歯弓がその正常関係よりも半咬頭以上遠心に偏位せるもの．

第二級甲：上顎歯弓近心咬合 (下顎正常)．
第二級乙：上顎近心下顎遠心咬合 (両側偏位)．

第一類：上顎前歯の突出せるもの (主として口呼吸による)．
　　第一種：両側性のもの．
　　第二種：片側性のもの．

第二類：上顎前歯の突出せざるもの．
　　第一種：両側性のもの．

第二種：片側性のもの．

第三級不正咬合（下顎近心咬合）：上顎の歯弓を標準として言へば下顎歯弓がその正常関係よりも半歯頭以上近心に偏位せるもの．

第三級甲：上顎遠心下顎近心咬合（下顎正常）．

第三級乙：上顎遠心下顎近心咬合（両顎偏位）．

　第一種：両側性のもの．

　第二種：片側性のもの．

26) 斎藤久：不正咬合に對する余の分類法に就て，日矯歯誌，vol. 4, 1935

第一級：上下顎の対向関係が正しいもの
上下顎の対向関係で9つの級に分類し，さらにそれぞれの級を第一大臼歯の近遠心転位により9つに細分した．

I　第一大臼歯 I 級：上下顎永久歯列．
II　第一大臼歯 II 級（見せかけの II 級）：上顎永久歯列，下顎第二乳臼歯の残存．
III　第一大臼歯 III 級：下顎大臼歯の近心転位．
IV　第一大臼歯 II 級：上顎大臼歯の近心転位．
V　第一大臼歯 III 級（見せかけの III 級）：下顎永久歯列，上顎第二乳臼歯の残存．
VI　第一大臼歯の II 級：上顎大臼歯の近心転位，下顎第二乳臼歯の残存．
VII　第一大臼歯強度の III 級：下顎大臼歯近心転位，上顎第二乳臼歯の残存．
VIII　第一大臼歯 I 級：上下顎大臼歯とも近心転位．
IX　第一大臼歯 I 級：上下顎大臼歯とも遠心転位．

第二級：下顎が後退して居るもの（第一級と同様にさらに9つに分類）．
第三級：下顎が前進して居るもの（第一級と同様にさらに9つに分類）．
第四級：上顎が前進して居るもの（第一級と同様にさらに9つに分類）．
第五級：上顎が後退して居るもの（第一級と同様にさらに9つに分類）．
第六級：下顎が後退し上顎が前進して居るもの（第一級と同様にさらに9つに分類）．
第七級：下顎が前進し上顎が後退して居るもの（第一級と同様にさらに9つに分類）．

第八級：上顎も下顎も共に後退して居るもの（第一級と同様にさらに9つに分類）．
第九級：上顎も下顎も共に前進して居るもの（第一級と同様にさらに9つに分類）．

27）高橋新次郎：新編歯科矯正学，1968

1935年『矯正歯科学 理論と実際』に記載された分類を一部改編している．

下顎前突（反対咬合）：上・下顎前歯の咬合関係が正常とまったく反対になっているもので，通常反対咬合といわれているものの総称．

第1類：上顎前歯の舌側転位．
第2類：下顎前歯の唇側転位．
第3類：下顎歯列弓の近心転位．
第4類：第1～3類の合併症．
第5類：上顎の劣成長と後退（飯塚哲夫らによる追加：日矯歯誌学会抄録，vol. 26, 1967）．

上顎前突：上・下顎前歯の前後的スキマすなわちoverjetが，7～8mm以上もあるような不正状態の総称．

第1類：上顎前歯の唇側傾斜または唇側転位．
第2類：上顎前歯の舌側転位．
第3類：下顎前歯の唇側転位．
第4類：下顎歯列弓の遠心転位．
第5類：第1～4類の合併症．

上顎犬歯の低位唇側転位（high canine）：上顎犬歯の萌出余地が狭いために，同歯が低位で，かつ唇側に転位している状態を総称したもの．

第1類：臼歯の近心転位．
第2類：上顎前歯の舌側転位．
第3類：臼歯の舌側転位．
第4類：犬歯の歯芽位置の異常．
第5類：第1～4類の合併症．

28) J. A. Salzmann: Practice of orthodontics, 1966

不正咬合と顔面形態の不調和とは必ずしも一致しないとし，骨格の分類を行った．

Skeletal classification

Skeletal Class 1：顔面骨，顎骨，他の頭蓋骨とがそれぞれ調和のとれた状態で，側貌が orthognathic である．

Division 1：切歯，犬歯，小臼歯関係の部分的な位置異常．
Division 2：上顎歯前突．
Division 3：上顎切歯舌側転位．
Division 4：Bimaxillary protrusion.

Skeletal Class 2：下顎骨が上顎に対して遠心位にある．

Division 1：上顎歯列弓が下顎歯列弓よりも狭く，犬歯部に叢生がある．Cross bite で，顔面高が低い．上顎前歯前突．側貌は retrognathic．
Division 2：上顎切歯舌側傾斜．上顎側切歯は正常あるいは唇側転位している．

Skeletal Class 3：下顎骨の過成長．下顎角の開大．側貌は prognathic．

29) James L. Ackerman, William R. Proffit: The characteristics of malocclusion: A modern approach to classification and diagnosis. A. J. O., vol. 56(5), 1969

個々の症例を5つの観点から評価し，9つのグループに分類した．

（評価の step）

Step 1：歯列弓の状態；Ideal か crowding か spacing か mutilated を判断．Alignment の欄に記載．
Step 2：側貌；側貌のタイプを anteriorly divergent, posteriorly divergent に区分．また，口唇の状態を，convex, straight, concave に区分し，profile の欄に記載．
Step 3：咬合状態の transversal view；Cross-bite の状態を dentoalveolar, skeletal, combination に区分．Unilateral, bilateral, palatal, buccal も判断し，type の欄に記載．
Step 4：咬合状態の anteroposterior view；Angle 分類に準じて区分．Dentoalveolar, skeletal, combination の欄に記載．
Step 5：咬合状態の vertical view；Anterior open-bite, anterior deep-bite, posterior open-bite,

posterior collapsed bite. Dentoalveolar, skeletal, combination を判断し，bite depth の欄に記載．

（分類）

Group 1：歯列弓の異常のみ．ex.) Alignment：Crowding.
Group 2：顔貌の異常のみあるいは歯列弓の異常を含む．ex.) Alignment：Ideal. Profile：Convex.
Group 3：歯列弓，以外に咬合状態の transversal view の異常を含む．
Group 4：歯列弓，顔貌，以外に咬合状態の anteroposteiror view の異常を含む．
Group 5：歯列弓，顔貌，以外に咬合状態の vertical view の異常を含む．
Group 6：歯列弓，顔貌，以外に咬合状態の transversal view と anteroposteiror view の異常を含む．
Group 7：歯列弓，顔貌，以外に咬合状態の anteroposteiror view と vertical view の異常を含む．
Group 8：歯列弓，顔貌，以外に咬合状態の vertical view と transversal view の異常を含む．
Group 9：全ての異常を含む．

30）高濱靖英：歯と咬合と頭蓋の相互関係，日矯歯誌，vol. 28(1), 1969

上顎大歯から反対側大歯に至る6前歯を基準歯とし，それぞれについて，もよりの下顎対咬歯（同名歯の必要はない）との関係（対咬関係）を唇舌的，上下的に石膏模型を観察して規定する．

1　離開対咬：接触していないもの．ただし反対対咬のものは含まない．
2　切端対咬：切端または切縁同志で接触しているもの．
3　普通対咬：通常に被蓋して接触しているもの．廻転，高低などを問わない．
4　過蓋対咬：口蓋側咬合平面から観察して，基準歯の近遠心歯肉乳頭頂を結ぶ線をこえて，対咬歯が深く咬んでいるもの．
5　反対対咬：普通対咬と逆になっているもの，および離開対咬のうち，咬合平面に関して，下顎歯冠が上顎歯冠よりも唇側にあるもの．
6　分類不能：基準歯または対咬歯が存在しないか，補綴物その他の理由で，規定が困難なもの．

基準歯の連続する3歯以上，または，連続しなくても4歯以上に同一対咬関係が認められたとき，この対咬関係の名称と同じ名称の咬合として分類する．同一対咬関係が3歯ずつ2種類に分かれるとき（そのひとつが普通対咬であるときは除く），および，2歯ずつ3種類あるいはそれ以上の対咬関係が併存するときは不定咬合とする．

1 離開咬合：Open occlusion.
2 切端咬合：Edge-to-edge occlusion.
3 普通咬合：Common occlusion.
4 過蓋咬合：Deep occlusion.
5 反対咬合：Reversed occlusion.
6 不定咬合：Indefinite occlusion.

分類文献

1　飯塚哲夫 他,「反対咬合を形づくる一要因としての上顎骨の劣成長と後退」『日矯歯誌』26 (2) 学会抄録, pp.221-2, 1967.
2　飯塚哲夫 他,『第3版 歯科矯正学』(南山堂, 東京), pp.3-6, 87-110, 245-51, 269-340, 1994.
3　『医学大辞典 第17版』(南山堂出版, 東京), pp.245, 263, 265, 616-7, 1572, 1990.
4　井上直彦 他,『最新 歯科矯正アトラス』(医歯薬出版, 東京), pp.358-63, 1984.
5　大江通暢 他,「反対咬合の矯正診断と治療」(醫林, 東京), pp.9-13, 1975.
6　岩垣宏,『矯正齒科學の實際』(齒苑社, 東京), pp.13-25, 37-47, 243-59, 1926.
7　岩垣宏,「余の所謂假性下顎突出に就て」『日矯歯誌』2, pp.40-1, 1933.
8　岩垣宏,「矯正——これまでの50年——」『歯界展望』17 (3), pp.28-9, 1960.
9　岩垣宏,「矯正の今昔を語る」『歯界展望』14 (2), pp.1-8, 1957.
10　岩垣宏 他,「用語委員会報告」『日矯歯誌』19 (1), pp.107-8, 1960.
11　岩澤忠正 他,「過蓋咬合を乳歯時代にさかのぼってみると」『日矯歯誌』21 (1), pp.48-55, 1962.
12　岩澤忠正 他,「混合歯列弓 (Dental age IIIA-IIIB) における反対咬合者の頭部X線規格写真による研究——とくに Class I 反対咬合者と Class III 反対咬合者との形態的差異について——」『日矯歯誌』30 (1), pp.78-95, 1971.
13　岩澤忠正 他,「上下顎前突者の形態学的研究 第1編 第Ⅰ級不正咬合について」『日矯歯誌』39 (2), pp.157-66, 1980.
14　岩澤忠正 他,「上下顎前突者の形態学的研究 第2編 第Ⅱ級不正咬合について」『日矯歯誌』39 (2), pp.167-75, 1980.
15　岩澤忠正 他,「上下顎前突者の形態学的研究 第3編 第Ⅲ級不正咬合について、および第Ⅰ級、第Ⅱ級、第Ⅲ級不正咬合の比較検討」『日矯歯誌』39 (2), pp.176-85, 1980.
16　榎惠,「これからの矯正」『日本歯科評論』81 (7), pp.6-7, 1949.
17　榎惠 他,「座談会——創設期を振り返って——」『日矯歯誌』36 (3), pp.245-60, 1977.
18　榎惠 他,『第2版 歯科矯正学』(医歯薬出版, 東京), pp.3-6, 81-97, 145-59, 1981.
19　榎本美彦,「歯列矯正の一臨床實驗例」『歯科學報』21 (2), pp.64-70, 1916.
20　榎本美彦,『新纂 矯正齒科學』(齒科學報社, 東京), pp.80-97, 136-77, 1930.
21　榎本美彦 他,「同一症例に対する處置法」『日矯歯誌』3, pp.23-30, 1934.
22　大坪淳造,「頭部X線規格写真測定法による過蓋咬合の形態学的研究」『日矯歯誌』17 (2), pp.170-80, 1958.
23　大野爾英,「日本歯科の歴史とする日本人と意識の変化」『Journal of Orthodontic Practice』6, pp.11-24, 1999.
24　岡田滿,「下顎突出の外科的歴史に就いて」『日矯歯誌』1, pp.76-83, 1932.
25　森於菟 他,『解剖学1改訂第10版』(金原出版, 東京), pp.80-91, 1980.
26　恩田重雄,「過蓋咬合の分類と原因に就いて」『日矯歯誌』7 (1), pp.14-40, 1938.
27　各務肇,「開咬および過蓋咬合の形態学的研究——とくに頭部X線規格写真および口腔模型の分析成蹟について——」『日矯歯誌』31 (1), pp.45-60, 1972.
28　神山光男,「不正咬合の機能分析法」『日矯歯誌』23 (2), pp.227-36, 1964.
29　神山光男 他,「頭部X線規格写真による開咬の分析」『日矯歯誌』17 (1), pp.31-40, 1958.
30　神山光男 他,「頭部X線規格写真法による不正咬合の"機能分析"——その基準値と一症例について——」『日矯歯誌』18 (1), pp.28-36, 1959.
31　亀田晃 他,「Begg法による上下顎前突の治験例」『日矯歯誌』32 (1), pp.147-61, 1973.
32　粥川浩,「所謂反対咬合の形態学的研究 第1編 模型分析による研究」『日矯歯誌』15 (1), pp.6-26, 1956.
33　粥川浩,「所謂反対咬合の形態学的研究 第2編 顔の成長分析法による研究」『日矯歯誌』16 (1), pp.13-35, 1957.
34　粥川浩,「所謂反対咬合の形態学的研究 第3編 レントゲン・セファロメトリーによる研究」『日矯歯誌』16 (2), pp.1-25, 1957.
35　苅谷好光,「成人に於ける著明なる上顎前突の一治験例」『日矯歯誌』6 (1), pp.14-8, 1937.
36　川島進,「先天性の齒數異常に因る不正咬合の種々相」『日矯歯誌』5 (1), pp.1-12, 1936.
37　河田照茂 他,『矯正歯科臨床シリーズ4 開咬——その基礎と臨床——』(医歯薬出版, 東京), pp.3-6, 1985.
38　桑原洋朗,『小歯科矯正学』(学建書院, 東京), pp.49-62, 1983.

39 小澄良一,「所謂反對咬合の一治験例に就いて」『日矯歯誌』8(1), pp.48-58, 1939.
40 斉藤久,「所謂反對咬合に就て」『日矯歯誌』2, pp.41-5, 1933.
41 斉藤久,「不正咬合に對する余のか分類歯法に就て」『日矯歯誌』4, pp.9-13, 1935.
42 斉藤久,「所謂上顎突出に對する臨牀觀察」『日矯歯誌』6(1), pp.18-23, 1937.
43 作田守 他,「日歯部交叉咬合の1治験例一形態と機能の変化一」『日矯歯誌』28(2), pp.329-43, 1969.
44 歯科医学大事典編集委員会,『歯科医学大事典 第1巻』(医歯薬出版, 東京), pp.302-3, 329, 337-8, 347-8, 1987.
45 歯科医学大事典編集委員会,『歯科医学大事典 第2巻』(医歯薬出版, 東京), pp.844-5, 1987.
46 歯科医学大事典編集委員会,『歯科医学大事典 第3巻』(医歯薬出版, 東京), pp.1194, 1304-5, 1308, 1366-8, 1987.
47 歯科医学大事典編集委員会,『歯科医学大事典 第5巻』(医歯薬出版, 東京), pp.2063-4, 1988.
48 下中邦彦,『平凡社大百科事典』(平凡社, 東京), 1984.
49 『昭和8年5月迄の調査改訂:矯正歯科學術語』『日矯歯誌』3, pp.39-48, 1934.
50 『新歯科大事典』(永末書店, 京都・東京), pp.94, 103-4, 109, 266, 390, 393, 635, 1985.
51 須佐美隆三,『歯科矯正臨床シリーズ1 反対咬合ーその基礎と臨床一』(医歯薬出版, 東京), pp.3-7, 1976.
52 須佐美隆三 他,「下顎前発育者の顎顔面頭蓋形態的研究ーX線計測学的研究」『日矯歯誌』26(1), pp.1-34, 1967.
53 須佐美隆三 他,「不正咬合の発現に関する疫学的研究ー頭部X線規格写真法による頻度推移の年令分布ー」『日矯歯誌』28(1), pp.1-11, 52-73, 1968.
54 須佐美隆三 他,「不正咬合の発現に関する疫学的研究 2. 頭部X線規格写真法による顎歯形態推移の検討ー」『日矯歯誌』30(2), pp.238-46, 1973.
55 須佐美隆三 他,「前歯部開咬の形態学的研究 頭部X線規格写真法によるvertical open-biteとhorizontal open-biteの顎態の比較」『日矯歯誌』32(2), pp.230-9, 1971.
56 須佐美隆三 他,「前歯部開咬の形態学的研究 2. 頭部X線規格写真法による顎態の検討ー」『日矯歯誌』33(2), pp.105-11, 1974.
57 曾根静男,「臨床反対咬合」(医歯薬出版, 東京), pp.3-5, 11-5, 1997.
58 高根新次郎 他, Begg法による上顎前突治験例の頭部X線的検討について」『日矯歯誌』27(1), pp.46-74, 1968.
59 高橋新次郎,「矯正歯科学」『歯界展望』17(3), pp.42-66, 286-394, 1935.
60 高橋新次郎,『新編歯科矯正学』(永末書店, 京都・東京), pp.1-18, pp.185-92, 1961.
61 高濱靖英 他,「歯と咬合と頭蓋 方法論 第3編 咬合分類記載法」『日矯歯誌』28(1), pp.83-92, 1969.
62 高濱靖英 他,「歯と咬合と頭蓋の相互関係 方法論 第4編 日歯咬合分類記載法」『日矯歯誌』29(1), pp.41-7, 1970.
63 滝本和男,『歯科矯正学より観たる乳歯癒合歯』(齒苑社, 東京), 3, pp.1-8, 1934.
64 中久木儀兒郎,『矯正歯科学』『歯界展望』18(2), pp.97, 107, 112, 255, 397-8, 402, 643-4, 1992.
65 日本歯科大学矯正学OB会,『新常用歯科辞典』(医歯薬出版, 東京), pp.58-65, 1960.
66 根津浩 他,「矯正治療法のうつりかわり」『歯界展望』, pp.61-6, 1995.
67 長谷川正康,『新編矯正歯科学 バイオプログレッシブ診断学』(株式会社ロッキーマウンテンモリタ), pp.122-31, 1993.
68 花田晃治,「歯科矯正学 (第2版)」(新潟大学歯学部門編集室, 新潟), pp.24-43, 1987.
69 福原達郎,「花田晃治『歯科矯正学 (第2版)』(クインテッセンス出版, 東京), pp.37-42, 1992.
70 福原達郎,「わが国の矯正歯科ーその軌跡と方向ー」『日矯歯誌』51 special issue, pp.73-87, 1995.
71 福原達郎,『歯科矯正入門』(南山堂, 東京), pp.19-24, 52-3, 1996.
72 藤田恒太郎 他,『歯の解剖学 第21版』(金原出版, 東京), pp.131-2, 1980.
73 船曳義雄,「著明なる過蓋咬合の治験例」『日矯歯誌』7(1), pp.40-6, 1938.
74 ブリティッシュコロンビア大学歯学部矯正学教育部門編 (作田守監訳),『矯正歯科臨床 歯科医院必携マニュアル』(クインテッセンス出版, 東京), pp.13-28, 1985.
75 松本昔二郎,「所謂上顎前発の一治験例」『日矯歯誌』6(2), pp.124-6, 1937.
76 松本光正 他,『歯科矯正臨床シリーズ3 叢生ーその基礎と臨床』(医歯薬出版, 東京), pp.3-11, 1981.
77 松本茂晴,「反対咬合の處置に就いて」『日矯歯誌』2, pp.55-7, 1933.

分類文献

78 三浦不二夫監修,『歯科矯正学 最近の進歩』(医歯薬出版, 東京), pp.3-17, 1972.
79 三浦不二夫 他,「Henry法による日本人II級1類の分析について」『日矯歯誌』17(2), pp.201-9, 1958.
80 三浦不二夫 他,「機能的顎矯正法による下顎前突の治験成績」『日矯歯誌』18(1), pp.40-5, 1959.
81 三浦不二夫 他,「歯科矯正学関係用語の審議経過」『日矯歯誌』28(2), pp.383-9, 1969.
82 水嶋チヨ子,「いわゆる両顎前突の形態学的研究 顎態模型ならびに頭部X線規格写真による検討」『日矯歯誌』18(2), pp.148-59, 1959.
83 山内和夫 他,『歯科矯正臨床シリーズ2 上顎前突―その基礎と臨床―』(医歯薬出版, 東京), pp.3-5, 1981.
84 山内和夫 他,『歯学生のための歯科矯正学』(医歯薬出版, 東京), pp.3-6, 102-17, 1992.
85 山本義茂,「本学における歯科矯正学の歩み〈教育, 診療, 研究の変遷〉」『歯科学報』76(4), pp.707-23, 1976.
86 与五沢矯正研究会編,『反対咬合―矯正症例集III―』(与五沢矯正研究会, 東京), IV, 1991.
87 与五沢矯正研究会編,『開咬―矯正症例集IV―』(与五沢矯正研究会, 東京), IV, 1992.
88 与五沢矯正研究会編,『過蓋咬合―矯正症例集V―』(与五沢矯正研究会, 東京), IV, 1993.
89 与五沢矯正研究会編,『前突歯列―矯正症例集VI―』(与五沢矯正研究会, 東京), IV-V, 1994.
90 与五沢矯正研究会編,『矯正症例集VII―複合症例 歯牙素材全症例―』(与五沢矯正研究会, 東京), pp.247-8, 1995.
91 与五沢文夫,「上顎前突の形ーその理解と臨床応用について―」『Monog. Clin. Orthod.』13, pp.1-22, 1991.
92 Axthelm, W. H. (木間邦則訳),『歯科の歴史』(クインテッセンス出版, 東京), pp.375-98, 1985.
93 Fauchard, P. (高山直秀訳),『フォシャール歯科外科医』(医歯薬出版, 東京), 1984.
94 Graber, T. M. (中後忠男 他訳),『グレーバー歯科矯正学―理論と実際―』(医歯薬出版, 東京), pp.1-30, 242-82, 1980.
95 Moyers, R. E. (三浦不二夫監修,『モイヤース 歯科矯正学ハンドブック 3rd ed.』(医歯薬出版, 東京), pp.267-85, 1976.
96 Proffit, W. R. (作田守監修,『プロフィトの現代歯科矯正学』(クインテッセンス出版, 東京), pp.157-98, 1989.
97 Rakosi, T. et al. (三浦不二夫校閲),『カラーアトラス 歯科矯正診断学』(医歯薬出版, 東京), pp.35-56, 1997.
98 Tweed, C. H. (横山信行訳),『臨床矯正学』(三栄社), pp.13-30, 1979.
99 Ackerman J. L., Proffit W. R., "The characteristics of malocclusion: A modern approach to classification and diagnosis," Amer. J. Orthodont., 56(5), pp.443-54, 1969.
100 Angle E. H., "Classification of malocclusion," Dent. Cosmos, 41, pp.248-64,1899.
101 Angle E. H., Treatment of malocclusion of the teeth: Angle's System (7th ed.), S. S. White Dental Mfg. Co., Philadelphia, 1907.
102 Ballard C. F., "The upper respiratory musculature and orthodontics," Dent. Rec., 68(1), pp.1-5, 1948.
103 Ballard C. F., "Some bases for aetiology and diagnosis in orthodontics," Dent. Rec., 68(6), pp.133-45, 1948.
104 Ballard C. F., "Recent work in north america as it affect orthodontic diagnosis and treatment," Dent. Rec., 71, pp.85-97, 1951.
105 Björk A., "Some biological aspects of prognathism and occlusion of the teeth," Acta odont. scand., 9(1), pp.1-40, 1950.
106 Björk A., "The nature of facial prognathism and its relation to normal occlusion of the teeth," Amer. J. Orthodont., 37(2), pp.106-24, 1951.
107 Björk A., "A method for epidemiological registration of malocclusion," Acta odont. scand., 22(1), pp.27-41, 1964.
108 Boucher C. O., Current clinical dental terminology (2nd ed.), C. V. Mosby, St. Louis, pp.314-9, 1974.
109 Broadbent B. H., "A new X-ray technique and its application to orthodontia," Angle Orthodont., 1(2), pp.45-66, 1931.
110 Case C. S., A practical treatise on the technics and principles of dental orthopedia, C. S. Case Co., Chicago, 1908.
111 Case C. S., "Dental-occlusal classification of malocclusion," Int. J. Orthod. & O. Surg., 6(3), pp.135-40, 1920.
112 Case C. S., Dental orthopedia and correction of cleft palate, C. S. Case Co., Chicago, 1921.
113 Crain S. P., "The comprehension of diagnostic differentiation of Class III cases for the instigation of treatment therapeutics," Amer. J. Orthodont., 41(8), pp.604-17, 1955.
114 Dewey M., "Classification of malocclusion," Int. J. Orthodont., 1(3), pp.133-47, 1915.
115 Dorland W. A., Dorland's illustrated medical dictionary (26 ed.), W. B. Saunders, Philadelphia, pp.689, 1073, 1083, 1981.
116 Downs W. B., "Variations in facial relationships: their significance in treatment and prognosis," Amer. J. Orthodont. & Oral Surg., 34, pp.812-40, 1948.

117 Dr. Spitz A. O., et al., "Prophylactic appliances in early childhood," Amer. J. Orthodont. & O. Surg., 30(7), pp.378-87, 1944.
118 Gold J. K., "A new approach to the treatment of mandibular prognathism," Amer. J. Orthodont., 35(12), pp.893-912, 1949.
119 Graber T. M., Orthodontics principles and practice (3rd ed.), W. B. Saunders Co., Philadelphia, 1972.
120 Graber T. M., et al., Orthodontics current principles and practice, The C. V. Mosby Co., St. Louis, 1985.
121 Guilford S. H., "The nomenclature of orthodontia," Dent. Cosmos, 48, pp.135-8, 1906.
122 Henry R. G., "A classification of Class II, Division I malocclusion," Angle Orthodont., 27, pp.83-92, 1957.
123 Jacobson A., et al., "Mandibular prognathism," Amer. J. Orthod., 60(2), pp.140-71, 1974.
124 Lewis S. J., "Bimaxillary protrusion," Angle Orthodont., 13, pp.51-61, 1943.
125 Lischer B. E., Principles and methods of orthodontics, Lea & Febiger, Philadelphia, 1912.
126 Lischer B. E., "The classification of dento-facial deformities," Int. J. Orthodont., 1(6), pp.291-320, 1915.
127 Lundström A. F., "Malocclusion of the teeth regarded as a problem in connection with the apical base," Int. J. Orthod. O. Surg & Radio., 11(7-12), pp.591-603, 724-31, 793-812, 933-41, 1022-42, 1109-33, 1925.
128 Margolis H. I., "A basic facial pattern and its application in clinical orthodontics I: The maxillofacial triangle," Amer. J. Orthodont., 33(10), pp.631-41, 1947.
129 Margolis H. I., "A basic facial pattern and its application in clinical orthodontics II: Craniofacial skeletal analysis, and dento-craniofacial orientation," Amer. J. Orthodont., 39(6), pp.425-43, 1953.
130 Mills J. R. E., "An assessment of Class III malocclusion," Dent. Pract. Dent. Rec., 16(12), pp.452-67, 1966.
131 Moyers R. E., Handbook of orthodontics (3rd ed.) Yearbook Medical Publishers Inc. Chicago, pp.303-23, 574-9, 1973.
132 Prof. Dr. Kantorowicz, "The self-correction of orthodontic anomalies," Int. J. Orthod. O. Surg & Radio., 13(2), pp.128-43, 1927.
133 Proffit W. R., Surgical-orthodontic treatment, The C. V. Mosby Co., St. Louis, 1991.
134 Proffit W. R., et al., Contemporary orthodontics, The C. V. Mosby Co., St. Louis, pp.157-97, 1986.
135 Rakosi T., et al., Color atlas of dental medicine: Orthodontic-diagnosis, Thieme Medical Publishers Inc., New York, pp.35-56, 1993.
136 Ricketts R. M., "Facial and denture changes during orthodontic treatment as analyzed from the temporomandibular joint," Amer. J. Orthodont., 41(3), pp.163-79, 1955.
137 Ricketts R. M., "A foundation for cephalometric communication," Amer. J. Orthodont., 46(5), pp.330-57, 1960.
138 Ricketts R. M., "Perspectives in the clinical application of cephalometrics," Angle Orthodont., 51(2), pp.115-50, 1981.
139 Ricketts R. M., et al., Bioprogressive therapy, Rocky Mountain Orthodontics, pp.55-70, 1979.
140 Salzmann J. A., Practice of orthodontics, J. B. Lippincott Co., Philadelphia, pp.389-440, 1966.
141 Salzmann J. A., "Malocclusion severity assessment," Amer. J. Orthodont., 53(2), pp.109-19, 1967.
142 Salzmann J. A., Orthodontics in daily practice, J. B. Lippincott Co., Philadelphia, Montreal, 1974.
143 Sassouni V., et al., Diagnosis and treatment of dento-facial abnormalities, C. C. Thomas Publisher, Springfield, Illinois, U.S.A. pp.43-56, 1974.
144 Simon P. W. (tansl. Lischer B. E.), Fundamental principles of a systematic diagnosis of dental anomalies, Stratford Co., Boston, 1926.
145 Steiner C. C., "Cephalometrics in clinical practice," Angle Orthodont., 29, pp.8-29, 1959.
146 Steiner C. C., "The use of cephalometrics as an aid to planning and assessing orthodontics treatment," Amer. J. Orthodont., 46, pp.721-35, 1960.
147 Steiner C. C., "Cephalometrics as a clinical tool," in: Vistas in orthodontics (ed. Kraus B. S. and Riedel R. A.), Lea & Febiger, Philadelphia, pp.131-61, 1962.
148 Strang R. H. W., A text-book of orthodontia, Lea & Febiger, Philadelphia, 1933.
149 Strang R. H. W., "An analysis of the overbite problem in malocclusion," Angle Orthodont., 4(1), pp.65-84, 1934.
150 Thompson J. R., "Oral and environmental factors as etiological factors in malocclusion of the teeth," Amer. J. Orthodont., 35, pp.33-53, 1949
151 Tweed C. H., "The Frankfort-Mandibular Incisor Angle(FMIA) in orthodontic diagnosis, treatment planning and prognosis," Angle Orthodont., 24, pp.121-69, 1954.
152 Weinberger B. W., Orthodontics: an historical review of its origin and evolution, C. V. Mosby Co., St. Louis, 1926.
153 Williams P. N., "Some fundamental principles in orthodontia, including a new classification," Dent. Cosmos, 64(9), pp.968-81, 1922.

索引

[a]
abstraction 26-27, 162
alveolar prognathism 43
Angle Class I 23, 33, 35-36, 44, 51, 156, 161
Angle Class II 23, 33, 35, 156, 161
Angle Class II div. 1 23, 33, 156
Angle Class II div. 2 23, 38, 105, 106
Angle Class III 24, 35, 157, 161
Angle Class IV 161
anterior cross bite 36, 37, 40-41
anterior deep-bite 166
anterior open bite 39, 166
anteversion 152-153
apical base theory 24
apical retrusion 159
attraction 26-27, 162

[b]
basal prognathism 43
bialveolar protrusion 43-44
bilateral buccal cross bite 42
bilateral posterior cross bite 40-41
bimaxilläre protrusion 43
bimaxillary dental proclination 43
bimaxillary dental protrusion 43
bimaxillary dento-alveolar proclination 43
bimaxillary dento-alveolar prognathism 43
bimaxillary prognathism 43
bimaxillary protraction 43
bimaxillary protrusion 43, 44, 159, 166
bimaxillary retraction 43, 44
bimaxillary retrusion 43, 44, 159
buccal cross bite 40
buccal occlusion 22, 40
buccoversion 161

[c]
close bite 38, 160
common occlusion 168
complete by-pass bite 40

complete lingual cross bite 40
constricted arch 156
contraction 26, 162
cross bite 16-18, 40-41, 115, 148, 151, 158, 166

[d]
Deckbiß 38
deep bite 38
deep occlusion 30, 168
deep overbite 38, 157
dental [alveolar] open bite 39
dental [alveolar] cross bite 40-41
dentoalveolar protrusion 43
discrepancy 106
distal occlusion 22, 24, 35, 156
Distalbiß 35
distocclusion 35
distoclusion 160-161
Distoklusion 35
distoversion 161
distraction 26, 162
diverted bite 40, 49, 115
diverted jaw 53
double lip protrusion 43
double protrusion 21, 43, 156
double retrusion 43

[e]
edge to edge 16-17, 148, 155
edge to edge bite 18, 21, 36, 151, 154, 155, 158
edge to edge occlusion 30, 36, 168
emergence 153
engrenement 20, 151
excessive overbite 38, 156
extreme overbite 38, 154
extrusion 158

[f]
facial prognathism 43
functional cross bite 40-41

[g]
Galoche chin 19, 150
gnathostatic model 26

[h]
heterotopie 153
high canine 165
horizontal open bite 39

[i]
impacted teeth 150-151, 161
indefinite occlusion 30, 168
inferior disto-occlusion 35
inferior maxilla 34
inferior mesio-occlusion 35
infla-occlusion 23
infraversion 161
inlocking cross bite 40-41
intrusion 158
inversion 19-20, 36, 149, 150, 151, 152
irregularity 16

[k]
Kantenbiß 36
Kopfbiß 36
Kreuzbiß 40

[l]
labial occlusion 22
labioversion 161
lateral inclination 152
lateral open bite 39
lateriversion 153
line of occlusion 22, 42
lingual cross bite 40
lingual occlusion 22, 40, 42
linguoversion 161
lower protrusion 21, 156, 158
lower retrusion 158

[m]
macrogenia 37
macrognathia 25, 35, 160
Makrogenie 37

Makrognathie 35
malocclusion 22
mandibular anteversion 37, 160
mandibular curvature 40, 160
mandibular distal occlusion 35
mandibular distocclusion 35
mandibular macrognathia 37
mandibular mesiocclusion 35
mandibular micrognathia 35
mandibular overjet 36
mandibular prognathism 21, 37
mandibular protraction 21
mandibular protrusion 21, 37
mandibular retroversion 35, 160
mandibular retrusion 35
maxillary alveolar protrusion 33-34
maxillary basal protrusion 33-34
maxillary macrognathia 35
maxillary micrognathia 37
maxillary overjet 33
maxillary prognathism 33-34
maxillary protraction 33-34
maxillary protrusion 33-34, 36
maxillary retrusion 37-38
mesial occlusion 22, 24, 157
mesiocclusion 35
mesioclusion 160-161
Mesiokklusion 35
mesioversion 161
microgenia 35
micrognathia 25, 35, 37, 160
Mikrogenie 35
Mikrognathie 37
mixed bite 158

[n]
negative overjet 36
Neutralbiß 35
neutral bite 49, 133
neutrocclusion 35

neutroclusion 160
nonocclusion 159
normal bite 18, 151, 154, 157
normal occlusion 30

[o]
Oberkieferprotrusion 33
Oberkieferretrusion 37
obliquity 19
offener Biß 39
open bite 17-18, 20, 39, 87, 150-151, 154-155, 158, 159-160
open occlusion 30, 33-34, 39, 168
opisthodontia 33-34
opisthogeneia 21, 154
opisthognathia 21, 154
orbital-canine law 26, 163
orthogeneia 21, 154
orthognathia 21, 154
overbite 16-17, 24, 33-34, 38
overjet 17, 24, 33-34, 55

[p]
pathologic edge-to-edge bite 154
perversion 161
pointed arch 156
Pon's index 26
posterior collapsed bite 167
posterior cross bite 40-41
posterior open-bite 167
progeneia 21, 154
Progenie 21, 37
prognathia 21, 154
Prognathie 33
prognathism 20-21, 43-44, 154, 156
prominence 19, 42-43, 149-150
protraction 26-27, 43, 163
protruding bite 18, 33, 36, 151
protruding dual dentition 52
protruding lower bite 36, 49, 73

protruding lower dentition 52
protruding lower jaw 53
protruding upper bite 33, 49, 55
protruding upper dentition 52
protruding upper jaw 53
protrusion 20, 42-43, 151

[r]
receding dual dentition 52
receding dual jaw 53
receding lower bite 52
receding lower dentition 52
receding lower jaw 53
receding upper bite 52
receding upper dentition 52
receding upper jaw 53
recession 19, 43-44, 149
retarding bite 18, 151
retraction 26-27, 163
retroccession 19, 43-44, 150, 152
retrognathie 35
retroversion 152-153
retrusion 20, 43-44, 151
reverse bite 36
reverse overjet 36
reversed occlusion 30, 36-37, 168
rotation 19-20, 151-153

[s]
Saddle shaped arch 155-156
scissors-bite [occlusion] 40-42
Simon's gnathostatic diagnosis 26
Skeletal Class 1 166
Skeletal Class 2 166
Skeletal Class 3 166
skeletal [structural] cross bite 40-41
skeletal [structural] open bite 39
slanting teeth 152
stegodontia 33-34
superior maxilla 34
supra-occlusion 23
supraversion 161

[t]

telescopic occlusion 40, 42
Tieferbiß 38
torsion 158
torso occlusion 22
torsoversion 161
total cross bite 40-41
total lingual occlusion 40-42
transposition 161
transversion 161

[u]
U-shaped arch 155
umgekehrte Okklusion 36
underbite 17, 36, 40, 148
underhung bite 36, 155
unilateral posterior cross bite 40-41
Unterkieferretrusion 37
upper apical protrusion 159
upper bodily protrusion 159
upper coronal protrusion 159
upper protraction 33-34
upper protrusion 21, 33-34, 156, 158
upper retrusion 158

[v]
V-shaped arch 155-156
vertical open bite 39

【あ行】
Angle分類 22-23, 30, 35
鞍状歯列弓 51
V字歯列弓 14, 51
遠心転位 165-166

【か行】
開咬 6, 18, 27-30, 38-40
開咬合 39, 49, 51, 87
開大 26
過蓋咬合 6, 29-30, 38-39, 49, 51, 105, 168
過蓋対咬 167

顎性下顎前突 37
顎態診断法 26
顎態模型 24
顎態分類 26
下後退顎 26, 27, 162
下後退歯列 53, 55
仮性下顎前突 37
仮想正常咬合 14
下突顎 53
下突歯列 36, 49, 51-52, 73
下突法則 52
下顎平面 26-27, 162
眼窩平面 26-27, 162
眼耳平面 26
顔貌線 22-24, 43
機能性交叉咬合 40-41
機能性下顎前突 37
機能正常咬合 14
機能性偏位咬合 120
狭窄 26
狭窄歯弓 163
狭窄歯列弓 40, 42, 51
鋏状咬合 163
狭小歯弓 29
近心咬位 38
近心転位 164-166
空隙咬合 38
空隙歯列弓 163
Caseの分類 52
傾斜歯 25, 28
傾斜歯列弓 53
系統分類 12
欠如歯 100, 128
高位 26-27

下顎遠心咬合 35-36, 163
下顎近心咬合 35-37, 164
下顎後退[症] 35
下顎前突 6, 14, 20-21, 27, 30, 36-38,

咬合線 22
交叉咬合 6, 40-41, 49, 51, 115
構造性下顎前突 37
後退咬合 33-34
後退歯列 43-44, 106
後方位 26-27
個性正常咬合 14
骨格性開咬 39-40, 87, 160
骨格性下顎前突 92
骨格性過蓋咬合 38
骨格性下顎前突 37
骨格性上下顎前突 43-44
[さ行]
Schange分類 19
Simonの顎態分類 26
歯性開咬 39
歯性過蓋咬合 38
歯性下顎前突 37
歯性[歯槽性]交叉咬合 40-41
歯性偏位咬合 120
自然咬合 12
歯槽性上下顎前突 43-44
小下顎 35
上顎遠心咬合 35-37, 164
上顎近心咬合 33, 35-36
上顎大歯低位唇側転位 27, 30
上顎後退 37-38
上顎歯弓近心咬合 163
小顎症 35
上顎前突 6, 14, 27, 30, 33-34, 36-37, 55, 165
上顎突出 33
上下顎後退 43-44
上下顎前突 6, 28, 43-44, 133
上顎後退 53, 73
上顎前突 52, 73
小上顎 37
上突顎 48, 53, 55
上突咬合 33, 48-49, 51-52, 55

上突歯列 48, 52, 55
人為分類 12
真性下顎前突 37
唇側傾斜 165
唇側歯列 106, 124, 165
垂直的開咬 39
水平的開咬 39
正常咬合 22, 32, 133
正中矢状平面 26, 162
正中離開 64, 133-134
舌側歯位 165-166
切端咬合 30, 36, 39, 51, 168
切端対咬 167
全歯舌側咬合 40, 42
前歯部開咬 39
前歯[部]交叉咬合 36-37
剪状咬合 40-41
前突歯列 8, 43-44
前方位 26-27
叢生 24, 29, 142
叢生歯列弓 52, 92
側方部開咬 39
側方部開咬合 96
[た行]
大下顎[症] 37
大上顎[症] 35
高橋の分類 27, 30, 165
短小歯弓 163
中性咬合 35, 133, 163
中立咬合 49, 52, 133
低位 26-27
低位唇側転位 92, 165
転位歯 52
典型的正常咬合 14
[な行]
捻転 134, 138
[は行]
反対咬合 6, 18, 21, 30, 34, 36-41, 73
反対対咬 36, 167

普通咬合 30, 168
普通対咬 167
不定咬合 30, 168
閉咬 38
偏位顎 53, 115
偏位咬合 40, 49, 51, 115
片側性交叉咬合 40-41
ボンの指数 26
[ま行]
Marjolin分類 18
埋伏歯 53
[や行]
屋根咬合 33-34
翼状捻転 133
[ら行]
Lischer分類 25
離開咬合 30, 33-34, 39, 168
離開対咬 167
両顎後退 163
両顎前突 43-44, 133
両顎突出 43-44, 163
両後退歯列 53, 55
両後退歯列 43-44
両側性交叉咬合 40-41
両突顎 52
両突歯列 43, 52, 133
LeFoulon分類 19
暦年齢正常咬合 14
[わ行]
歪斜 29
矮小歯 100